Thieme

Die Neurobiologie des Glücks

Wie die Positive Psychologie die Medizin verändert

Tobias Esch

Mit Geleitworten von

Eckart von Hirschhausen
und Gerald Hüther

2., vollständig überarbeitete Auflage

32 Abbildungen

Georg Thieme Verlag
Stuttgart · New York

Anschrift
Prof. Dr. med. Tobias Esch
Brandenburger Straße 34
14467 Potsdam

Bibliografische Information
der Deutschen Nationalbibliothek

Die Deutsche Nationalbibliothek verzeichnet diese Publikation in der Deutschen Nationalbibliografie; detaillierte bibliografische Daten sind im Internet über http://dnb.d-nb.de abrufbar.

1. Auflage 2012

Rüdigerstraße 14
70469 Stuttgart
Deutschland
Telefon: +49/(0)711/8931-0
Unsere Homepage: www.thieme.de

Printed in Germany

Zeichnungen: Karin Baum, Paphos, Zypern
Umschlaggestaltung: Thieme Verlagsgruppe
Redaktion: Dr. Doris Kliem, Urbach
Satz: SOMMER media GmbH & Co. KG, Feuchtwangen
gesetzt aus Arbortext APP-Desktop 9.1 Unicode M180
Druck: Grafisches Centrum Cuno, Calbe

ISBN 978-3-13-166112-8 1 2 3 4 5 6

Auch erhältlich als E-Book:
eISBN (PDF) 978-3-13-166122-7
eISBN (ePub) 978-3-13-177392-0

Wichtiger Hinweis: Wie jede Wissenschaft ist die Medizin ständigen Entwicklungen unterworfen. Forschung und klinische Erfahrung erweitern unsere Erkenntnisse, insbesondere was Behandlung und medikamentöse Therapie anbelangt. Soweit in diesem Werk eine Dosierung oder eine Applikation erwähnt wird, darf der Leser zwar darauf vertrauen, dass Autoren, Herausgeber und Verlag große Sorgfalt darauf verwandt haben, dass diese Angabe **dem Wissensstand bei Fertigstellung des Werkes** entspricht.
Für Angaben über Dosierungsanweisungen und Applikationsformen kann vom Verlag jedoch keine Gewähr übernommen werden. **Jeder Benutzer ist angehalten**, durch sorgfältige Prüfung der Beipackzettel der verwendeten Präparate und gegebenenfalls nach Konsultation eines Spezialisten festzustellen, ob die dort gegebene Empfehlung für Dosierungen oder die Beachtung von Kontraindikationen gegenüber der Angabe in diesem Buch abweicht. Eine solche Prüfung ist besonders wichtig bei selten verwendeten Präparaten oder solchen, die neu auf den Markt gebracht worden sind. **Jede Dosierung oder Applikation erfolgt auf eigene Gefahr des Benutzers.** Autoren und Verlag appellieren an jeden Benutzer, ihm etwa auffallende Ungenauigkeiten dem Verlag mitzuteilen.

Geleitwort zur 2. Auflage

Tobias Esch lernte ich kennen und schätzen auf einer Tagung über „Medizin und Meditation". Mir imponierte von Anfang an die Kombination von einem unaufgeregten Wissenschaftler, der nichts behauptet, was man nicht gut belegen und begründen kann, und einem Visionär, der mit Herzblut und vollem Einsatz daran mitarbeitet, dass die Erkenntnisse der Psychologie und Neurobiologie der letzten 30 Jahre auch endlich Einzug halten in die ärztliche Versorgung.

Ein häufiges Missverständnis der Glücksdebatte lautet, positive Gefühle seien Privatsache und das Streben nach Glück sei womöglich egoistisch. Eines der für mich kuriosesten Ergebnisse der Meditationsforschung ist, dass eine scheinbar so einfache Übung, wie auf einem Kissen zu sitzen und seinen Atem zu beobachten, das Hirn und die Gefühle fundamental ändern kann. Von außen betrachtet wirkt es wie ein Rückzug von der Welt, ein fast autistischer Zustand der Abschottung von äußeren Reizen und Zusammenhängen. Sobald die Meditierenden aber ihre Augen wieder aufschlagen, sind sie viel mitfühlender mit ihren Mitmenschen als vor der Übung.

Alle Welt redet von Stress. Eine kleine kuriose Begebenheit mit Tobias Esch darf ich erzählen: Er fuhr mich von einer Veranstaltung noch nach Hause und wir waren in eifrige Diskussionen verstrickt, als er, nachts, auf menschenleerer Straße und ohne jemanden zu gefährden, noch „gerade" über eine „dunkelgrüne" Ampel fuhr. ZACK! Geblitzt! Ich wäre in seiner Situation ausgerastet, hätte lamentiert über die Niedertracht der Blitzer im Allgemeinen und die Unfehlbarkeit meiner persönlichen Fahrkünste im Besonderen. Nicht so Tobias Esch. Er führte seinen Gedanken ruhig und gelassen zu Ende, und erst einen halben Kilometer nach dem Ereignis sagte er: „Oh, ich wurde gerade geblitzt. Schiet!" Und dann lachten wir beide und setzten unsere Diskussion fort.

Dieses Buch ist aus mindestens 3 Gründen jedem ärztlich, therapeutisch oder menschlich Tätigen sehr zu empfehlen. Es zeigt mit Liebe zum wissenschaftlichen Detail den großen Bogen von der molekularen Hirnforschung zum größeren Kontext der komplexen sozialen Interaktion. Es zeigt, warum Glück gesund ist und vor allem trainierbar. Und Tobias Esch betont wie kaum ein anderer Autor vor ihm den wichtigen Aspekt der persönlichen Reifung über verschiedene Lebensstadien. Was einem mit 20 als absolut erstrebenswert gilt, sollte etwas anderes sein als das, was man mit 40 anstrebt. Und mit 60 und 80 wünscht man jedem, auf andere Erfahrungen zurückzublicken als die, auf die man als 20-Jähriger scharf war. Gerade diese Perspektive des Glücks als Lebensaufgabe, als Indikator für eine gelungene Integration von äußeren Herausforderungen und innerer Reife, macht für mich deutlich, wie viel tiefer Tobias Esch die verschiedenen Dimensionen des Menschseins denkerisch durchdringt und zusammenbringt. Und daher ist das Projekt „Glück in der ärztlichen Praxis" für jeden noch offen, denn um Patienten in diesem Prozess zu begleiten, müssen Ärzte die Ideen und Techniken z. B. der Achtsamkeit auch selbst verstanden und verinnerlicht haben.

Die praktischen Konsequenzen für die therapeutische Versorgung sind enorm. Es gilt, einen echten Paradigmenwechsel herbeizuführen – zumindest aber eine deutliche Erweiterung: weg von einem rein defizitorientierten „Reparaturbetrieb", der vornehmlich in Kosten und Kennziffern denkt, hin zu einem Verständnis von Gesundheit, die im Alltag entsteht durch die Summe unserer täglichen Gedanken, Gefühle und Handlungen. Und unserer Beziehungen, denn Glück kommt selten allein. Haben Neurowissenschaftler lange Zeit nur die Verdrahtungen in einem Hirn versucht zu verstehen, gilt es nun, die komplexen Dynamiken der Hirne und Herzen im Miteinander besser zu verstehen. Warum ist Glück ansteckend und Einsamkeit auch? Was braucht es, um das eigene Leben als sinnerfüllt zu empfinden, unabhängig von der körperlichen Verfassung? Kann man Glück können?

Tobias Esch begegnet zu sein ist für mich ein echter „Glücksfall". Denn es gibt in der deutschen Forscherszene kaum jemanden, der so fächerübergreifend denkt und lehrt. So konnten wir auch in einem ersten gemeinsamen Projekt meiner Stiftung „HUMOR HILFT HEILEN" die Wirksamkeit eines Online-Glückstrainings an gestressten Call-Center-Mitarbeitern untersuchen. Die Ergebnisse sind gerade zur Publikation eingereicht und sie sind, so viel darf schon verraten werden, sehr ermutigend, weiter in die praktische Anwendung der Positiven Psychologie zu investieren.

Dieses Buch ist ein Meilenstein für die Positive Psychologie in Deutschland. Ich wünsche ihm in der 2. Auflage viele, viele Leser, die sich von dem Gedankenfeuerwerk begeistern und entzünden lassen, die Funken von Freude, Gelassenheit, Selbstfürsorge und Gemeinschaftssinn in jede Arztpraxis hinein sprühen zu lassen.

Dr. med. Eckart von Hirschhausen
Berlin, im März 2013

Geleitwort zur 1. Auflage

Alle Wissenschaftsdisziplinen, auch die Medizin, entwickeln sich in einer Weise weiter, die der Fortbewegungsweise von Amöben gleicht. Neue Wege und neue Perspektiven für die Zukunft werden nicht im Zentrum gefunden, wo der Zellkern mit seinen bisher bewährten, in die Struktur der Chromosomen eingebetteten genetischen Programmen liegt. Das Neue beginnt außen, an der Peripherie, dort, wo die einzelne Zelle oder eben die jeweilige Disziplin mit der sie umgebenden Welt in Beziehung tritt. Aus diesen, sich suchend in die Welt vorstreckenden Fortsätzen mit ihren empfindlichen Sensoren kommen die Signale, die dann, im Fall der Amöbe, bis zum Zellkern weitergeleitet werden und die Expression neuer Gensequenzen anregen. Damit sich also innen etwas verändert, muss außen etwas Bedeutsames passieren.

Bei der Amöbe kann das etwas sein, das sie abstößt und zurückweichen lässt, weil es ihr Überleben bedroht. Für die Medizin wäre das beispielsweise der Kontakt mit Geistheilern und esoterischen Vorstellungen. Interessanter sowohl für Amöben wie auch für Gesundheitswissenschaftler ist die Begegnung mit etwas Neuem, das die Möglichkeit bietet, mit weniger Aufwand und gefahrloser als bisher zu überleben und die dazu erforderlichen Leistungen zu vollbringen.

Um das zu finden, strecken sie alle ihre Fühler aus, die Amöben in Form ihrer Fortsätze und die verschiedenen Wissenschaftsdisziplinen in Form ihrer verschiedenen Forschungsrichtungen. Und wenn dort ganz vorn etwas gefunden wird, das neue Perspektiven verspricht, dann bestimmt diese neue Entdeckung zwangsläufig die weitere Richtung, in der sich das ganze Gebilde nun auf den Weg macht.

In der Medizin des letzten Jahrhunderts waren das bedeutsame Entdeckungen der Ursachen und der Entstehung körperlicher und geistiger Erkrankungen und die Entwicklung immer effizienterer und spezifischerer Verfahren und Techniken zu deren Bekämpfung. Es war ein sehr erfolgreicher Weg, der nicht nur das Denken und Handeln aller Beteiligten, sondern auch die Strategien und die innere Organisation unseres Gesundheitssystems bis heute bestimmt hat.

Aber die Suche nach den Ursachen von Erkrankungen und nach immer effizienteren Therapieverfahren ist – um im Bild der Amöbe zu bleiben – eben nur ein Fortsatz, an dem entlang sich die Medizin entwickeln kann. Es gibt noch andere. Und einer von diesen anderen Fortsätzen leitet ebenfalls bereits seit einiger Zeit wichtige Signale in das Innere des medizinischen Systems weiter, die allerdings zu den dort im letzten Jahrhundert herausgeformten inneren Denk- und Organisationsstrukturen nur schwer durchdringen. Diese anderen Signalmuster kommen aus einer Forschungsrichtung, die nicht nach dem sucht, was Menschen krank macht, sondern nach dem, was sie gesund erhält bzw. ihre Fähigkeit stärkt, wieder gesund zu werden. Statt um Pathogenese geht es hier also um Salutogenese. Und die entscheidende Voraussetzung dafür, dass Menschen gesund bleiben und wieder gesund werden können, ist so banal, dass man sich nur darüber wundern kann, wie lange sie von der medizinischen Wissenschaft übersehen worden ist: Wer glücklich ist, wird seltener krank und schneller gesund.

Bezeichnenderweise waren es auch nicht so sehr Mediziner, sondern vor allem die Vertreter einer sehr erfolgreichen Psychotherapierichtung, der sog. Positiven Psychologie, die diesen banalen Umstand in den Mittelpunkt ihres Denkens und Handelns gestellt und mit entsprechenden Untersuchungen wissenschaftlich nachgewiesen haben. Bedeutsame Rückenstärkung und nun auch experimentelle und theoretische Untermauerung erfuhr dieser Ansatz durch Befunde einer weiteren Disziplin, der Neurobiologie, die als echte Naturwissenschaft nun auch den Anspruch nach Objektivität und experimenteller Beweisbarkeit erfüllte.

So ließ sich inzwischen experimentell nachweisen, dass alle großen, von neuronalen Netzwerken in den älteren Bereichen gesteuerten, integrativen Regelsysteme, also das vegetative, das kardiovaskuläre, das neuroendokrine System und nicht zuletzt das Immunsystem, besser dafür sorgen können, dass ein Mensch gesund bleibt oder wieder gesund wird, wenn er glücklich ist. Diesen Zustand, der nicht erzeugt werden kann und der immer das Resultat einer subjektiven Bewertung ist, bildet offenbar die wichtigste Voraussetzung dafür, dass die im Organismus angelegten Selbstheilungskräfte eines Menschen optimal zur Entfaltung kommen. Wird dieser Zustand von Kohärenz gestört, fühlt sich ein Mensch also unglücklich, funktioniert dieses Selbstheilungsvermögen suboptimal.

So einfach das ist, so groß ist die Herausforderung, die diese banale Erkenntnis für unser gegenwärtiges, vom bisherigen Erfolg des anderen, des pathognostischen Fortsatzes geprägtes Gesundheitssystem bedeutet.

Aber wie eine Amöbe, so ist auch ein Gesundheitssystem oder eine medizinische Wissenschaftsdisziplin ein lebendes und damit sich selbst organisierendes System. Solche Systeme können zwar vorübergehend in erfolgsgebahnte Sackgassen geraten. Aber je weiter sie sich dabei in eine ganz bestimmte Richtung verrennen, desto schwieriger gestaltet sich ihr Überleben und desto sensibler wird ihre Wahrnehmung für all jene Signale, die aus einer anderen, für ihre Weiterentwicklung günstigeren Richtung kommen.

Diese, eine Neuausrichtung des gegenwärtigen Denkens und Handelns in der Medizin ermöglichenden Signale kommen zwar alle aus einer Richtung, aber sie sind als Einzelbefunde weit verstreut und in ihrer Vereinzelung oft auch nur von wenigen hörbar. Deshalb bin ich froh, dass sich Tobias Esch in diesem Buch in so akribischer Kleinarbeit darangemacht hat, all diese verstreuten Befunde zusammenzuführen und aus dieser Kakofonie von Signalen eine Sinfonie zu komponieren, die nun hoffentlich auch weithin gefälliges Gehör findet.

Wie schnell sie einen Richtungswechsel unseres medizinischen Systems in Gang bringt, lässt sich nicht genau sagen. Aber dass sie diesen Richtungswechsel einläutet, ist gewiss.

Prof. Dr. rer. nat. Dr. med. Gerald Hüther
Göttingen, im Juni 2011

Vorwort zur 2. Auflage

Das „Glücksthema" hat sich noch nicht überlebt, wie Sie sehen – *immer noch nicht!* Ich muss zugeben, dass es mich selbst etwas überrascht, mit welchem Interesse die 1. Auflage meines Buches aufgenommen worden ist, gerade in der Fachwelt, sodass ich schon gleich eine 2. Auflage auf den Weg bringen soll – besser: *darf*.

Nicht nur die Forschungslandschaft und die wissenschaftliche Erkenntnis ändern sich ständig, sondern – und das freut mich sehr – auch die Einschätzung einer Bedeutsamkeit der in diesem Buch dargelegten Themen. Sie nimmt offenbar weiter zu und trägt zunehmend „Früchte", auch hierzulande. Und weil sich vieles so schnell ändert, habe ich mich entschlossen, eine *vollständige* Überarbeitung und Aktualisierung meines Buches vorzunehmen: Die Auflage, die Sie hiermit in den Händen halten, darf abermals als Versuch angesehen werden, alle wichtigen Strömungen und aktuellen Erkenntnisse rund um das Glück aus Sicht von Neurobiologie und Positiver Psychologie – mit Relevanz für die Medizin, aber auch für den therapeutischen, seelsorgerischen oder gesundheitspädagogischen Bereich – zusammenzufassen. Selbstverständlich erhebt es dabei weiterhin nicht den Anspruch auf Vollständigkeit, wohl aber auf Anerkennung eines ernsthaften Bemühens um Ausgewogenheit, Wissenschaftlichkeit und Verständlichkeit.

Wie ich schon im Vorwort zur 1. Auflage schrieb (und dies gilt noch heute), möchte ich mit diesem Buch niemanden „überreden". Zu was eigentlich? Dieses Buch hat keine „Agenda", vielmehr soll es Anstoß geben und Einblicke gewähren, Verknüpfungen ermöglichen, auch Kritik, d. h. einen produktiven *Diskurs* befördern. Der findet jetzt statt, vielerorts, und das begrüße auch ich sehr. Dabei darf man den Einfluss dieses Buches sicher nicht überbewerten. Aber ich muss gestehen, doch recht angetan gewesen zu sein, als ich in diesem Kontext las, dass das Bundesgesundheitsministerium in seiner Beschreibung der Eckpunkte für eine künftige deutsche Präventionsstrategie Ende 2012 das „erfüllte" und „glückliche Leben" (und die Gesundheit als Voraussetzung dafür) als das primäre Ziel herausstellte. Das wäre genau auch meine „Stoßrichtung" gewesen: das erfüllte Leben nicht als eine abstruse

Fantasie, mehr poetisch, philosophisch oder romantisch denn handlungsorientiert, sondern als eine konkrete Proklamation – und sei es auch nur als Ziel oder Richtung – einer medizinischen Gesamtstrategie, jetzt hinsichtlich der Bemühungen im Rahmen einer konkreten, ganzheitlichen und modernen Prävention. Damit wird deutlich, dass das Thema allmählich – zum *Glück* – aus dem Bereich der grundsatzpolitischen, lebensanschaulichen und klassenkämpferischen Dichotomien und Dogmen herausgewachsen ist und in den Fokus realwissenschaftlicher, -politischer und medizinischer Überlegungen und Diskussionen gerät. Und das ist gut so: Wer weiß, was am Ende von dem Thema und seiner medizinischen Relevanz in den konkreten Lebenswelten der Menschen und in Interventionen ankommt, aber die seriöse Auseinandersetzung damit hat zweifellos begonnen.

Wenn es also eine Intention beim Schreiben dieses Buches gegeben hat, dann jene. An sich könnte ich mich an dieser Stelle zurücknehmen und „abseitsstellen". Was ich vielleicht auch täte, wenn nicht einerseits schon unsere eigenen Interventionsstudien so viele neue interessante und weiterführende Aspekte (auch Fragen!) aufwerfen würden und andererseits der Erfolg dieses Buches auch ein enges „Dranbleiben" erforderte.

Zwei Fragen sind in den Diskussionen zu meinem Buch besonders häufig angesprochen worden: Kann man Glück lernen, es „trainieren"? Und: Ist Glück „gesund"? Als Gegenthese: Glück wird in der Gesellschaft bzw. durch die Strukturen und Verhältnisse erzeugt (auch das Unglück); kann da der Einzelne überhaupt etwas ausrichten? Ist in jenem Kontext die „Positive Psychologie" nicht eine Augenwischerei und behindert vielleicht den äußeren Wandel, ist sie in diesem Sinne gar „gefährlich"? Ich will nicht im Vorwort schon alles zu dieser Frage und zu meinem Versuch einer Beantwortung bzw. Einordnung vorwegnehmen. Nur so viel: Ja, Glück kann man innerhalb gewisser Grenzen, die *auch* von den Genen, der Persönlichkeit, den Verhältnissen und äußeren Umständen bestimmt werden, lernen und „stärken". Dies wäre aber kein Selbstbetrug oder das Aufsetzen einer „rosaroten Brille", denn beide Bereiche der „Glücksfrage" können – und sollten vielleicht – zunächst unabhängig voneinander betrachtet werden. Ungerechtigkeiten im Außen verschwinden sicher nicht, wenn man „einfach" lernt, beispielsweise „positiver" zu kommunizieren. Andererseits hilft aber eine Opferrolle angesichts äußerlicher Missstände auch nicht automatisch weiter bzw. kann sogar ungesund sein, die Regulationsfähigkeit einschränken: Wenn man beispielsweise aufgrund struktureller Missstände – sich dabei ständig grämend oder „ohnmächtig ausgesetzt" fühlend, ohne Gestaltungsrahmen – eine stressassoziierte Erkrankung bekommt (so steigt u. a. nachweislich das Herzinfarktrisiko in einer solchen Situation), die man mit gestärkter Stressresilienz (welche man durchaus trainieren kann) evtl. hätte besser kontrollieren oder gar verhindern können, dann nutzt das einem *selbst* am wenigsten. Aber auch der anderen, der *gemeinsamen* Sache hilft es nicht. Es geht also eher um ein „Sowohl-als-auch", nicht um das gegenseitige Ausspielen für sich durchaus wichtiger und wohlbegründeter Ansätze.

Wie im Buch mehrfach dargelegt: Das Glück ist *auch* politisch, aber eben *nicht nur*. Es anerkennt nicht die einfachen Linien und „Gräben" in unseren Köpfen – Glück ist komplex, tief und doch, wie Sie lesen werden, einfach zugleich. Es folgt beispielsweise klaren biologischen Prinzipien. Und es wirkt sich auch medizinisch aus. Folglich kann man auch die 2. Frage nach der medizinischen Bedeutsamkeit des Glücks, ob es nun „gesund" sei, mit einem klaren „Jein" beantworten. So wie auch bei der Trainierbarkeit von Glück *Anteile* vorhanden sind, auf die wir wenig Einfluss haben und die wir, zumal allein, kaum beeinflussen können, so ist Glück sicher nicht das „Wundermittel" zur „Wunderheilung" oder stellt gar die Medizin insgesamt auf den Prüfstand. Wenn überhaupt, dann erweitert es unser medizinisches Verständnis – z. B. um Aspekte der Selbstheilung, Selbstregulation und „Potenzialentfaltung", aber auch des gemeinsamen „gesunden Umgangs" miteinander oder eines „Erblühens" von Gesellschaften und Wirtschaftsräumen – und kann in diesem Kontext sehr wohl relevante Auswirkungen auf das Gesundheitsverständnis und zuweilen, ja, auch auf Gesundheit und Lebenserwartung haben. Und das sind im Gesundheitswesen harte Währungen, keine „Peanuts". Was wir alle damit gemeinsam anfangen, kann ich nicht sagen, aber *wissen* sollten wir darum.

Hinzu kommt: Glück ist, wissenschaftlich betrachtet, „interdisziplinär". Es verlangt uns auch ein Einbeziehen der Sichtweisen *anderer* ab. Das kann anstrengend sein: Inter- und Multidisziplinarität sind mitunter mühsam und schwierig, und sie werden auch in einer sich zunehmend verästelnden Wissenschaftswelt nicht immer befördert. Wenn sie entstehen, können zugleich Missverständnisse und Abwehr erwachsen. Dabei sollte es dann nicht um Schuld, Schuldzuweisungen, Zwang oder eine Verzerrung der Wirklichkeit gehen: nicht untereinander und nicht gegenüber unseren Patienten, Klienten, Kunden usw., aber auch nicht gegenüber den einzelnen Ansätzen oder gar ganzen Disziplinen – sofern sie sich dem Diskurs und z. B. einer wissenschaftlichen Überprüfbarkeit offen stellen! Und so freut es mich, dass dieses Buch in der Erstauflage viel Aufmerksamkeit, Lob und auch Kritik bekommen hat. Als besonders erfreulich empfand ich dabei, dass bei allen inhaltlich begründeten – oder auch weniger begründeten – Fragen und Diskursen ein Vorwurf der „Unwissenschaftlichkeit" nicht heraustönte. Das freut mich insofern, als dass sich der nicht unerhebliche Aufwand, akribisch und über viele Jahre hinweg weit über 1000 Primärstudien und wissenschaftliche Quellen auszuwerten, und die Art und Weise, sie hier einfließen zu lassen, gelohnt zu haben scheinen. Auch wurde der implizite Hinweis („Literatur beim Verfasser") von Fachkollegen aufgenommen, und es haben sich sehr fruchtbare Wissenschaftsdialoge und Anschlussforschungen ergeben. Ein wirklich spannendes Feld: Dafür und auch für so viele weitere interessante Anregungen meinen herzlichen Dank an die Kolleginnen und Kollegen!

Dieses Buch ist kein Manifest und schon gar nicht der Weisheit (Wissenschaft) „letzter Schluss". Es fasst lediglich den Zwischenstand zu einem hochaktuellen und medizinisch relevanten Thema zusammen. Wahrscheinlich ist vieles davon in einigen Jahren überholt. So ist Wissenschaft. Manch einem Leser der Erstauflage war das Geschriebene dabei zu „einfach", manch einem zu wissenschaftlich oder zu

„fachlich". Vielleicht ist das ein Zeichen, doch die „richtige Mischung" gefunden zu haben. Dennoch habe ich mich darum bemüht, die Neuauflage etwas abzurunden, auch zu straffen, ohne dabei die beschriebene Mitte bzw. postulierte Ausgewogenheit zu verlieren. Es würde mich freuen, wenn es dieserart gelungen sein sollte, die „Zugangsschwelle" zu dem Buch etwas niedriger zu gestalten, was sich auch im neuen Layout und in der Preisgestaltung ausdrücken soll – nicht um vordergründig den Absatz zu erhöhen, sondern um die Zielgruppen dieses Buches und damit des Diskurses dezent zu erweitern, weil ich glaube, dass das Thema inzwischen in der *Mitte der Gesellschaft* angekommen ist – es ist „alltagsrelevant".

Abschließend möchte ich noch einmal herausstellen, dass eine zentrale These meines Buches ist, dass man Glück im zeitlichen, auch lebensgeschichtlichen Zusammenhang sehen muss. Die Biologie lehrt uns hier, dass das Glück der Jugend ein anderes ist als das Glück (die mögliche Zufriedenheit) der späteren Lebensphasen. Es geht hier auch um Reifungs- und Transformationsprozesse und die analogen neurobiologischen Korrelate. Das wird im Buch ausführlich erklärt und erörtert. Ein Problem dieses Ansatzes und „Modells" ist seine komplexe und mitunter schwierige Überprüfbarkeit im „freien Feld", d.h. in Echtzeit, jenseits von Labor und wissenschaftlichem Experiment. Ob die gelegentlich eingeflochtenen Ableitungen daher unzulässig sind, mögen Sie entscheiden. Überall dort, wo ich in meiner Argumentation den „sicheren Boden" bewusst und begründet verlasse, weil ich z.B. Bezüge herstelle und Brücken zu anderen Ansätzen und Disziplinen baue, habe ich das im Text explizit mit dem Hinweis auf die Modellhaftigkeit oder evtl. einen „spekulativen Charakter" kenntlich gemacht. So sollten Sie jederzeit in der Lage sein, meinen Gedanken zu folgen, aber auch zu wissen, wo sie sich gerade befinden.

Fest steht für mich inzwischen, dass Glück weniger zufällig und schicksalhaft ist als oft angenommen. Natürlich hängt es auch vom jeweiligen Glücksverständnis und seiner Definition ab, aber: Die These einer prinzipiellen Beeinflussbarkeit von Glück, d.h. vom Glücks*erleben* und den individuellen Konsequenzen daraus, ist nicht aus der Luft gegriffen. Sie ist vielmehr Ergebnis jahrzehntelanger internationaler Wissenschaft im gefragten Gebiet, von unzähligen, inter- und multidisziplinären Forschungsgruppen, Kolleginnen und Kollegen. Dabei stechen Psychologie und Neurowissenschaft heraus: Begriffe wie Achtsamkeit, Interozeption und Körpergewahrsein, aber auch Mustererkennung (Pattern Recognition), „Fehlerreduktion", Stressreduktion, Aufmerksamkeits- und Emotionskontrolle, Körpergefühl, Selbstregulation und Selbstreferenz, Lernen und Gedächtnisbildung, Wachstum, Anpassung und Plastizität und vieles mehr – sie alle haben etwas mit dem Glück, mit innerer Belohnung und vor allem mit Motivation zu tun und sind am Ende nicht ohne Konsequenz für die Medizin und das Gesundheitswesen. Wie stellt Richard Davidson, einer der international angesehensten Neuro- und Kognitionswissenschaftler im gefragten Gebiet, fest: „Das Gehirn wird verändert, ist geschaffen worden und adaptiert, durch *Erfahrung*. Gehirn und Körper sind zweifellos untrennbar miteinander verbunden und man kann über Erfahrungen und Verhaltensweisen – über ‚neuronal-inspirierte Verhaltensinterventionen' – aktiv Einfluss nehmen. Fraglos gibt es einen Zusammenhang zwischen Verhalten, dem Gehirn und der

Gesundheit: Gesundheit und Stressresilienz sind exekutive Funktionen und maßgeblich geprägt bzw. *erzeugt* vom Gehirn. [...] Glückliche Menschen sind gesünder."[1]

Vielleicht ist es einen Versuch wert.

Prof. Dr. med. Tobias Esch
Coburg, im April 2013

Vorwort zur 1. Auflage (Auszug)

Nicht noch ein Glücksbuch! Haben Sie das auch gedacht, als Sie dieses Buch zum ersten Mal sahen? Und doch halten Sie es jetzt in den Händen und lesen dieses Vorwort. Irgendetwas hat Ihr Interesse geweckt? Was auch immer: *Glück* (oder das Versprechen davon) fasziniert uns, zieht uns „magisch" an – viele von uns jedenfalls.

Wir Menschen wollen glücklich sein. Mitunter auf unterschiedlichen Wegen und auf verschiedene Arten und Weisen, aber biologisch sind wir alle dafür gemacht, angenehme Gefühlszustände herbeizuführen und unangenehme zu vermeiden. Schlicht und einfach. Unser Gehirn beispielsweise besitzt eigens dafür ein ausgeklügeltes System endogener *Motivations-* und *Belohnungs-* bzw. *Vermeidungsmechanismen*. Seine biologische Aufgabe ist sicher nicht, dass wir selbstgefällig unseren eigenen „hedonistischen Trieben" nachgehen, isoliert und ohne den „Blick auf das Ganze" – wir alle haben schließlich eine übergeordnete biologische Funktion.

Haben Sie sich schon einmal genauer mit dem Thema auseinandergesetzt? Sind Sie in der Lage, neben einer persönlichen *Meinung* auch ein fachliches Urteil abzugeben?

Dieses Buch bemüht sich darum, eine Belehrungs- oder Besserwisserattitüde zu vermeiden. Es möchte Ihnen in *einem* Buch all das vermitteln, was die aktuelle Wissenschaft rund um Glück und Lebenszufriedenheit herausgefunden hat, und zusätzlich Informationen bereithalten, die evtl. hilfreich sein könnten, damit Sie jenes Wissen einordnen *und anwenden* können. Am Ende aber mögen Sie für sich selbst Schlussfolgerungen ziehen, die mit *Ihrem* Wissen und *Ihrer* Erfahrung im Einklang stehen und die für Sie ganz persönlich Sinn ergeben. Es ist nicht mein Ziel, Sie zu überzeugen oder gar „Recht" zu behalten. Schon der Volksmund fragt: *Willst Du glücklich sein oder Recht haben?*

Es ist alles eine Frage des Standpunkts. Und so werden Sie beim Weiterlesen vielleicht daran erinnert, dass jeder – auf seine Weise, ein bisschen zumindest – Recht haben *könnte.* Schwarz-Weiß-Malerei dient zwar manchmal dem unmittelbaren Verständnis oder der Anschauung, langfristig jedoch führt sie evtl. zu künstlicher Abgrenzung, stockendem Fortschritt und gelegentlich gar zu Unglück. In der Wissenschaft kann das heißen: Es existieren unterschiedliche Wahrheitsbegriffe, Methoden und Paradigmen. Ohne ein Verständnis *füreinander* werden wir uns nur weiter in Grabenkämpfe verstricken und sinnvolle Energien und Ressourcen verschenken.

Aber: *Wissenschaftlich* sollte es schon sein! Wir dürfen nicht nur behaupten, sondern wir müssen auch belegen. Das sind wir den Mitmenschen, dem Gesundheitssystem und der Wissenschaft *als solcher* schuldig, genauso erwartet man es von uns – richtig! Dabei geht es nicht allein um das vermeintlich „Richtige", sondern vor allem um die *Diskussion* darüber. Und jene setzt voraus, dass wir uns gegenseitig zuhören und auch eine gemeinsame Sprache finden, was schon schwer genug ist. So sollten sich vielleicht alle Disziplinen mehr um eine grundsätzliche – zumindest sprachliche – Anschlussfähigkeit bemühen. Dieses Buch versucht das auch.

Wir erleben heute, dass es vielleicht gar nicht mehr um den oft prophezeiten „Paradigmenwechsel" in Medizin und Gesundheitswissenschaften geht, sondern vielmehr um die *Erweiterung* des Wissenschaftsverständnisses, ggf. auch um die Integration von „altem" Wissen, von mitunter lange Bekanntem oder gar „Banalem", damit eine Synthese von Naturwissenschaft und bestmöglicher Evidenz mit einer lebensnahen Praxis- oder Therapiewissenschaft realisiert wird: zum Wohle unserer Patienten *und* unserer selbst. Auf diese Weise entsteht vielleicht eine moderne *und* integrale Heilkunst, in der jeder Arzt, Psychologe und Therapeut auch als Mensch agieren kann und *selbst* wahrgenommen wird.

Bleibt am Ende noch ein technischer Hinweis: Sie haben vielleicht schon gemerkt, dass ich in diesem Buch der einfacheren Lesbarkeit halber die männliche Form für Arzt/Ärzte, Psychologe/Psychologen, Patient/Patienten usw. verwende – natürlich sind, wenn nicht anders angegeben, immer beide Geschlechter gemeint!

Neugierig? Lassen Sie sich überraschen.

Prof. Dr. med. Tobias Esch
Potsdam, im Juni 2011

Danksagung

Ich danke meiner lieben Familie, meiner Frau und den Kindern, dass sie mir das Schreiben dieses Buches ermöglicht haben, es die ganze Zeit mit ge- und ertragen haben und fortwährende Quelle der Freude und Inspiration für mich waren und sind. Mein Dank gilt meinem Vater, der mir immer ein Vorbild war, als Mensch und als Arzt, und der mir gezeigt hat, dass Zufriedenheit nicht langweilig und lebensfremd sein muss – und welche Potenziale auch der Haltung und des Erduldens in uns allen schlummern. Leider konnte ich dieses Buch mit ihm nicht mehr besprechen. Ich danke auch meiner Mutter, weil auch sie immer an mich geglaubt hat und mich dennoch, von Zeit zu Zeit, auf den Hosenboden setzte. Das war sicher nicht immer ganz verkehrt. Lieben Dank auch für die hilfreiche Kommentierung der Erstauflage!

Ich danke auch meinen Studierenden, die manchmal (unwissentlich?) zu Beobachtungs- und Versuchsobjekten wurden. Ich hoffe, dass es sich auch für sie am Ende gelohnt hat. Das würde mich freuen.

Ich danke George Stefano an der State University von New York, Herbert Benson an der Harvard Medical School und Gustav Dobos an der Universität Duisburg-Essen – meinen Lehrern, Förderern und Kollegen, die mir gezeigt haben, dass die Idee einer echten und aufrichtigen Vernetzung oder gar einer „Integralität", d.h. Durchlässigkeit und gegenseitigen Befruchtung, von therapeutischem, medizinischem und naturwissenschaftlichem Wissen (und Handeln), auch im Kontext der Salutogenese, theoretisch möglich und begründbar ist. Von den Patienten zu den Molekülen und zurück: Molekulare Prozesse sind eben auch Grundlage von Gesundheit, nicht nur von Krankheit. Die Mind-Body-Medizin oder auch die Integrative Medizin haben jenen Weg vorgezeichnet; ob seine Nachzeichnung und Konkretisierung mir in diesem Buch tatsächlich gelungen ist, mögen Sie als Leser beurteilen.

Ich danke Jon Kabat-Zinn. 1994 stieß ich in Malaysia in einer Ausnahmesituation erstmals auf ihn und seine Vorstellungen zur Verbindung von Achtsamkeit und

Medizin. Mehrere persönliche Begegnungen folgten und haben seitdem meinen Blick auf das, was möglich ist, auch in jedem einzelnen Arzt und Therapeuten, radikal verändert.

Ich danke Gerald Hüther, dessen „Einwürfe" seit Jahren für mich Begleiter, Inspiration und Ermutigung sind. Ich danke ihm auch für die freundschaftlichen und persönlichen Ratschläge, die ich ab und zu bekomme und die mir zuweilen als Leitplanken dienen. Und natürlich danke ich für das wunderbare Geleitwort!

Ein besonderer Dank zum Abschluss geht an Eckart von Hirschhausen. Ohne ihn würde es dieses Buch nicht geben: Die Idee, seinem populärwissenschaftlichen Werk („Glück kommt selten allein") ein fachwissenschaftliches an die Seite zu stellen, entstand bei einem gemeinsamen Spaziergang – und all die Jahre blieb er „Sparringspartner". Das war für beide Seiten sicher nicht immer leicht, aber am Ende, so glaube ich, hat es dem Buch gutgetan. Auch Dir, lieber Eckart, danke ich für das persönliche und sehr schöne Geleitwort zur Neuauflage – und insbesondere für Deine Freundschaft!

Inhaltsverzeichnis

„All jene in der Welt,
die unglücklich sind,
sind so,
weil sie nach dem eigenen Glück streben.

All jene in der Welt,
die glücklich sind,
sind so,
weil sie auf der Suche
nach dem Glück der anderen sind."

(John Dunne)

1 Einleitung

„Es ist unser unausweichliches Recht als menschliche Wesen, ein glückliches Leben und eine glückliche Zukunft zu erlangen."
(Tendzin Gyatsho, 14. Dalai Lama)

Sind Sie glücklich? Wann waren Sie es zuletzt? Wie kam es dazu? Erleben Sie Glück auch, ja, vielleicht gerade, in Ihrem Beruf?

Die Arbeit mit Menschen empfinden Sie als Bereicherung? Ihre Patienten, Klienten, Kunden, Mitmenschen profitieren davon, was Sie wiederum berührt und erfüllt? Sie haben ein Verständnis für Ihren eigenen Anteil, Ihren Einfluss auf mögliche Wege zum *Glücklichsein* und können sich und Ihren Mitmenschen jenes Wissen nutzbar machen?

Wenn Sie diese Fragen für sich befriedigend beantworten oder kurzerhand bejahen können, dann bräuchten Sie eigentlich nicht weiterzulesen, es sei denn, Sie möchten Ihre Kenntnisse vertiefen, mit einigen wissenschaftlichen Fakten, Tipps und praktischen Tricks anreichern – oder einfach nur Bestätigung für Ihre Arbeit finden.

Fällt Ihnen die Antwort auf die oben gestellten Fragen jedoch nicht so leicht oder fällt sie unbefriedigend für Sie aus, dann könnte dieses Buch genau das Richtige für Sie sein. Probieren Sie es aus!

2 Warum dieses Buch?

Es ist schon komisch mit diesem Arzt- und Therapeutenberuf. Einerseits soll das *Sichkümmern* um andere Menschen der direkte Weg zur Glückseligkeit sein, andererseits sitzen Ärzte und Therapeuten – die vermeintlichen „Kümmerer" selbst – zuhauf, so könnte man meinen, in psychiatrischen Kliniken und psychosomatischen Praxen, um (und das ist leider wirklich so) in zunehmendem Maße ihr Burn-out, ein chronisches Unglück, ihre Lebenskrise oder Sucht, das *Ich-komme-einfach-nicht-mehr-klar-Syndrom* oder schlicht eine „banale" Depression behandeln zu lassen. Oder man wartet auf eine *Spontanremission* und macht so weiter wie bisher, nur schlechter. Oder man therapiert sich mithilfe ärztlicher Muster selbst oder nutzt andere medizinische und nicht medizinische Hilfsmittel, mit und ohne Erfolg. Ähnliches gilt, so scheint es, für die Seelsorger in anderen professionellen Gewändern.

Warum also kann man das Glück, das doch so nah und selbstverständlich scheint, beruflich nicht erzwingen, wieso kommt es nicht von allein?

▸ **Glück – so nah und doch so fern** Schon der Volksmund sagt: „Wahres Glück kommt von innen." Gilt das auch für Ärzte, Psychologen und/oder Therapeuten? Ist nicht der Patient der eigentliche Schlüssel zum Glück? Und falls ja, warum macht die Arbeit mit ihm mich manchmal unglücklich? Warum begegne ich ihm – oder er mir – zunehmend mit Feindseligkeit? Und erst die Gesundheitspolitik …! Ich habe mein Studium doch auch angetreten, „weil ich anderen helfen wollte", Freude an den Menschen und ihren Geschichten hatte. Und nun das. Der materielle Verdienst hält jetzt als Ersatz und „Schmerzensgeld" für entgangene innere Belohnung oder äußerlich verursachten Kummer her. Ist die Bezahlung dafür üppig genug? Geht das noch lange gut?

▸ **Moderne Glücksforschung** Die moderne Glücksforschung sagt uns tatsächlich, dass mehr Einkommen bis zu einer gewissen Grenze auch mehr Glück bedeuten kann. Geld und Verdienst als Glücksboten, *nicht* endogene Botenstoffe und intrinsische Belohnung: Weltweit wird heute angenommen, dass bis zu einem Durchschnittseinkommen von etwa 15 000–20 000 US-Dollar pro Jahr und Kopf ein unmittelbarer, fast linearer Zusammenhang zwischen Geld und Glücklichsein besteht. Dabei gibt es durchaus Unterschiede, die vom politischen System, dem soziokulturellen Gefüge (der *Befindlichkeit*), ja, sogar von klimatischen Verhältnissen abhängen. Aber die stellen diese enge Korrelation nicht grundsätzlich infrage.

In den USA, so berichteten im Herbst 2010 der Wirtschaftsnobelpreisträger Daniel Kahneman und sein Kollege, Ökonom Angus Deaton von der Princeton University, nach Auswertung von über 450 000 Fragebögen, tritt spätestens ab einem durchschnittlichen Jahreseinkommen von 75 000 US-Dollar ein Sättigungseffekt ein. Oberhalb dieses Einkommens führt ein weiterer Zuwachs nicht mehr zu einem erhöhten Glücksgefühl. Höchstens die Zufriedenheit im Sinne des subjektiven *Abgesichertseins* und *Unabhängigseins* nimmt möglicherweise noch weiter zu, was sicher nicht zu verachten ist. Aber das *emotionale Wohlbefinden* stagniert. Und die Entkopplung des Glücksgefühls von den Einkünften findet, wie gesehen, schon bei weit geringerem Jahreseinkommen statt. Irgendwo zwischen 15 000 und 75 000 US-Dollar wird das Glück also abgehängt und bleibt auf der Strecke. Zu dumm, dass wir in Mitteleuropa, insbesondere auch in Deutschland, Krisen hin oder her, im Durchschnitt über den genannten Einkommensgrenzen liegen. Es müssen also andere Faktoren herhalten, um unser Glück weiter zu mehren. Nicht nur in fernen buddhistischen Ländern (z. B. im Königreich Bhutan), sondern gar im Herzen Europas (z. B. in Großbritannien) werden heute daher von offizieller Seite Glücksindikatoren und *Wohlfühlfaktoren* gemessen und den klassischen volkswirtschaftlichen Erhebungsinstrumenten für das gesellschaftliche Wohlergehen und den Fortschritt an die Seite gestellt. Der britische Premierminister David Cameron zitierte in diesem Zusammenhang im Herbst 2010 zur Begründung aus einer 40 Jahre alten Rede von Robert Kennedy: „Das Bruttoinlandsprodukt misst nicht die Gesundheit unserer Kinder, die Qualität ihrer Erziehung, die Freude, die sie beim Spielen haben. Es misst nicht unsere Weisheit, unsere Bildung, unser Mitgefühl und unsere Vaterlandsliebe. Es misst alles, außer dem, was das Leben lebenswert macht."

Hätten Sie gewusst, dass die glücklichsten Menschen weltweit, laut der Universität Rotterdam, in Costa Rica leben (Platz 1), gefolgt von Dänemark und Island (Plätze 2 und 3) sowie Kanada und der Schweiz (gemeinsam auf Platz 4 und 5)? Deutschland befindet sich auf Platz 22. Trotz methodischer Schwächen solcher Untersuchungen scheint eine wesentliche Bedingung für eine glückliche Bevölkerung zu sein, dass ein minimaler Wohlstand (s. oben) gegeben sein muss, gekoppelt an eine geringe soziale Ungleichheit. Das heißt, die Einkommensunterschiede zwischen „oben" und „unten" sind nicht so gravierend, die Einkommensschere ist nicht so weit geöffnet und ein Aufstieg bzw. eine Durchlässigkeit ist grundsätzlich möglich – es besteht eine „gefühlte" Chancengleichheit.

Spannend also, wenn die genannte Einkommensgrenze überschritten wird – dann führt mehr Geld, d. h. mehr *Wohlstand*, nicht automatisch zu mehr *Wohlbefinden*; die Korrelation zwischen Durchschnittseinkommen und allgemeiner Zufriedenheit ist aufgehoben. Natürlich muss man unterscheiden zwischen ganzen Bevölkerungen

2

einerseits und Individuen andererseits, und was statistisch für ein ganzes Land gilt, muss für den Einzelnen nicht zutreffen. Wir sprechen daher ja auch von „Durchschnitt"! Und dennoch finden wir hier vielleicht einen wichtigen Wegweiser auch zu unserem eigenen Glück. Das haben wir doch irgendwie auch immer schon gewusst: „Geld allein macht nicht glücklich." Ein wenig davon schadet allerdings nicht. Aber was macht denn nun glücklich? Was ist überhaupt Glück und wie kann man es erreichen?

▸ **Glück ist …** Glück ist offenbar, wie eine einfache Befragung auf der Straße in Deutschland ergibt, so etwas wie „Liebe" und „Zufriedenheit, tief drinnen", „jemandem helfen zu können", auch „Nächstenliebe zu zeigen" oder einfach, „wenn man mit der Freundin ist" bzw. „wenn man alles hat, was man braucht", d.h. „kein Streben nach Geld mehr im Vordergrund steht, sondern man den eigenen Weg gehen kann, nicht immer mehr haben wollen muss, einfach bei sich sein kann" oder „genau richtig ist". Und nicht zuletzt: „der 1. Schrei meines Kindes"!

Die Glücksforschung könnte also Recht haben. Geld und Reichtum per se machen nicht glücklich, wohl aber das soziale Zusammengehören, das Helfen, insbesondere Menschen, die in Not sind, in der Fachsprache auch *prosoziales Verhalten* genannt oder Altruismus und Mitgefühl – oder eben *Liebe*. Glücklich macht das Gefühl, gebraucht zu werden. Wie nennt es einer der Befragten: „Glück ist ein inneres Lächeln, eine Intuition, eine innere Stimme, die mich in die Freiheit leitet, dahin, etwas Wichtiges und Richtiges zu tun." Haben wir alle eine solche innere Stimme? Und wenn ja, warum sind wir schwerhörig geworden?

▸ **Gewöhnungseffekt und Konkurrenzneid** Die Wissenschaft vom Glück kann einige Dinge zu Erhellung dieser Fragen beitragen. So wird beispielsweise die Gesundheit (auch die Gene) als eine Voraussetzung für das Glück gesehen. Gesundheit jedoch kann man sich nur bis zu einer gewissen Grenze kaufen; sie hängt auch von den Lebensverhältnissen, aber eben auch vom individuellen Verhalten ab: Ich selbst habe etwas mit meiner Gesundheit zu tun. So können materielle, äußerliche Dinge oftmals wichtige Determinanten und Rahmenbedingungen von Glück wie von Gesundheit gleichermaßen sein, gewissermaßen die Voraussetzungen dafür, aber sie allein können nicht, zumindest nicht dauerhaft, glücklich machen. Das liegt u.a. am Gewöhnungseffekt. Dinge, die uns gestern noch als Glücksbringer erschienen, ja, vielleicht wirklich glücklich machten, wie z.B. Belohnungen, Beförderungen, Incentives, auch mehr Lohn oder materielle Boni können dazugehören, ebenso Weltmeistertitel (der *eigenen* Nationalmannschaft), selbst ein Lottogewinn oder die erfolgreiche Facharztprüfung von letzter Woche, werden von uns morgen oder übermorgen schon als gegeben bzw. als Status quo (und nicht mehr als Erfolg) erlebt, d.h. ab jetzt vorausgesetzt, weswegen der anfängliche Glücksgewinn langsam aus unserem Fokus verschwindet. Es gibt zwar deutliche Unterschiede – und darauf werden wir noch ausführlicher zurückkommen – zwischen dem Glück, für das ich hart arbeiten musste, das ich mir quasi „verdient" habe, und dem, das mir eher zufällig „in den Schoß gefallen" ist. Aber irgendwann spüren wir dieses kribbelige Gefühl nicht mehr.

Hinzu kommt, dass wir uns vergleichen, fortwährend. Das kann durchaus Ansporn und positive Motivation sein; wird es jedoch zur Haltung oder gar zum Zwang, dann ist das der beste Weg ins Unglück: „Ich kann mich an dem Erreichten oder Geschenkten nicht mehr freuen“, denn der Blick zum nächsten oder übernächsten Kollegen verrät, dass sein Rasen grüner oder sein Auto schneller ist, seine Praxis besser läuft, er die interessanteren Patienten oder mehr Privatzahler hat usw., „und überhaupt, eine Vertretung wegen Krankheit hat der noch nie gebraucht“. Oder: „Das erste Mal in der Business Class zum Weltkongress war ja ganz okay, das hatte ich mir auch redlich verdient, aber seit einigen Jahren finden sich da auch Hinz und Kunz ein, ich würde ja lieber First Class fliegen. Eigentlich ungerecht, dass ich mir das nicht leisten kann [der Sponsor das nicht zahlt?], so wie der Kollege, obwohl der im Studium viel schlechtere Noten gehabt hat.“

Und dazu kommt, könnte man meinen, dass wir uns für unser Glück von gestern morgen schon neue Sorgen einkaufen. Kurt Tucholsky sagt sinngemäß: „Wenn wir am verdienten Urlaubsort voller Vorfreude unseren Koffer aufmachen, stellen wir fest, dass wir unsere Sorgen gleich mit eingepackt haben, ohne es zu merken.“ Mit anderen Worten: Als frischgebackener Funktionsoberarzt (oder niedergelassener Psychotherapeut in eigener Praxis?) darf ich mich jetzt endlich mit den Problemen herumärgern, die ich gestern noch nicht hatte. Probleme, von denen man vielleicht gestern noch nicht einmal geahnt hatte, dass sie überhaupt existierten, oder gehofft hatte, dass sie sich plötzlich mit der eigenen Berufung in Luft aufgelöst hätten! Doch Flucht schafft nur einen zeitlichen Vorsprung, so scheint es. Was können wir stattdessen tun?

Wir werden auf viele der genannten Aspekte im Verlauf des Buches näher eingehen und einen unmittelbaren Bezug zum Arzt- und Therapeutenberuf herstellen, stellvertretend für viele weitere Berufe, die mit ähnlichen Bedingungen (auch hinsichtlich der noch zu beschreibenden *Glücksdeterminanten*) zu tun haben. So gibt es in diesen Professionen besondere Chancen und Risiken, Wirkungen und Nebenwirkungen, erwünschte und unerwünschte Effekte. Werden diese rechtzeitig erkannt und positiv genutzt oder „umgedeutet“, so kann aus dem Beruf wieder ein echter Glückshort und eine Quelle der Zufriedenheit werden, so, wie er es immer war. Oder er kann es bleiben. Aber dazu müssen wir selbst etwas beitragen.

Der Autor dieses Buches will versuchen, bei den Lesern die Sensibilität für die eigenen Fähigkeiten und Beiträge zum Glücklichsein – gerade, aber nicht ausschließlich, im beruflichen Kontext des Arztes, Psychologen und Therapeuten – zu wecken und praktische (Aus-)Wege zu Glück und Zufriedenheit beispielhaft aufzuzeigen. Dabei können allgemeine Erkenntnisse zu den Bedingungen des Glücks, wie z. B. von Bruno S. Frey an der Universität Zürich entwickelt und in Übersicht 1 dargestellt, durchaus hilfreiche Annäherung und Anhaltspunkt sein: Fragen Sie sich doch einmal selbst, was davon auf Sie nach Ihrer eigenen Einschätzung *im Moment* zutrifft.

Übersicht 1:
Glückliche Menschen

- haben **Arbeit** (unabhängig vom Einkommen sind Menschen mit einer Arbeit oder einer festen familiären bzw. sozialen Aufgabe glücklicher als jene ohne – Arbeit gibt Sinn, Status und Struktur),
- haben **Freunde und/oder ein aktives Familienleben** (so sind z. B. Verheiratete generell glücklicher als Unverheiratete, wobei sich hier über die Zeit durchaus ein gewisser Wash-out-Effekt einstellen kann ...),
- haben **Kinder** (wobei Kleinkinder oft Stress bedingen, sodass das Glück mitunter erst beginnt, wenn die Kinder aus dem Haus sind!),
- haben einen **Glauben** (an einen Gott – oder mehrere –, evtl. an eine innere oder äußere Kraft; vgl. *Spiritualität* oder auch *Inspiration*) und
- leben in einer **Demokratie.**

Ergänzt sei, auch aus eigener Anschauung:

- haben **Zeit** bzw. eine gewisse **Zeitsouveränität**.

▸ **Warum sollten wir eigentlich glücklich sein?** Diese vielleicht etwas banal klingende Frage hat es durchaus in sich: Kann ich nicht mein Leben so weiterleben? Warum muss ich jetzt auch noch glücklich sein? Glücklich sein *müssen*?

Ohne bereits an dieser Stelle auf hirnphysiologische, biologische und medizinische Aspekte rund um Motivation, Belohnung, Glück und Glücklichsein tiefer eingehen zu wollen, sei die o.g. Frage zusammenfassend beantwortet: Weil es gut so ist. „Gut" heißt beispielsweise auch „gesund". Nicht nur ist Glück schön und angenehm, es steuert auch unser Verhalten und lässt uns *normalerweise* (wir werden darauf noch weiter eingehen) Dinge tun oder anstreben, die gut für uns sind, die unser Überleben und unsere Gesundheit absichern oder befördern. So leben glückliche Menschen länger (ein „glückliches Leben" korreliert, je nach herangezogener Studie, mit einer um 5–10 Jahre höheren Lebenserwartung), sie werden seltener krank, erkranken weniger schwer und/oder werden schneller wieder gesund. Sie haben auch weniger Stresshormone im Blut (bzw. diese sind weniger wirksam) und nicht nur dadurch ein insgesamt reduziertes Herz-Kreislauf-Risiko, auch weil das Blut glücklicher Menschen offenbar „dünner" ist, d.h. nicht so schnell verklumpt, und das Schlaganfall- und Herzinfarktrisiko geringer ist – genau das Gegenteil also von dem, was eine negative Lebenseinstellung mit sich bringt.

Neuere Forschungsarbeiten u.a. aus der New Yorker Columbia University oder auch die schon länger bekannten Erkenntnisse rund um den *Risikofaktor Feindseligkeit* bestätigen dies eindrucksvoll: Positiver Affekt wirkt protektiv z.B. gegen die koronare Herzkrankheit und sollte allein schon aus diesem Grunde, so wird resümiert, Eingang in breite Strategien der medizinischen Prävention finden. Optimismus, belegte beispielsweise Heather Rasmussen von der Universität Kansas, ist gar ein eigenständiger Prädiktor einer guten psychischen, aber eben auch physischen

Gesundheit. Derartige wissenschaftliche Untersuchungen haben wesentlich zur Begründung eines neuen Zweiges der klinischen und angewandten Psychologie geführt, zur sog. *Positiven Psychologie*, deren Grundlagen und vor allem deren praktische Ableitungen ich in diesem Buch beispielhaft vorstellen will.

2

► **Warum sind Ärzte und Therapeuten nicht automatisch glücklich?** „Sie haben es doch gelernt und helfen doch auch anderen dabei!", möchte man vielleicht noch anfügen. Ärzte und Therapeuten (auch Seelsorger usw.) kümmern sich um die wirklich wichtigen Dinge, wie wir gehört haben, um das, was relevant und „sinnvoll" ist, was zählt. Sie haben und sie nehmen Anteil. Ein schöner und erfüllender Beruf: Körper- und Seelsorge, was kann es Schöneres geben?

Veronica Carstens erzählt dazu die folgende Geschichte (Carstens 2008, mit freundlicher Genehmigung des Natur und Medizin e.V.):

„Ein Medizinstudent wurde wegen eines Forschungsprojektes zu einer alten Frau geschickt, die sehr krank in der Mansarde eines Hochhauses schon seit Monaten im Bett lag, nur selten und immer in Eile vom Pflegedienst besucht. Von ihrem Bett aus sah sie durch das Fenster die grünen Zweige eines hoch gewachsenen Baumes. Das war alles. Etwas unsicher näherte sich der junge Mann der Kranken. Denn er fragte sich, wie bewältigt die von der schweren Krankheit gezeichnete Frau wohl diese Abgeschiedenheit ohne Unterbrechung, ohne Kontakte, ohne Hoffnung? Doch es kam ganz anders. Mit Staunen erfuhr der angehende Arzt, wie zufrieden, ja, fast glücklich die Patientin aussah. Sie erzählte dem jungen Mann von dem Leben der Vögel in dem schönen Baum, von ihren Nestern, den ausschlüpfenden Jungen, dem emsigen Füttern der Kleinen durch die Mutter und den ersten Versuchen zu fliegen. Sie erzählte vom frühen Licht am Morgen und den verschiedenen Farben des Laubes im Jahreswandel, von wunderschönem Gesang am Abend und den leiser werdenden Zwiesprachen der Vögel in der Dämmerung. Und das Erstaunlichste: Die Patientin war von tiefer Dankbarkeit erfüllt, dass sie in einem solch wunderbaren Zimmer lag, wo nichts sie störte und sie nur Freude erlebte. Bewegt hörte der junge Mann ihr zu. Er konnte es einfach nicht fassen, dass hier ein Mensch lag, der eigentlich allen Grund hatte, mit seinem Schicksal zu hadern, aber nur von Freude und Dankbarkeit sprach und nichts zu vermissen schien. Nachdem er seinen medizinischen Auftrag durchgeführt hatte, wurde er sehr nachdenklich und hatte das Gefühl, etwas Einmaliges erlebt zu haben, das er nie vergessen wollte: Nämlich, dass Dankbarkeit, Zufriedenheit und Freude nicht von Besitz, Erfolg, Ansehen oder Reichtum abhängen, sondern aus dem Herzen kommen, aus der ganz anderen Sicht der Dinge. Er schwang sich auf sein Fahrrad und war so glücklich, dass er vor lauter Freude singen musste. Am Abend rief er seine Mutter an, um ihr von einem der wichtigsten Tage in seinem Leben zu berichten."

Veronica Carstens ergänzt: „Ist es nicht wie ein Wunder, dass ein Mensch – arm, krank, ohne Hoffnung – dennoch ein königlicher Schenker sein kann, wenn er vom Geist der Freude, Liebe und Dankbarkeit erfüllt ist?"

Gerd Esch war auch so ein Beispiel. Als Internist, „Arzt von Herzen“ und Mediziner mit jeder Pore seines Körpers hatte er zeitlebens – zum anfänglichen Leidwesen seines heranwachsenden Sohnes, dem Autor dieses Buches – auf die Frage nach seinem Befinden mit dem immer gleichen Satz geantwortet: „Ich bin zufrieden.“ Erst in den langen Jahren der Krankheit und des „Siechtums“ zum Lebensende, in denen er beharrlich die Frage nach seinem Befinden glaubhaft mit ebenjener gleichlautenden Antwort versah, wurde deutlich, dass es sich bei der Schilderung von Zufriedenheit nicht um eine Plattitüde handelte, sondern um eine innerlich zutiefst empfundene *wahrhafte* Emotion, eine Art *Lebenshaltung*. Selbst als seine Mobilität kaum mehr gegeben war, äußerte er sich dankbar, gleichmütig und zufrieden über das Erlebte, über die Erinnerungen und über das, was noch war – selbst am Vorabend seines Todes, mit den Worten: „Was kann ich mehr vom Leben wollen? Es ist gut, wie es ist.“

Gerd Eschs *Lebenskunst* bestand möglicherweise darin, im gleichen Rhythmus, im gleichen Tempo, wie ihm etwas nicht mehr möglich war, es nicht mehr ging, weniger wurde, die eigenen Ansprüche genau daran anzupassen und eben auf das einzustellen, *was noch ging*. Mit diesem Gefühl der Akzeptanz, trotz des sich langsam „Aus-dem-Leben-Herausdrängens“ (er sah dem Ende durchaus mit einer gewissen Verunsicherung entgegen, weil er nicht wusste, wie es wird), war er doch immer präsent, bis zum letzten Atemzug, im *Hier und Jetzt*. Er schloss nicht einfach ab oder legte die Hände in den Schoß, klappte das letzte Buch (es war von Helmut Schmidt) sprichwörtlich nicht endgültig zu, sondern legte es bereit für den nächsten Morgen – den es dann nicht mehr gab.

Der amerikanische Wissenschaftler und „Achtsamkeitstherapeut“ Jon Kabat-Zinn sagt zu dieser Haltung: „Solange Du noch atmen kannst, ist an Dir mehr gesund, als an Dir krank ist.“

Oder Itzhak Perlman, der weltberühmte Geiger, der wegen durchgemachter Poliomyelitis (Kinderlähmung) nur mit Krücken und Bandagen und unter größten Mühen auf die Bühnen dieser Welt kommt, wenn überhaupt, und dem einmal als Solist während eines Konzerts 1995 im New Yorker Lincoln Center eine Saite seiner Geige gerissen war. Das elektrisierte Auditorium erwartete damals logischerweise, dass Perlman die unendliche Tortur des Die-Bühne-Verlassens und -Betretens (nach Neubespannung seiner Geige) wieder würde auf sich nehmen müssen, vor Tausenden von wartenden, beobachtenden Augen. Umso überraschter und schließlich völlig „aus dem Häuschen“ war es, als Perlman, nach kurzer Besinnungszeit, dem Dirigenten ein Zeichen gab, das Konzert fortzuführen. Von da an spielte er mit solcher Hingabe, Kraft und Klarheit, wie man es im Publikum noch nie gehört hatte. Er modulierte, rekomponierte, transponierte, improvisierte und *was auch immer* in seinem Kopf in Windeseile – und brachte so das Unmögliche fertig, das Stück in *Vollendung* auf nur *3 Saiten* seiner Geige zu Ende zu spielen. Im Publikum hatte man das Gefühl, Töne zu hören und Dinge zu erleben, die schlicht genial, ja, *göttlich* waren. Solche Schönheit, ja, „Heiligkeit“, wie einer sagte, hatte man hier noch nicht gehört. Die Menschen waren zutiefst berührt. Schöner und bemerkenswerter war das als alles, was sie bisher, auch von Perlman selbst, auf 4 Saiten gehört hatten.

Als Perlman fertig war, war absolute Stille im Saal. Dann plötzlich einsetzender Jubel, schnell anwachsend, schließlich ein aufbrausender, ja, ohrenbetäubender Applaus wie sonst nur im Football-Stadion beim Super-Bowl: Die Menschen sprangen auf und schrien vor Begeisterung, sie waren glücklich und voller Bewunderung – es war ein einmaliges Erlebnis. Perlman lächelte, wischte sich den Schweiß von Stirn und Augenbrauen, hob seinen Bogen, um dem Publikum zu bedeuten, noch einmal innezuhalten, und sprach ruhig und mit mildem, aber ehrerbietigem Ton: „Wissen Sie, manchmal ist es die Aufgabe des Künstlers herauszufinden, wie viel Kunst noch möglich ist mit dem, was geblieben ist."

Vielleicht, so wurde im Publikum sinniert, gilt das nicht nur für Künstler, sondern für das Leben an sich. Da war ein Mann, der das ganze (berufliche) Leben damit verbracht hatte, dafür zu trainieren, die perfekte Musik auf einer Geige mit 4 Saiten zu spielen, der sich nun, mitten im Konzert und inmitten der Ausübung seiner Profession, mit einem defekten Instrument konfrontiert sah, etwas, was er selbst nicht kontrollieren konnte. So wie wir vielleicht auch manchmal unsere Mitmenschen, Patienten, Kunden? Macht und Ohnmacht, Omnipotenz und völlige Hilflosigkeit, Ekstase und Zerschlagenheit liegen in solch extremen Situationen dicht beieinander – manchmal zumindest, wie es scheint.

Welche Bedeutung können solche Schilderungen für uns Ärzte, Psychologen und Therapeuten haben, für die Gesundheitsberufe insgesamt? Was haben diese Schicksale mit dem Titel dieses Buches zu tun?

Zum einen sind wir im Heilwesen „nah dran" an solchen Schicksalen, berufsmäßig sozusagen. Zum anderen könnte man sich vielleicht darauf einigen, dass derartige Metaphern besagen, es sei unsere Aufgabe, in der unsicheren, sich immer weiter wandelnden, verwirrenden und sich – wie es scheint – immer schneller drehenden Welt (was natürlich eine Illusion ist!), in der wir gerade leben, das, was wir tun und „gelernt" haben, d. h. unseren Beruf oder unsere Berufung, mit vollem Herzen und unter Einsatz von all dem zu leisten, was wir haben und besitzen. Und wenn das nicht mehr geht oder wir zunehmend eingeschränkt werden, müssen wir mit dem fortfahren, was uns geblieben ist. Das gilt sicher für beide Seiten der Arzt-Patienten- bzw. Anbieter-Kunden-Beziehung. In diesem Sinne ist der „Heiler" nicht nur *Lebenskünstler*, sondern auch *Heilkünstler*, die Heilkunde auch *Heilkunst*, der Arzt, Therapeut oder Seelsorger nicht nur Schenkender und Gebender, sondern auch Empfangender, der etwas bekommt, beispielsweise *Glück* – vielleicht sogar zurückgeschenkt (lat.: restitutio) von seinen „Kunstobjekten" oder den „Instrumenten", den Patienten oder dem „Publikum", von Kollegen oder sich selbst. Warum also, und da kommen wir zur o. g. Frage zurück, sind Ärzte und Therapeuten dann nicht automatisch glücklich?

► **Warum dieses Buch?** Die Ironie will es so: Alles hat 2 Seiten. Dort, wo Gebrauchtwerden und Erfüllung in Aussicht stehen, drohen auch Aufopferung und, etwas weniger pathetisch ausgedrückt, Erschöpfung. Beides liegt eng beieinander. Nicht nur Ärzte und Therapeuten kennen das gut. Lehrer und Pädagogen, Seelsorger usw. – sie alle können ein Lied davon singen, das Lied vom *Workaholic*, vom Immer-gebraucht-Werden, vom Nicht-abschalten-Können (wie auch: Es geht ja um Leben oder Tod!), vom Nervenzusammenbruch, von der Depression oder einfach – neudeutsch – vom *Burn-out*:

Man kann den Arztberuf mit Fug und Recht als Risikoberuf ansehen, nicht nur, was die Möglichkeit einer Infektion durch Nadelstichverletzungen oder Kontaktallergien durch Latexhandschuhe angeht (oder den nicht zu bestehenden Professor-Brinkmann-Vergleich); sondern auch die Suizidrate, nur als ein Beispiel genannt, ist unter Ärzten insgesamt überdurchschnittlich hoch, was erschreckenderweise besonders die *Ärztinnen* betrifft, wie Untersuchungen zu belegen scheinen.

► **Die Realität der Ärzte und Therapeuten** Wer also kümmert sich um die Ärzte und Therapeuten, während jene sich um die Patienten kümmern – wenn und solange sie das noch können? So schließt sich langsam der Bogen dieser Einführung: Der Arzt- und Therapeutenberuf erfüllt an sich viele der Bedingungen zum Glücklichsein. Neben den bereits genannten (s. Übersicht 1) seien hier zusätzlich noch einige der aus der Positive-Psychologie-Forschung bekannten Faktoren angeführt, die z.B. das Wahrnehmen und Bewältigen von *Herausforderungen* als einen Weg zu Zufriedenheit und Glück herausstellen. Über mangelnde Herausforderungen in der praktischen Arbeit kann sich der Arzt oder Psychologe sicher nicht beschweren.

Und wie sieht es mit dem Geben und Spenden, dem *Altruismus*, aus? „Bingo", könnte man sagen. Mit einem Blick auf Überstunden, Budget oder Quartalsabrechnung weiß so mancher Kollege, dass er dem „System", der Gesellschaft und den Patienten großzügig Arbeitskraft und Zeit spendet und nicht selten auch reales Geld.

Wie steht es dann mit den *sozialen Kontakten*? Bei 120 Patienten täglich in der Praxis oder einer Visite auf 2 Stationen – vertretungsweise auch mal 3 – mangelt es daran sicher nicht.

Selbstbewusstsein? Beliebtheitsskalen der Helferberufe (Top-Platzierungen!) und Arztserien im Fernsehen belegen doch klar, dass es keinen Grund zu narzisstischem Mangel oder eingeschränktem Selbstvertrauen gibt.

Das mit der *Zeitsouveränität* ist so eine Sache. Aber es gibt ja auch mal freie Wochenenden bzw. den „Dienstausgleich"; da ist dann vielleicht „nur" die Visite zu machen oder es sind ein paar Arztbriefe zu schreiben, das ist doch schon einmal ein Anfang. Und auch für den niedergelassenen Arzt oder Therapeuten gilt: „Halbtagsarbeit" ist die Regel (entspricht dann *12 Stunden Arbeit an einem 24-Stunden-Tag* – ich hoffe, Sie sind noch nicht zu frustriert, um die Ironie noch zu bemerken ...), da kann man sich nicht beschweren. Warum klagen? Außerdem, das ist auch wahr, haben sich Arbeitsbedingungen und Bezahlung im ärztlichen Bereich in den letzten Jahren verbessert. Und so sind Ärzte momentan mit ihrem Beruf – insgesamt – gar nicht so unzufrieden. Auch das soll einmal gesagt werden.

Also, liebe Kolleginnen und Kollegen, nicht verzagen, ran an die Arbeit: Sie haben die besten Voraussetzungen zum Glücklichsein, zumal der größte Benefit des Arzt- und Therapeutenberufs, quasi die Autobahn zum Glück, ja erst noch kommt: die *Sinnfrage*. Ärzte und Psychologen geben ihrem Leben und dem ihrer Patienten einen „Sinn“. Sie *können helfen*. „Schönheit“ und „Heiligkeit“ des Lebens, wie gehört, sind uns zugänglich. Das ist definitiv unbezahlbar und müsste doch glücklich machen. Zwar kann man auch ohne die aktive Suche oder Frage nach dem eigenen Sinn ganz gut durch das Leben kommen. Aber, das hat uns schon Viktor Frankl eindrücklich gelehrt, wenn wir durch harte Zeiten gehen, dann wird die Frage, ob wir einen Sinn im Leben haben oder sehen, darüber entscheiden, wie es mit uns weitergeht. Der „Sinn“ steht dabei auch für idealistische Ziele und einen Glauben an was auch immer; das kann auch die Medizin oder die Psychologie oder die Wissenschaft an sich sein. Junge Studierende haben davon eine ganze Menge. Geht das im Berufsleben verloren oder gibt es Faktoren, die diese Glücksbringer später schlicht überstimmen?

3 Um ganz ehrlich zu sein ...

Die Wissenschaft und auch ich haben auf all diese Fragen keine wirklich gescheiten Antworten. Es gibt Anhaltspunkte, wie die Tatsache, dass die Gesundheit und das Glücklichsein bei Chefärzten statistisch gesehen (wieder) deutlich ausgeprägter sind bzw. zunehmen – wenn man bis dahin also auf der Karriereleiter durchgehalten hat. Allerdings, das ist nun einmal das Wesen solcher Befragungen, wissen wir nicht, ob die heutigen Chefärzte auch schon als Assistenten glücklicher waren. Dafür gibt es zwar Anzeichen, aber neben persönlichen sind wiederum auch strukturelle und sogar kulturelle oder gesellschaftliche Gründe denkbar, was uns am Ende bei unserer Frage dann auch wieder nicht wirklich weiterbringt. Wir wissen auch nicht, ob das Erreichen der Spitzenposition per se Glück und Zufriedenheit verspricht, trotz aller ärztlichen und nicht ärztlichen Belastungen und „Qualen" (Quälgeister) in diesem Bereich. Sei's drum: Nicht jeder kann Chef sein oder werden.

Und auch die eigene Niederlassung oder Selbstständigkeit als ein möglicher Ausweg birgt Risiken: Zwar kann ich meine „Macht" ausspielen, selbst (eigener) Chef sein, Ansehen und lokale Bedeutung erlangen und mir damit positive Erfahrungen und Rückmeldungen ermöglichen. Aber der Preis der hohen Verantwortung z. B. für Personal und Patienten sowie der eigene Anspruch können, zusammen mit dem enormen (gefühlten oder realen) wirtschaftlichen Risiko, schier erdrückend sein. Da müssen die Patienten dann vieles gutmachen, für vieles einstehen, damit die Bilanz stimmt. Das erhöht den Druck – auf beiden Seiten. Trotz des schönen beruflichen Inhalts können Überforderung und Burn-out die logischen Konsequenzen sein – sie müssen es aber nicht. Ganz im Gegenteil: Zum Beispiel hat die eigene Niederlassung, neben vielen anderen Aspekten, einen ganz entscheidenden Vorteil, von dem angestellte Psychologen oder Ärzte mitunter nur träumen können: In der Regel wohnt der Niedergelassene in der Nähe seines Arbeitsplatzes, d. h., er hat einen kurzen Arbeitsweg. Mathias Binswanger und andere „Glücksforscher" haben gezeigt: Mit der Entfernung zwischen Wohn- und Arbeitsort und den zunehmenden täglichen Pendelzeiten (Commuting) steigen Unzufriedenheit und Stress. Das Glück, eben doch eher nah als fern? Für den niedergelassenen Kollegen *ohne* soziale Phobien (keine

Fluchttendenzen bei „wegelagernden“ Patienten oder Rezept bzw. Rat suchenden Nachbarn in der Freizeit) könnte das gelten …

Allerdings sind die Möglichkeiten der modernen Kommunikation, mit denen vermehrt Arbeitsplätze an den Wohnort verlegt werden (und nicht andersherum), wie z.B. Telearbeit und Homeoffice, nicht für alle Betroffenen ein Segen. Man muss damit umgehen können, sich selbst zu strukturieren und vornehmlich allein zu arbeiten, Beruf und Privatleben dennoch zu trennen. Das wäre aber sinnvoll und notwendig, auch zu Hause. Da ist die eigene Praxis möglicherweise ein guter Kompromiss.

► **Glücksphänomen** Offensichtlich haben wir es beim Glücksphänomen immer wieder mit klassischen Dilemmata zu tun: Zwei mehr oder minder gleichwertige Bedürfnisse oder Situationen stehen einander scheinbar diametral gegenüber – zeitlich, räumlich, strukturell, persönlich. Was jedoch auch deutlich wird: Wir *selbst* haben möglicherweise den Schlüssel zu unserem Glück in der Hand. Wo sonst sollte er sein? Glücksforscher sagen uns, dass Wachstum per se kein nachhaltiges Glück verspricht, so wie auch Einkommen ab einer gewissen Grenze nicht mehr. Aber *da* zu sein, achtsam, anwesend zu sein, zu fühlen, schmecken, riechen, genießen möglicherweise schon.

Viele von uns sind in Beruf und Privatleben voll gefordert. Wir sind froh, wenn wir z.B. unsere *To-do-Listen* einigermaßen im Griff haben, die E-Mail-Accounts noch nicht wegen Überfüllung gesperrt wurden, unsere Liquidität noch zum Bezahlen der Miet- und Kreditraten ausreicht, das Pflichtfortbildungspunktekonto gepflegt ist und wir dazu noch an den Geburtstag unserer Kinder oder der näheren Verwandtschaft *und* den eigenen Hochzeitstag gedacht haben (wirklich?), es also alles „irgendwie auf die Reihe bekommen“. Viele von uns gehen morgens wegen des Berufspendelns schon um 6 Uhr aus dem Haus und kehren abends erst gegen 20 Uhr zurück (an guten Tagen) und sind dabei immer und für alle erreichbar und ansprechbar – da mag es wie ein „Zurück in die paradiesischen Zeiten von vorvorgestern“ klingen, wenn man aufgefordert wird, sich Zeit für Freunde zu nehmen (es gibt glücklicherweise digitale soziale Netzwerke) oder eine *Auszeit*, mal *„Nein“* zu sagen, zu *entschleunigen* und das Tempo zu drosseln. *Und wer macht dann die Arbeit?* Und wozu soll das überhaupt gut sein?

► **Positive Psychologie** Wiederum hilft die Positive Psychologie weiter: Obwohl es für manch einen Leser vielleicht paradox klingen mag, zeigen aktuelle Untersuchungen dennoch, dass Konsum, der weniger an materiellen Werten orientiert ist, zu mehr Zufriedenheit führt. Mehr (materieller) Konsum und Wachstum bedeuten nicht automatisch mehr Glück. Wer nicht nur kurzfristig und von außen (d.h. extrinsisch) motiviert ist oder Wachstum in den Mittelpunkt seines Handelns stellt, sondern an Nachhaltigkeit orientiert handelt und konsumiert, evtl. sogar einmal bewusst verzichtet, ist zufriedener – und glücklicher. Das sagt zumindest die Wissenschaft. Wir werden davon noch weiter unten hören (s.Kap.9). Aber passend dazu schon an dieser Stelle eine Erweiterung der These:

Zeit zu haben heißt auch, *Zeitsouveränität* zu haben – oder zumindest eine Form von *Zeitwohlstand*, wie es Mathias Binswanger nennt. Darin steckt nicht ohne Grund das oben in einem anderen Kontext schon vernommene Wort *„Wohlstand"*: Verzicht kann Zeit schenken. Ich kann Dinge tun, die ich gern mache. Oder ich mache die Dinge dann, *wenn* und *wann* ich sie gern mache. Kann Verzicht also Glück schenken? Durchaus. Für welchen Preis? Ist das realistisch? Hat nicht alles letztlich seinen Preis? Zeit ist kostbar; Glück wohl auch. *Wie finde ich die Balance, einen sinnvollen Ausgleich? Wie komme ich dahin?* Wie gesagt, wir wissen noch nicht alles – und manchmal sogar nur sehr wenig. Was wir heute aber ziemlich sicher wissen, ist, dass Glück im Kopf beginnt bzw. etwas mit ihm, genauer mit dem *Gehirn*, zu tun hat. Das Gehirn kann man trainieren; es ist in vielen Bereichen plastisch, wie wir heute wissen. Deswegen möchte ich Sie hiermit einladen, sich mit mir zusammen in diesem Buch auch etwas näher mit dem Kopf, seinem Inhalt und seinen Funktionen zu beschäftigen. Auch können wir Techniken lernen, z. B. für mehr Glück und Optimismus in unserem Leben, zumindest bis zu einem gewissen Grade, so, wie es uns *Positive Psychologie* oder *Mind-Body-Medizin* lehren. Davon soll die Rede sein!

4 Zwischenfazit und Bedienungsanleitung

Wir sind ja im Grunde genommen schon mittendrin, im Thema und im Buch. Daher will ich an dieser Stelle schnell einen kleinen Zwischenstopp einlegen und eine Bedienungsanleitung für dieses Buch nachreichen.

► **An wen richtet sich das Buch?** Das Buch richtet sich an Tätige im Gesundheitswesen, insbesondere an Multiplikatoren und praktisch tätige Ärzte, Psychologen und Therapeuten. An die *sprechende Medizin* und deren Vertreter allerorten. An Interessierte. Auch an Seelsorger, Pädagogen usw. – also an all jene, die einen, im weitesten Sinne, „gesundheitsbildnerischen" Auftrag haben oder empfinden. An den *behandelnden Arzt* (weniger den Apotheker). Dieser ist im beruflichen Kontext mit unterschiedlichsten Menschen und deren Leiden und Schicksalen konfrontiert. Dabei steht er immer auch als Persönlichkeit selbst mitten im therapeutischen Prozess. Widerstände im Heilungs- und Behandlungsprozess auf struktureller/objektiver bzw. individueller/subjektiver Ebene verlangen ein Höchstmaß an Belastbarkeit und Professionalität. Gelingt eine positive Interaktion, dann ist dies oft mit Glücksmomenten aufseiten nicht nur der Behandelten verbunden. Gelingt sie jedoch nicht oder sind Intensität, Stress und persönlicher Ressourcenverbrauch evtl. zu groß, dann droht Burn-out. Das betrifft in den USA beispielsweise, laut Aviad Haramati von der Georgetown University in Washington (D.C.), immerhin schon jeden 3. Kollegen im Laufe seines Berufslebens. Die Datenbasis dazu im deutschsprachigen Raum ist zwar noch „wackelig", nicht jedoch das Problem an sich: Es besteht auch bei uns. Doch dazu später mehr.

Die heutige Neurowissenschaft (Neurobiologie, Hirnforschung, Glücksforschung), aktuelle Daten aus der ressourcenorientierten Medizin, Gesundheits- und Salutogeneseforschung sowie die angewandte Präventivmedizin legen folgenden Schluss nahe: Sowohl die Lösung des Dilemmas zwischen Helfenwollen und Selbstschutz als auch das Wiederhinführen zum Glück im ärztlich-therapeutischen Handeln gelingen über das achtsame *Da-Sein*, das empathische Zuhören, das *Spiegeln* und Wahrnehmen des Gegenübers, das wertschätzende Anteilnehmen und die Aktivierung der Selbsthilfe- und Selbstheilungskompetenz in Behandeltem und Behandler gleichermaßen. Dafür ist es wichtig, die Widerstände in sich selbst und in den Patienten zu kennen, wahrzunehmen und als Hilfe zur Transformation zu nutzen. Dieser Prozess und seine Einbeziehung in die therapeutische Arbeit werden im Buch dargestellt: Glück und Zufriedenheit im Beruf können manchmal mit einfachen Techniken – z. B. aus der Mind-Body-Medizin oder der Positiven Psychologie – wiedererlernt oder befördert werden.

Das Buch wurde ursprünglich von einem Arzt für Ärzte geschrieben – für die „Anbieter" und vielleicht auch für Patienten, die ihre Therapeuten und Ärzte besser verstehen wollen, ebenso für Angehörige beider Seiten und für alle Neugierigen. Es hat sich aber früh gezeigt, dass dieses Buch offenbar einen weit größeren Leserkreis anspricht – fühlen Sie sich daher *in jedem Fall* angesprochen und eingeladen, wenn Sie mögen. Dabei geht es nicht um ein „Besserwissen" des Autors, sondern um eine Einladung, verschiedene wissenschaftlich fundierte Ansätze und aktuelle Ideen oder gar Techniken aus der Positiven Psychologie kennenzulernen und individuell auszuprobieren. Dieses Buch ist jedoch kein Ratgeber im eigentlichen Sinn. Und es kommt auch nicht mit einem „Bauchladen" an Tipps daher, die man Schritt für Schritt abarbeiten muss, um am Ende ein glücklicherer, besserer, gesünderer Mensch oder Therapeut zu sein. Dieses Buch ist eher ein Lesebuch mit praktischen Bezügen, das zum Reflektieren und Sich-inspirieren-Lassen einladen will. Es kommt nicht mit *der Lösung* daher, sondern möchte den Multiplikatoren und Anwendern im Gesundheitswesen Mut machen, sich mit den Erkenntnissen aus der Mind-Body-Medizin, der Positiven Psychologie und der dahinterstehenden Neurobiologie zu beschäftigen und das eine oder andere für relevant Befundene in die eigene Praxis mitzunehmen – streng freiwillig. Wesentliches Vor- und Fachwissen werden dabei nicht vorausgesetzt, aber praktische Erfahrungen im Gesundheitswesen sowie medizinisch-theoretische Vorkenntnisse aus Studium, Weiterbildung und Beruf werden das Verständnis erleichtern. Auch könnte eine vage Vorstellung von der Neuroanatomie helfen, um die Ausführungen zum Gehirn und zur *Neurobiologie des Glücks* besser einordnen zu können. Insofern fangen wir nicht bei *null* an. Eine hohe *Irrtumswahrscheinlichkeit p* ist jedoch akzeptabel (und wird angenommen).

▸ **Die 3 Teile des Buches** Dieses Buch besteht inhaltlich aus 3 Teilen: Im *1. Teil* wollen wir uns der Frage widmen, was Glück eigentlich ist – aus Sicht von Psychologie, Medizin und Lebenswissenschaften. Dabei wollen und können wir keinen vollständigen Diskurs führen, keinen philosophischen Essay, auch keine Kurzform der bekannten Ausführungen anderer Autoren zu diesem Thema wiedergeben (gern verweisen wir auf die entsprechenden Veröffentlichungen!), sondern uns aktuelle Themen der Psychologie und insbesondere der Hirnforschung im genannten Kontext mit Relevanz für *Health Professionals* anschauen. Eine gewisse Tendenz zur Vereinfachung mag man mir bitte nachsehen. Das lässt sich nicht immer vermeiden, und sie ist zum Teil auch gewollt, ohne jedoch – und das sei vorausgesetzt – den Boden der Wissenschaftlichkeit grundsätzlich zu verlassen: Sämtliche Angaben basieren auf Belegen unterschiedlicher Forschungsgruppen und -einrichtungen. Weit über 1000 Primärstudien und wissenschaftliche Quellen wurden verarbeitet. Immer wieder werde ich im Fließtext daher sinnvolle Bezüge und Querverweise zur Erläuterung einfließen lassen und auch explizit darauf hinweisen, wenn sich Aussagen auf *indirekte* Ableitungen (z.B. aus der Grundlagenforschung) beziehen und daher, in Bezug auf die *angewandte* Heilkunst, einen eher spekulativen oder modellhaften Charakter haben. Glaube und Anspruch dieses Buches sind aber, dass Einfachheit und Tiefe sich nicht gegenseitig ausschließen müssen und dass es ohne einen notwendigen und manchmal aktiven Transfer von wissenschaftlichen Daten oder empirischen Erkenntnissen und Erfahrungen (z.B. auf die Handlungsebene) nicht zu einer gegenseitigen und zuweilen äußerst sinnvollen Befruchtung kommt, die aber – zumindest aus Sicht unserer Patienten – sehr wohl gewollt ist und auch nachgefragt wird. Darüber hinaus soll das Buch lesbar bleiben und nicht durch ein „Feuerwerk" von Zitaten und Referenzen erdrückt werden, weswegen die wissenschaftlichen Begründungen überwiegend „übersetzt" und in einen Bezug zueinander gebracht und nicht zusammenhangslos nebeneinandergestellt werden. Und schließlich soll auch der Praxisbezug, trotz einer unweigerlichen Theoriedominanz, am Ende nicht verloren gehen.

Im *2. Teil* beschäftigt uns der Weg zum Glück. Was schafft Glück? Was macht Ärzte, Psychologen und Therapeuten glücklich? Die Erfahrungen und Erkenntnisse aus diesem Teil wollen wir dann unmittelbar mit der Theorie zur Neurobiologie des Glücks abgleichen und so gewissermaßen eine *Positive Neurobiologie* begründen. Und schließlich werde ich noch einen Bezug zu aktuellen Themen der medizinisch-psychologischen Glücksdebatte herstellen. Wundern Sie sich nicht über Begriffe wie Altruismus, Achtsamkeit, Kohärenz, Salutogenese, Flow und Stressregulation.

Im *3. Teil* steht dann die Praxis im Vordergrund; es geht um angewandte Positive Psychologie, um die *Glückspraxis*. Nachdem wir schon eine Idee davon bekommen haben, was Glück sein könnte und wann es entsteht, wollen wir nun schauen, ob wir dem Glück *selbst* etwas auf die Sprünge helfen können. Kann *ich* das Entstehen von Glück durch *mein* aktives Handeln (oder bewusstes Nichthandeln) begünstigen? Wie schaffe *ich* Glück, Glück einerseits für den Arzt bzw. Therapeuten selbst, als Mensch, und andererseits für seine Patienten, Klienten, Kunden und deren persönliches Wohl? Dabei kann es um Beispiele und Übungen gehen, die Patienten *indirekt* glücklich machen, ihnen zugutekommen, weil sie dem Arzt bzw. Therapeuten guttun und helfen, oder um solche, die man ausprobieren und, wenn für gut befunden, an die eigenen Patienten *direkt weitergeben* kann. Und schließlich geht es um solche Übungen, die speziell für *Patienten* oder bestimmte *Indikationen* empfohlen werden.

Unsere Reise, durch die Brille des Arztes geschaut, führt uns also über die Theorie und das Wesen von Glück und Zufriedenheit – sowie ihrer Erzeugung – zur Gesundheitsförderung und zur eigenen Gesundheit (nur ein glücklicher Arzt ist langfristig ein gesunder Arzt?) und schließlich zur Anwendung in der ärztlich-therapeutischen Praxis, mit konkreten Therapiebeispielen und weiterführenden Informationen.

Wie sich Gesundheit und Krankheit in einem Kontinuum befinden, so auch Unglück, Glück und Zufriedenheit – und so auch die Teile dieses Buches, die fließend ineinandergreifen. Sie sind verwoben und nicht unbedingt chronologisch hintereinander aufgereiht. Wollen wir die Reise fortsetzen?

5 Der dreibeinige Stuhl oder warum es das Glück in der Medizin so schwer hat(-te)

5

► **Kein Platz für Glück in der modernen Medizin?** Diese Frage sei erlaubt. Schaut man auf das enorme Interesse, das dieses Thema – das Glück und die Suche danach – in der Öffentlichkeit, Philosophie, Ökonomie und Publizistik derzeit erfährt, dann verwundert doch die Zurückhaltung, mit der sich der landläufige Arzt und/oder Hochschulmediziner unserer Tage damit zu beschäftigen scheint – beruflich zumindest. Glück – zu banal für den modernen Medizinspezialisten? Dabei ist es heute kaum möglich, auf fachlicher, gerade aber auch auf politischer oder medialer Ebene nicht an der einen oder anderen Stelle mit dem Thema in Berührung zu kommen. Und bekannte Projekte, wie der Glücksatlas der Post (bzw. von Bernd Raffelhüschen aus Freiburg) oder die Arbeit der bundesdeutschen Enquete-Kommission zu Wachstum, Wohlstand und Lebensqualität, das SOEP (Sozioökonomisches Panel) des Deutschen Instituts für Wirtschaftsforschung, die OECD (Organisation for Economic Cooperation and Development) mit dem Better Life Index, das „Schulfach Glück" in Baden-Württemberg (und anderswo), die weltumspannenden Arbeiten zu einer World Data Base of Happiness von Ruut Veenhoven aus Rotterdam und viele andere mehr, sind seriös, unaufgeregt und fundiert entwickelt worden und könnten durchaus interessante Anstöße auch für die Medizin geben. Diese aber mag sich so recht nicht mit dem Thema beschäftigen, ganz anders als Teile der Psychologie.

► **Blick in die Geschichte** Ein Blick in die Geschichte gibt vielleicht Aufschluss. Hippokrates, gewissermaßen der Urvater der modernen Medizin, lehrte schon 400 v. Chr., dass eine gesunde Lebensweise eine wichtige Voraussetzung für Erfüllung und geistige Gesundheit sei. Seine „Diaita" war weit mehr als eine Ernährungslehre. Ganz ähnlich der späteren „Ordnungstherapie" des Sebastian Kneipp oder auch der aus dem amerikanischen Hochschulwesen stammenden heutigen *Mind-Body-Medizin* ging es Hippokrates darum, dass eine gewisse Lebensordnung notwendig ist, um die Gesundheit des Geistes und des Körpers zu erhalten – „Mens sana in corpore sano". Eine Ordnung, die eine naturgemäße, maßvolle und „vernünftige" Lebensweise einschloss und vor allem einen *seelischen Gleichmut* bedingte, den wir wohl heute mit innerer Zufriedenheit und Ausgeglichenheit gleichsetzen würden. Schon bei Hippokrates kommt der Arzt-Patienten-Beziehung hierfür eine wichtige Rolle zu; d.h., Selbstfürsorge aufseiten des Patienten und eine professionelle Führung durch den Therapeuten müssen einander nicht ausschließen. So wird Hippokrates auch folgender Aphorismus zugeschrieben: „Der Arzt muss nicht nur bereit sein, selber seine Pflicht zu tun, er muss sich auch die Mitwirkung des Kranken, der Gehilfen und Umstände sichern."

Interessant ist, dass schon – oder noch – bei Hippokrates, neben der Tugendhaftigkeit, der Kunst und der Wissenschaft, auch die Religion eine wichtige Rolle zum Erlangen des Lebensziels von Ordnung, Ausgleich und Gesundheit spielte: Glück und Zufriedenheit also als Frage des systematischen Vorgehens (Wissenschaft), der gemäßigten, geordneten und ausdrucksvollen Lebensweise (Tugend, Kunst) und des frommen oder religiösen Lebens, des Glaubens. Wichtig und neu zu der Zeit war aber fraglos das Element der akribischen Analyse (Empirie) und der Selbstverantwortung – „Fabrum esse suae quemque fortunae" („Jeder ist seines Glückes Schmied"; um 300 v.Chr.).

5

Aus den hippokratischen Säulen der Gesundheit und *Glückseligkeit* ergaben sich in den darauffolgenden Jahrhunderten verschiedene ungleichförmige Strömungen. Der griechische Arzt, Empiriker und Naturwissenschaftler Galenos stand in der Nachfolge und Tradition von Hippokrates und den Asklepiaden und sah Gesundheit ebenfalls als das Ergebnis eines maßvollen und ausgeglichenen Lebensstils an – so, wie es in seiner berühmten „Viersäftelehre" (um 200 n.Chr. entwickelt und lange das vorherrschende medizinische Paradigma) zum Ausdruck kam. Noch heute finden wir ihren Widerhall in der klassischen europäischen *Naturheilkunde* (z.B. in den *ausleitenden Verfahren*), aber auch in anderen Medizinsystemen, wie der *Traditionellen Chinesischen Medizin* oder der indischen *Ayurveda.* Auch bei Galenos lag die Erfüllung in einer innerlichen Ausgeglichenheit von Geist, Seele und Körper begründet. Diese war – und das ist wichtig – dem Einzelnen prinzipiell möglich und zugänglich. Der Arzt stand helfend *an der Seite.*

Im späten europäischen Mittelalter gab es ebenfalls Strömungen, die eine gesunde und selbstverantwortliche Lebensgestaltung propagierten. In den „Regimina Sanitatis", einer Gattung von Schriften, die Empfehlungen für eine gesunde Lebensführung enthielten, wurde dies z.B. umfassend dargestellt. Besonders bekannt wurde das „Regimen Sanitatis Salernitanum" (um 1480), in dem konkrete Tipps für einen gesunden Lebensstil und auch schon zur Krankheitsprävention gegeben wurden. Lukas Cranachs (des Älteren) Bild vom Jungbrunnen von 1546 bringt diese Haltung des *Homo hygienicus* ebenso zum Ausdruck – der Mensch als ein sinnliches, ja, lustvolles Wesen, das für sein Glück in großen Teilen selbst verantwortlich ist.

Der Schweizer Naturforscher Philippus Theophrastus Aureolus Bombast von Hohenheim, genannt Paracelsus, wurde etwa zur gleichen Zeit durch spektakuläre medizinische Heil- und Behandlungserfolge bekannt, auch mit dem viel zitierten Satz „Gift ist Dosis". Damit brachte er zum Ausdruck, dass einerseits Gifte und vermeintlich toxische äußerliche Substanzen für die Entstehung von Krankheiten verantwortlich zu machen sind, diese aber andererseits immer in Abhängigkeit der eingenommenen Dosis und damit der Regulationsfähigkeit des Einzelnen sind. Der Patient steht im Mittelpunkt: „Die Kraft des Arztes liegt beim Patienten", so Paracelsus. Damit kommt auch bei ihm dem Lebensstil und der Eigenverantwortlichkeit eine große Bedeutung zu, obwohl er die Viersäftelehre des Galenos kritisch sah und bemüht war, jene in einer Art Metalehre mit den Ideen einer Geistes- und Gotteslehre in Einklang zu bringen (Ens spirituale und Ens Dei). Und damit nähern wir uns einem interessanten Aspekt der Frage, warum Glück heute in der Medizin einen schweren Stand hat.

▶ **Aufkommendes Christentum** Das aufkommende Christentum hatte parallel zu den oben beschriebenen Entwicklungen den Menschen als ein Kind Gottes und als Ergebnis der göttlichen Schöpfung begriffen, dessen Seele und Körper göttlichen Ursprungs seien (sein Ebenbild) und damit letztlich nicht anzurühren und auch nicht zu verstehen, im biologischen oder gar medizinischen Sinn. Auch waren Krankheiten als external bzw. als Bestrafung für ein sündenvolles Leben aufzufassen. Damit waren sie schicksalhaft und dem eigenverantwortlich Handelnden im Sinne eines selbstbestimmten Lebens nicht zugänglich. Nicht Selbstverantwortung und -verwirklichung führten zur Glückseligkeit, nicht Gesundheit im körperlichen oder medizinischen Sinne bzw. ein gesunder Lebensstil, sondern die Realisierung eines gläubigen und frommen Lebens. Krankheit war Strafe, und die Angst davor nährte die Frömmigkeit. Dies überrascht kaum, lange vor der Begründung der Bakteriologie durch Robert Koch und im Angesicht schlimmer Pandemien, z. B. der großen Pest, bei der um 1350 ein Drittel der europäischen Bevölkerung hingerafft wurde, wahrscheinlich durch den Erreger Yersinia pestis. Allmacht Gottes statt menschlicher Ohnmacht: *Gott ist die Liebe, ist das Glück auf Erden* – und nur die Erfüllung der Gottseligkeit führt ins Paradies, d. h. zum Glück. Glückseligkeit ist damit ein *Geschenk Gottes.*

Dann kamen Menschen wie Kopernikus und Kepler und schließlich die Aufklärung, die die Bedeutung des Glaubens, zumindest regional und in Teilen der Gesellschaft, in den Hintergrund drängten, wenngleich das große Rätsel der Menschheit *(Was ist Leben, was ist Tod?)* keinesfalls gelöst schien. Gott und der göttliche Wille als Ursache von Glück und Leid konnten auch weiterhin nicht grundsätzlich ausgeschlossen werden. Doch die Reformation war durch große Teile Europas gefegt – oder tat es noch –, und die katholische Kirche, die dem Gläubigen und Gottesfürchtigen (also insbesondere den Würdenträgern) durchaus und in Erwartung des Paradieses eine gewisse Wollust und Prasserei zugestand, also ein materiell und immateriell *glückliches Leben* bereits auf Erden, geriet unter Druck. Die Ideen von Empirie, von exakt-systematischer Beobachtung und Wissenschaft, sowie eine gerade aufkommende Astronomie und Astrophysik gewannen, wie schon bei Hippokrates, wieder an Bedeutung. Entsagung und Selbstkasteiung hatten zusätzlich Konjunktur. Das Fasten, das schon bei Hippokrates im Kontext von Gesundheit und Heilung einen festen Platz hatte, wie auch in der Bibel, wurde wieder aktiv gelehrt. So lässt sich Teresa von Ávila um 1550 der Satz zuschreiben: „Sei freundlich zu Deinem Leib, damit Deine Seele Lust hat, darin zu wohnen." Geist und Körper wurden als Einheit gesehen; es war nicht allein die Aufgabe Gottes, über Glück und Gesundheit – das *Seelen-*

heil – zu entscheiden, sondern Frömmigkeit schloss auch das Achtgeben auf Geist und Körper ein.

Die Reformatoren des 16. und 17. Jahrhunderts verstanden das Fasten weniger als einen rein *äußerlichen* Akt zu Gott und Glückseligkeit, sondern als einen Weg, der wesentlich durch das *innerliche* Verzichten gekennzeichnet war. Strenger Glaube und Verzicht bedingten die Gnade Gottes – und damit Erlösung und Glückseligkeit, das Himmelreich Gottes, auch auf Erden. Diese Vorstellungen standen in der Tradition eines Meisters Eckhart, der bereits im 13. Jahrhundert Selbstentäußerung, Entsagung und materielle Ziellosigkeit bzw. auch das *Nicht-verstehen-Wollen* und *Nicht-verstehen-Müssen* (sunder warumme) sowie die gänzliche Aufgabe des Willens, im Sinne eines „Wollens", predigte.

Außerhalb der Kirche – und zum Teil auch innerhalb – machten massive soziale Ungleichheiten die Menschen unglücklich (wir erinnern uns an die moderne Glücksforschung). Die Aufklärung und schließlich die Französische Revolution im 18. Jahrhundert verstanden Glück konsequenterweise nicht mehr als göttliche Fügung oder Schicksal, sondern als das Ergebnis von Brüderlichkeit, Gleichheit und Freiheit – und von eigener Macht anstelle von Ohnmacht. In Zeiten von Kampf, Aggression und Revolution geriet fast zwangsläufig die Bedeutung von Gesundheit und körperlich-geistiger Unversehrtheit sowie eines ästhetisch-idealisierten Lebensstils in den Hintergrund. Er hatte innerhalb der Kirche ohnehin keinen Platz gehabt. Außerhalb ging es jetzt um das Überleben und Dinge, die vermeintlich wichtiger waren als Gott. Der Einzelne und dessen Gesundheit waren jenseits der Politik oder der sozialen Position nahezu bedeutungslos. Es ging um die *Nation*. Selbstverwirklichung bedeutete nun die Umsetzung der eigenen politischen Ziele und Gesinnungen, weniger beispielsweise eine (medizinische) Langlebigkeit oder hygienische Normen. Doch parallel dazu erlebte, zum Teil versteckt hinter dicken Klostermauern schon lange praktiziert, die Pharmazie langsam ihren Aufstieg, auch weil viele Wunden zu behandeln waren, äußerliche und innerliche.

▸ **Klostermedizin** Akribische Empirie, Beobachtung, Erfahrung und Dokumentation als möglicher Weg, den Menschen zu verstehen und gesundheitsbedrohliche Ungleichgewichte praktisch zu bereinigen, hatten über Jahrhunderte schon am Beispiel der Pflanzenheilkunde Einzug in die mediterranen Kräutergärten und präreformatorischen Kirchen- und Klosteranlagen gehalten. Aus dieser Kräuterlehre, beispielsweise einer Hildegard von Bingen im 12. Jahrhundert, die sich eng an der Humoralpathologie (Säftelehre) eines Galenos orientierte, entstand im Verlauf nicht nur eine eigene *Klostermedizin*, sondern über die Alchemie und später Synthese mit den aufkommenden Naturwissenschaften der Moderne eine Biochemie sowie eine frühe Pharmazie im heutigen Sinn. Man kann darüber spekulieren, warum es oftmals die Frauen (Nonnen) waren, die sich dieses Themas annahmen. Was machten die Männer eigentlich zu der Zeit? Die Bierbraukunst mit den klostereigenen Hopfen- und Getreideernten erlebte zeitgleich einen wahren Aufschwung …

Im Zeitalter der *Gegenreformation* im 17. Jahrhundert kam es zu zahlreichen Klosterneugründungen. Diese „modernen" Anlagen richteten neben den obligatorischen Kräutergärten oftmals auch eigene Apotheken ein. Manche standen nur der eigenen Gemeinschaft zur Verfügung, andere versorgten auch die gesamte Umgebung mit Arzneimitteln und medizinischem Rat. Auch in Osteuropa zeigte sich diese Entwicklung – und hielt lange an. Noch heute, so hört man, ist in einigen ehemaligen Sowjetrepubliken, fernab einer zentral gesteuerten medizinischen Grundversorgung, das örtliche Kloster die erste Anlaufadresse für medizinische Fragen. Auch Medikamente wurden und werden hier zum Teil in Eigenvertrieb „produziert" und an die Menschen verteilt. So brachten die Klosterapotheken nicht nur die ersten Apothekerinnen hervor, sondern auch eine pharmazeutische Industrie nach dem Vorbild der Offizin der Klöster. Einige der hergestellten Produkte wurden weit über die Klostergrenzen hinaus bekannt – man denke nur an den berühmten Melissengeist der Kapuziner aus Regensburg – und verschafften den Monasterien so ein willkommenes Nebeneinkommen. Ganz zu schweigen von anderen Produkten, die sich im Zuge der Kunst des Destillierens, wie sie insbesondere in den Klöstern beherrscht und weiterentwickelt wurde, erschaffen und vermarkten ließen: So kam zur Bierbraukunst auch noch das Schnapsbrennen dazu …

Allerdings engagierten sich viele Ordensleute auch in Medizin und Forschung. Die Elisabetherinnen in und um München beispielsweise schlossen sich im 17. Jahrhundert den Franziskanern an und gelobten nicht nur Armut, sondern verpflichteten sich auch der Pflege von Armen und Kranken. Klosterspitäler, die sich unter dieser Vorgabe – nicht nur hier – entwickelten oder schon zuvor bestanden hatten, wurden zunehmend zu Orten der medizinischen Forschung und Ausbildung. Es kam zu einer Professionalisierung, die sich auch darin äußerte, dass bald (im 18. Jahrhundert) eine Approbation und eine ordnungsgemäße Ausbildung oftmals verpflichtend für die Apothekerinnen vorgeschrieben wurden.

In den aufgeklärten und säkularisierten Regionen Europas, gerade in der Zeit unmittelbar nach der Französischen Revolution im frühen 19. Jahrhundert, fanden alsbald vergleichbare Entwicklungen im Herzen eines sich entwickelnden Bürgertums statt. Was davor noch nur in abgelegenen Regionen oder abgegrenzten Klosteranlagen zu beobachten war, geriet nun in das allgemeine Bewusstsein. Frühe Pharmazeuten und naturwissenschaftliche Ärzte hatten in den Großstädten, den Universitäten und insbesondere an den Höfen Konjunktur; und eine Verschmelzung von Kunst, Literatur und Wissenschaft, wie ja schon bei Hippokrates angedeutet, bekam Unterstützung, wurde vollends modern. Dabei war gerade das strukturell-systematische Vorgehen nicht wirklich neu, wohl aber wurde es jetzt zum allgemein anerkannten Prinzip und bewunderten Wegbereiter der modernen Naturwissenschaften und ihrer Lehren. Waren es im 15. (z. B. Leonardo da Vinci) oder 16. Jahrhundert (z. B. Andreas Vesalius) noch einzelne sehr *gläubige* Anatomen gewesen, die an den Höfen und Palästen oder auch im Vatikan selbst Gehör und Anstellung fanden, um in Kunst und Gestalt die Genialität, ja, *Göttlichkeit* des Menschen zu bestätigen (die enge und mitunter „formalistische" Verbindung zwischen Malerei, Bildhauerei, Anatomie, Wissenschaft, Ingenieurskunst und Religion erinnert sehr an die Asklepiaden und ihre Nachfahren), wurden ihre weiterentwickelten Techniken und Erkenntnisse nun zu Allgemeingut und Mainstream.

▸ **Militärmedizin statt Klostergeist** In Preußen, wo schon vor der Französischen Revolution die Kirchen keinen guten Stand mehr hatten (so ließ Friedrich der Große als „aufgeklärter Absolutist" kein gutes Haar an „ehrgeizigen und eigennützigen Priestern", die einen „lästerlichen Missbrauch mit dem höchsten Wesen" betrieben), durfte „jeder nach seiner Façon selig" (glücklich) werden. Voltaire, aufgeklärter Philosoph, Wegbegleiter und Freund Friedrichs des Großen, an dessen Hof er eine Zeit lang als Kammerherr arbeitete, bevor es zum Zerwürfnis zwischen beiden kam, wird mit dem Satz zitiert: „Da es sehr förderlich für die Gesundheit ist, habe ich beschlossen, glücklich zu sein." Aus dieser Haltung folgte auch, dass nicht mehr Gott, sondern der Staat und die einzelnen Bürger (und im Falle von Friedrich: *die Offiziere*) für Glück zu sorgen hatten. Krieg war als Mittel dafür erlaubt; Nahrungsmittel, Rohstoffe, Territorium und eben die Macht mussten erhalten und gemehrt werden, auch um den Fortbestand zu sichern.

Militärische Siege und Niederlagen dienten als Glück und Ehr stiftende, aber mitunter ebenso peinigende Lehren. Naturwissenschaften und Medizin hatten diesem Zweck zu dienen, wurden aber dennoch auch für sich als wichtig erkannt. Nicht zuletzt aus diesem Grund hatte Friedrich I. bereits 1710 am Berliner Stadtrand ein Pesthaus bauen lassen, aus dem er nach glücklicherweise ausbleibender Pest u.a. ein Garnisonslazarett machen ließ, später unter Friedrich Wilhelm I. zum Bürgerhospital mit dem Namen „Charité" umgewidmet. Im Zentrum blieben jedoch fortan die Genesung und der Gesunderhalt von Soldaten: Das Theatrum anatomicum des medizinisch-chirurgischen Collegium, ab 1795 als „Pépinière" weitergeführt, war eine Aus- und Weiterbildungsstätte für Militärärzte, geleitet u.a. vom königlichen Leibarzt und Charité-Direktor Christoph Wilhelm Hufeland. Dieser wurde auch erster medizinischer Dekan der 1810 auf Initiative von Wilhelm von Humboldt gegründeten *Berliner Universität*.

Das ist für unser Thema deswegen bedeutsam, weil sich zwischen Hufeland und den Humboldt-Brüdern, Wilhelm und Alexander, exemplarisch ein Wissenschafts- und Methodenstreit rund um die Medizin entwickelte, unter dessen Folgen die Mediziner – nahezu weltweit, besonders jedoch in Europa – noch heute bewusst oder unbewusst „leiden" und der für manch ein Missverständnis und „Unglück" im ärztlich-therapeutischen Beruf mitverantwortlich gemacht werden kann. Es ging, kurz gefasst, um die Frage, ob die Medizin mehr praktisch-handwerkliche oder allenfalls künstlerisch-therapeutische Disziplin als eine Wissenschaft oder gar eine Naturwissenschaft sei. Während das Bildungsideal der Humboldt-Brüder auf einem humanistischen und generellen Wissens- und Wissenschaftsbegriff *(Studium generale)* beruhte und auch für die zivilen Medizinstudenten eher das Bild eines theoriefesten Allgemeingelehrten vorsah, bei welchem die handwerkliche Ausbildung von sekundärer Bedeutung war, präferierte Hufeland die praktische Ausbildung am Krankenbett (sozusagen am *verwundeten Patienten*) als zentralen Lehr- und Lernort. Hufeland hatte gute Erfahrungen mit seinen versierten Militärchirurgen an der Charité gemacht und wollte dieses Modell nun der neuen medizinischen Fakultät zugrunde legen. Sie trugen ihren Diskurs nicht zuletzt vor und in der Königlich-Preußischen Akademie der Wissenschaften aus, der sie angehörten, wobei dort, wie man hört, gerade die analytische Empirie und „Universalgelehrtheit" einflussreiche Fürsprecher fand.

Hufeland errang dennoch eine große Bedeutung, auch jenseits von Leibärzteschaft, Chirurgie und Charité. So propagierte er vehement den Zusammenhang zwischen Armut und Krankheit und, ganz modern, die Notwendigkeit, durch eine Anhebung des sozialen Status der Unterprivilegierten die Gesundheit der Bevölkerung insgesamt zu verbessern – die Sozialpolitik hielt Einzug in der akademischen Ärzteschaft. Die *Kunst, das menschliche Leben zu verlängern,* sollte laut Hufeland eine der wesentlichen Triebfedern des Arztberufs sein, und um dieses Ziel zu erreichen, war neben einer Beseitigung des *sozialen Gradienten* (für mehr *Glück und Gesundheit* des Einzelnen und der Bevölkerung) ein harmonischer Lebensstil im Sinne einer präventiv wirksamen Gesundheitspflege vonnöten. Ärzte müssten darum wissen und entsprechend in der Anwendung bzw. *Umsetzung* geschult sein.

Nicht verwunderlich ist, dass Hufeland einer damals parallel aufblühenden Naturheilkunde nahestand, zumindest rückblickend. Auch brachte er das „Journal der praktischen Arzneikunde" heraus, in dem seine Ideen einer regulativen Lebenskraft und eines Selbsterhaltungsprinzips des Organismus im Kontext der Gesundheitspflege zum Ausdruck kamen. Selbst die Homöopathie Hahnemanns wurde in seinem Journal dargestellt – wobei Hufeland, ganz Praktiker, sich letztlich von Hahnemann und dessen strengem theoretischem Regelwerk distanzierte.

Nicht nur Alexander von Humboldt, sondern gerade auch Hufeland erlangte durch Fleiß, Umtriebigkeit und eine *Integralität* des eigenen Werkes in medizinischen Kreisen, auch fernab der Heimat, seinerzeit erhebliches Ansehen. Er erfuhr allerorten wertschätzende Anerkennung. Zum eigenen Erstaunen entdeckte ich während meiner Zeit als Wissenschaftler an der Harvard Medical School in Boston einmal, eher zufällig, in den Katakomben der medizinischen Universitätsbibliothek der Harvard University eine umfassende Sammlung der originalen Hufeland-Verzeichnisse und -Schriften, fein säuberlich und chronologisch archiviert – ein wahrer Schatz und ein Zeichen der Würdigung. Was jedoch wirklich bis in die Jetztzeit blieb, war ein Grundkonflikt zwischen praktischer Medizin und theoretischer Wissenschaft.

In Berlin kam es erst ab den 1830er-Jahren, nicht zuletzt durch fundamentale naturwissenschaftliche Umwälzungen einerseits und medizinisch-hygienische Erfolge andererseits, zu einer deutlichen und pragmatischen Annäherung der genannten Positionen. Schließlich wurde die Charité gar zur „Universitätsmedizin Berlin". Man kann also für diesen Teil der Medizingeschichte (nicht nur Preußens) sagen, dass es zu einer Schlichtung, d.h. zu einem vermeintlichen Friedensschluss und der Verschmelzung der verschiedenen Strömungen kam, hier am Beispiel von Humboldt-Universität und Charité, mit dem Ergebnis (und dem Preis) eines heterogenen oder unscharfen Arztbilds und Selbstverständnisses, das bis heute nicht aufgelöst oder geklärt werden konnte.

Ganz im Gegenteil: Es gibt nicht mehr den einen Arztberuf, es gibt „normale" Ärzte, Haus- und Allgemeinärzte, Fachärzte (obwohl Allgemeinärzte formal auch Fachärzte sind, was die einen ignorieren und die anderen nicht sein wollen und Dritte schlicht für semantischen Unfug halten, was letztlich aber die hohe fachliche Qualifikation, eben auch der General- und Familienmedizin, zum Ausdruck bringen soll), z.B. Chirurgen und Internisten, Wissenschaftler und Praktiker, Hochschul- und „Wald-und-Wiesen-Ärzte", Naturheilkundler und alle anderen. Sogar die ersten Bachelor- und Master-Abschlüsse im Medizin- und Gesundheitsbereich finden sich mittlerweile neben dem klassischen Staatsexamen. Und dazu gibt es Psychologen (mit all den unterschiedlichen Schulen), ärztliche *oder* psychologische Therapeuten usw. – und alle grenzen sich voneinander ab, halten sich womöglich für wichtiger, ja, bekämpfen sich mit Langenbeck-Haken, Nobelpreisnominierungen, Globuli, Freud, Jung, Lorenz, Drittmitteln, Impact-Punkten und Fachjournalen; kurz: Sie machen sich gegenseitig unglücklich oder glücklich, evtl. auf Kosten der anderen, könnte man meinen. Dabei steht die eigentliche Frage möglicherweise außerhalb dieses „Ringes" zur Klärung an: Was ist die Aufgabe von Medizin und Psychologie? Wem oder was dienen sie? Was ist ihr originäres Ziel? Ist die Medizin überhaupt eine (Natur-)Wissenschaft, deren alleiniger Sinn womöglich der Erkenntnisgewinn ist, oder geht es ihr vielleicht, mehr im Sinne einer Lebenshilfe, um die Mehrung von Gesundheit und Wohlergehen der Einzelnen und/oder der Gesellschaft oder beides?

► **Moderne akademische Medizin** Die moderne akademische Medizin konnte ab der Mitte des 19. Jahrhunderts einen Triumph nach dem anderen feiern und in dieser Euphorie den Faktor Glück „gänzlich beseitigen" – bzw. aus den Händen der Kirche oder Gottes, des Einzelnen oder des Pragmatikers usw. in die eigene Zuständigkeit holen. Dort hieß es bald nicht mehr *Glück*, sondern *Wissen* oder *ärztlicher Blick* oder eben *Heilkunst* (d.h. schlicht *Können*), mit einem kleinen und (un-)charmanten Anhängsel, lästig zumal, das man fortan *Placebo* nennen wollte oder auch *statistischer Fehler*, vielleicht sogar, eher hinter der vorgehaltenen Hand, *Zufall* – aber nicht Glück. Doch dazu später.

Charles Darwin hatte um 1840 mit seiner neuen Theorie über die Entstehung der Arten und die biologische Evolution auf Basis der natürlichen und sexuellen Auslese weltweit Aufsehen erregt. Das war nun wirklich mit der Schöpfungsgeschichte im christlichen Sinn nicht mehr vereinbar, wohl aber mit den Naturwissenschaften, was deren weiteren Aufstieg und die Befruchtung der Medizin mit ihren Thesen weiter beflügelte. Mathematik, Berechnung und Vorhersagbarkeit hielten Einzug auch in der breiteren akademischen Medizin, wo nun Descartes und Newton in medizinischen Fachkreisen diskutiert und gelehrt wurden. Dazu wurden die analytischen und optischen Methoden und Gerätschaften für Diagnostik und Therapie in der Medizin stark verbessert und brachten immer Neues und Kleineres oder bislang Verstecktes zum Vorschein.

Vor diesem Hintergrund überrascht es nicht, dass der Mediziner und strenge Naturwissenschaftler – und ehemalige Stipendiat der Pépinière – Rudolf Virchow 1856 zum Direktor der Pathologie an der Charité berufen wurde, wo er fortan der Zellularpathologie zu einem wahren Durchbruch verhelfen sollte. Als Politiker und Hygieniker stand er durchaus in der Tradition Hufelands und propagierte Aufklärung (im medizinischen wie im politischen Sinn), Fortschritt und Sozialmedizin. Eine seiner Thesen, sinngemäß: „Die Medizin ist eine soziale Wissenschaft und die Politik nichts weiter als Medizin im Großen." Auch erkannte er die Verantwortung des Einzelnen bzw. die individuellen Regulationskräfte als bedeutsam für die Gesundheit an, stellte die Medizin aber jenseits dieses Geschehens und grenzte sie dadurch hiervon ab: „Krankheit beginnt ab dem Zeitpunkt, wo der Organismus sich nicht mehr selbst zu regulieren vermag." Auch war Virchow ein akribischer, ja, besessener Protokollant und Analytiker, der durch seine wissenschaftliche Stringenz wesentlich zum Ruhm der Charité dieser Zeit beitrug.

Nur 20 Jahre später wurde in Berlin, inzwischen Hauptstadt des Deutschen Reiches, das kaiserliche Gesundheitsamt gegründet, an dem die moderne Mikrobiologie und Bakteriologie, bis heute verbunden mit den Namen Robert Koch, Paul Ehrlich oder auch Emil von Behring (alle kurz nacheinander Nobelpreisträger zu Beginn des 20. Jahrhunderts), sowie die Virologie u. a. unter Friedrich Loeffler ihren Ausgang nahmen. In Berlin war eine wissenschaftliche Neuzeit angebrochen, in deren Folge und Klima es sogar gelang, Persönlichkeiten wie Albert Einstein als Direktor an das Kaiser-Wilhelm-Institut für Physik zu holen. Die Medizin ließ sich anstecken. Nicht verschwiegen seien in diesem Zusammenhang auch die Arbeiten des französischen Bakteriologen Louis Pasteur und seines Instituts an der Sorbonne in Paris sowie natürlich die vergleichbaren wertvollen Beiträge anderer deutschsprachiger und europäischer Einrichtungen sowie insbesondere, ab dem 20. Jahrhundert von wachsender Bedeutung, der amerikanischen Medizinhochburgen. Wie gesagt, die Verhältnisse in Berlin und ihre Beschreibung seien hier rein exemplarischen Charakters und mögen zur Veranschaulichung der These eines sich wandelnden und das Glück zunehmend (zumindest aus dem medizinischen Bereich) verdrängenden oder gar „eradizierenden" Forschungsbetriebs im Jahrhundert der menschenverachtenden Weltkriege und Regimes einerseits und der bahnbrechenden Erkenntnisse andererseits dienen.

Ich brauche – und kann – gar nicht alle die revolutionären Errungenschaften der wissenschaftlich-theoretischen Medizin aufzählen, die nun in immer schnellerem Tempo in der Medizin in Europa und in der Welt aufeinanderfolgten. Beispielhaft sei nur an den britischen Bakteriologen Sir Alexander Flemming erinnert, der 1928 das Penicillin entdeckte, oder an die Entdeckung der Molekularstruktur der DNA (Desoxyribonukleinsäure) durch Watson und Crick.

Aber nicht nur auf der mikroskopisch-mikrobiellen, pharmazeutischen oder physiologischen Ebene (z. B. die Stressforschung durch Walter Cannon) vollbrachte die Medizin ein Wunder nach dem anderen, sondern auch im Bereich der makroskopischen Anwendungen: Organe, ja, sogar Herzen wurden transplantiert, schier Unmögliches gelang. Und ausgehend vom Psychologen William James an der Harvard University – und einer fraktionellen Verwissenschaftlichung und Akademisierung der Psychologie, insbesondere in den USA – war es, gerade in den Vereinigten Staaten, bald möglich, dass Mediziner, Physiologen, Biologen, Psychologen, ja, selbst Physiker, zusammen an ähnlichen Themen und *gemeinsam* wissenschaftlich arbeiteten. Die Grenzen im Wissenschaftsbetrieb rund um die Erforschung von Gesundheit, Krankheit und Physiologie verschmolzen, weswegen interdisziplinäre Gebiete, wie die *Psychoneuroimmunoendokrinologie* usw., entstanden – und mittendrin von nun an immer auch die Psychologie.

► **Und das Glück?** Der *neue Gott* war die Wissenschaft oder der *Gott in Weiß*. Das Glück in Medizin und Heilkunst lag fortan in der Hand der Ärzte, nicht mehr in der der Patienten. Durch wissenschaftliche Evidenzbasierung und stetige Verbesserung der Methoden war man bemüht, die *Irrtumswahrscheinlichkeit* gering zu halten und dem Zufall keine Handhabe mehr zu geben. Es sollte keinen *glücklichen Zufall* mehr geben können, allenfalls noch beim Einzelnen oder im *besonderen Fall*, der aber aufgrund seiner Anekdotenhaftigkeit für die Gesamtheit und die Wissenschaft im Gesundheitswesen als solche keine besondere Bedeutung mehr erlangen sollte. War das Glück früher Schicksal oder Gottes Wille, Fügung oder das Ergebnis von Selbstdisziplin und Diaita, so war es nun eher Stör- bzw. Restgröße oder eben Zufall, genauer, *ein Fehler*, der in der klinischen oder pharmazeutischen Forschung *Placeboeffekt* genannt wurde, kurzum, ein veritables Ärgernis.

► **Kommt wahres Glück von innen?** Der Patient erlebt die Medizin heute, wie mitunter berichtet wird, als *Reparaturbetrieb*, dem er weitgehend hilflos ausgeliefert ist – wenn die eigene Regulation versagt, man also krank ist. Und nur dann geht man schließlich zum Arzt oder Therapeuten. „Ich kann ja nichts machen" oder „Ich weiß ja nichts, ich bin ja kein Arzt" ist zu hören. Gesundheit und Glück werden, wie schon in Zeiten der göttlichen Fügung, wieder externalisiert und mit Angst in Verbindung gebracht (vgl. Begriffe wie *Check-up*, *Weißkittelhochdruck*, *Hafenrundfahrt* – die männlichen Leser, die bei sich schon einmal eine digitale Rektaluntersuchung, z. B. im Rahmen eines Screenings, haben durchführen lassen, kennen letzteren Begriff aus eigener Anschauung). Für das individuelle Glück sind *die anderen* zuständig. Gerade aus Sicht der hoch qualifizierten und spezialisierten Ärzte, die – von der Wissenschaft und den Patienten mit einer gewissen Allmacht ausgestattet – nicht mehr *glauben, sondern wissen*, gibt es wenig Grund, an diesen Verhältnissen etwas zu ändern oder sie gar grundsätzlich in Zweifel zu ziehen. Denn wenn *sie* den Patienten glücklich (und gesund) machen können, dann mehrt das *ihr eigenes* Glück. Das würde man denken, heißt es doch so schön – und da ist viel Wahres dran, wir werden das noch sehen: „das Glück in die eigene Hand nehmen".

Wir begegnen hier zum ersten Mal einem wichtigen Paradoxon im Kontext von ärztlich-therapeutischem Glück und Unglück: Sosehr das *selbst erzeugte Glück* möglicherweise schwerer wiegt als das von außen oder *zufällig* geschenkte, sosehr ist das bedeutsame Gefühl „Ich hab's gemacht!" eine durchaus komplexe Angelegenheit. Dahinter steht nämlich auch die Frage: „Auf wessen Kosten, *zu welchem Preis bin ich glücklich?*" Nehmen wir einmal an – und das ist wirklich so, wie wir auch noch sehen werden –, dass das Glücksgefühl besonders in und durch uns *strömt*, wenn wir ein Problem selbstständig gelöst haben, eine Herausforderung erfolgreich bewältigt, etwas geleistet haben. Für den Arzt könnte das bedeuten, dass er einem Patienten aktiv und maßgeblich geholfen, ihn vielleicht sogar geheilt hat. Das ist gut, und so fühlt es sich auch an – für den Arzt allemal. Für den Patienten, der sicher froh ob dieser Hilfe ist, bedeutet jene allerdings auch, dass er möglicherweise mit dem Gefühl nach Hause geht, nicht er selbst, sondern der Arzt habe *es gemacht*. Jener sei für sein Glück verantwortlich, sein Glück hänge gewissermaßen vom Arzt ab – oder im weiteren Sinne *von der Medizin*. Daran ist nichts Schlechtes, sichert es den Ärzten doch zusätzlich einen oberen Platz auf den Ansehensskalen und gute Umfragewerte, der Medizin immer ausreichende, auch materielle Wertschätzung (z. B. *Drittmittel*), den Ärzten und Therapeuten schließlich, ganz nebenbei, noch einen hilfreichen Placeboeffekt.

Niemand wird etwas gegen einen *glücklichen Arzt oder Psychologen* haben. Problematisch wird es allenfalls, wenn Heilung nicht gelingt, übersteigerte Erwartungen nicht befriedigt werden können, Enttäuschung grassiert und wenn die sich zwangsläufig einstellende Abhängigkeit als erdrückend erlebt oder dem hohen Anspruch (dem eigenen und dem der Patienten) nicht mehr standgehalten werden kann. Und noch etwas: In Zeiten aufgeklärter und mündiger, zuweilen gut informierter Patienten muss der Arzt, dessen Glück allein vom abhängigen Patienten oder der medizinischen Omnipotenz genährt wird, einer ständigen Bedrohung begegnen, nämlich vom erfolgreicheren Kollegen oder der evidenzbasierten Abwertung der eigenen Praktiken, von einem sich selbst therapierenden oder einfach kritischen Patienten, der sich emanzipiert und aus der Abhängigkeit löst, oder schließlich z. B. von einer Naturheilkunde o. Ä., die von den Patienten faktisch geliebt wird, obwohl sie, wie man so hört, doch *keinerlei wissenschaftliche Basis* hat.

„Selbst gemacht macht glücklich(-er)." (Warum das so ist? Antworten darauf finden wir z. B. im Gehirn oder in den folgenden Kapiteln.) – Vor diesem Hintergrund kann das geschilderte Glücksparadoxon in der Behandlungssituation im Grunde genommen nur auf folgende Weise sinnvoll aufgelöst werden (die Chirurgen unter uns mögen gerade einmal weghören): „Ich bin glücklich als Arzt bzw. Therapeut, weil ich es geschafft habe, dass der Patient es selbst macht." Oder mit anderen Worten: „Ich hab's gemacht, dass er es gemacht hat, was ich sonst gemacht hätte." Oder so ähnlich. Vielleicht aber auch: „Manches konnte ich machen (und musste es selbst tun), manches der Patient; am Ende haben wir es gemeinsam geschafft." Und schließlich: „Mir geht es gut, weil es Dir gut geht!"

► **Und der Glaube heilt doch!** Seit Jahrzehnten hält sich in der klinischen Forschung hartnäckig der Placeboeffekt, jene Störgröße, die *unspezifische Effekte* anzeigt, die nicht einem spezifischen und zu untersuchenden Agens oder einer speziellen Methode zugeordnet werden können, wohl aber dem Patienten oder Untersuchungs*subjekt*. Obwohl die vermeintlich objektiven Daten und Outcomes in fundierten klinischen Studien überwiegen mögen, so hat der Placeboeffekt dennoch in unterschiedlicher Stärke und Ausprägung einen konsistenten und wesentlichen Anteil an zu beobachtenden Gesamteffekten. Und damit „verfälscht" oder zumindest erschwert und verteuert er beispielsweise die klinisch-pharmakologische Forschung. Sei es, weil wir nun große Studienpopulationen und mehrere Studien oder Studienorte (Multicenter usw.) benötigen, um den individuenbezogenen Placeboeffekt durch die schiere Masse an Daten im Datenwald *(Rauschen)* untergehen zu lassen, d. h. ihn auszutarieren. Sei es, weil neue Medikamente mindestens *besser als Placebo* sein müssen. Oder sei es, weil Wirkunterschiede und Effektstärken neuer Verfahren – im Verhältnis oder Vergleich zum Placeboeffekt – deutlich geringer ausfallen können als zunächst vermutet und sich nicht nur dadurch Zulassungsstudien für neue Therapieverfahren oder Pharmazeutika zeitlich sehr in die Länge ziehen können.

Leider ist der Placeboeffekt objektiv kaum zu kontrollieren oder vorherzusagen. Aber das bedeutet nicht, dass er nicht objektivierbar oder messbar wäre, er also nicht mit wissenschaftlicher Methodik sichtbar und verifiziert werden könnte. Er existiert, fraglos. Und man kennt bereits einige Situationen, die den Placeboeffekt befördern oder behindern können: Vertrauen und Glaube beispielsweise helfen – an eine Behandlung, ein Präparat oder den Behandler.

Seit einigen Jahren weiß man, dass der Placeboeffekt u. a. zu einer Erhöhung der hirneigenen Dopaminspiegel führt. Auch scheinen endogene Opiatagonisten (vor allem µ-Opioidrezeptoragonisten) von Bedeutung zu sein. Das ist in vielfacher Hinsicht interessant: Es zeigt auf molekularer Ebene, dass der Effekt als solcher in seinem Auftreten und seiner Stärke zwar im individuellen Fall kaum vorhersagbar sein mag, aber dass ein physiologischer Mechanismus zugrunde liegt, der, wie wir noch sehen werden, neurobiologisch relativ uniform abzulaufen scheint, ja, fast schon „langweilig" ist (verglichen mit dem Mythos) – „Nothing special". Und er ist *real*, auch im Labor oder MRT (Kernspintomograf oder Magnetresonanztomograf – die berühmte „Röhre"). Und da schließt sich der Kreis: Der Placeboeffekt beruht auf einer *positiven Erfahrung*, die man einmal gemacht hat und die man sich gemerkt hat. Sie führt nun im Falle einer *positiven Erwartung* – nicht bei einer negativen, denn die würde schließlich Angst und den Ausstoß von Stresshormonen auslösen – zu einer Freisetzung von Dopamin und anderen Glücks- und Belohnungsboten im Gehirn. Dopamin ist dabei das Hormon der Vorfreude, ebenjener positiven Erwartung (allerdings mit der implizit eingeschlossenen Möglichkeit, dass es diesmal anders ausgehen *könnte*), wobei die *Hoffnung* überwiegt, angefeuert eben durch jenes Dopamin, dass es wiederum *gut ausgehen möge*. Dass es gut *wird*. Das macht erwartungsfroh und glücklich und kann auch eine Behandlung unterstützen, d. h. die Gesundheit oder den Heilungsprozess fördern. Dies gilt insbesondere, wenn die Behandlungssituation mit einer gewissen Anspannung oder Verunsicherung einhergeht (vgl. *Abenteuergefühl*), nicht jedoch mit drückender Angst. Angst soll durch *Selbstversicherung* gemindert und überwunden werden, eine Art innerliche Rückversicherung und Vergewisserung der eigenen Bewältigungskompetenzen („Du schaffst das!"), und den Glauben an die eigenen Stärken (oder die des Arztes oder Therapeuten) – und damit letztlich an das gute Ende. In diesem Sinn kann der Glaube auch Berge und (Behandlungs-)Hindernisse versetzen. Das alles findet, wie wir uns noch genauer anschauen wollen, insbesondere im limbischen System des Gehirns statt, inklusive der Beziehung dieser Abläufe zum Gedächtnis und zur Merkfähigkeit, was uns aber in der Regel nicht bewusst wird. Allerdings können wir uns sehr wohl des Glaubens an uns selbst, an den Arzt oder das Medikament, an Gott, der uns sicher helfen wird (muss), usw. bewusst werden.

▸ **Selbsthilfe, Selbstheilung und der 3-beinige Stuhl** Nachdem die Medizin gelernt hatte (oder zumindest begonnen hatte), mit dem Placeboeffekt zu leben, haben sich einige Forscher und Therapeuten auf den Weg gemacht, ihn bewusst und offensiv in Behandlungsstrategien einzubeziehen und nutzbar zu machen. Der so *umarmte Feind* konnte nun zum Freund und Verbündeten im Behandlungs- und Beratungsprozess werden. Einer der Ersten, der dies erkannt und praktiziert hatte, war Herbert Benson, der bereits in den 1970er-Jahren als Kardiologe an der Harvard Medical School begonnen hatte, die Möglichkeit einer aktiven Beeinflussung körperlicher und vegetativer Funktionen, gerade im Bereich des Herz-Kreislauf-Systems, durch geistige und gedankliche Prozesse oder auch durch meditative Techniken und Entspannungsverfahren zu studieren. Dies war auch der Ausgangspunkt einer Etablierung der sog. *Mind-Body-Medizin*, einer Medizin, die sich auf ebenjenes Selbstheilungs- und Selbstregulationspotenzial der Menschen bezieht, auf das „Gesunde in uns", den „inneren Arzt", und auf die Möglichkeit, dass es uns, auch als Patienten, gut geht, gut gehen darf und sollte. Etwas provokant, zu *der Zeit* und in seiner Funktion als Harvard-Professor, fasste Benson seine ersten Erkenntnisse und praktischen Übungswege zur gezielten Placeboinduktion bzw. zur *Stressbewältigung* (Benson hatte erkannt, dass die o.g. Abläufe ein erhebliches Potenzial zur autoregulativen Stressreduktion besitzen) im von ihm herausgegebenen „Wellness Book" (s. Literatur in Kap. 13.3) zusammen.

Heute, wo die Idee einer Integralität – zumindest in *Teil*bereichen der Medizin – wieder Einzug hält, d.h. einer integrativen oder ganzheitlichen Ausrichtung in Behandlung, Rehabilitation, Pflege und schließlich auch in Prävention und Gesundheitsförderung, nehmen frühere Gräben und Unvereinbarkeiten, die auch manch einen Glücks- und Behandlungspfad unterbrachen oder gar unmöglich machten, wieder ab (Abb. 5.**1**). Ganz pragmatisch – z.B. im Sinne des Patienten – oder aber im Kontext sich aktuell erweiternder medizinisch-therapeutischer Paradigmen und einer zunehmenden Komplexität, Vernetzung und Integralität der Naturwissenschaften. Wie anders soll diese Welt sonst verstanden werden, wenn nicht *im Zusammenhang*?

Die Patienten haben das im Übrigen immer schon gewusst, wie es scheint, und ein großes Zutrauen und Interesse an ganzheitlichen komplementär- und regulationsmedizinischen oder gar alternativen Heilmethoden gehabt – an Naturheilkunde, Ordnungstherapie, Yoga, autogenem Training usw. Interessanterweise hat die Forschung gerade in diesem Bereich der Medizin, der *CAM* (Complementary and Alternative Medicine), in den letzten Jahren qualitativ wie quantitativ erheblich zulegen können, auch mit staatlicher Förderung (leider kaum in Deutschland) und unter Einsatz rigoroser, d.h. strenger und genauer Forschungsmethodik. Und sie hat dabei

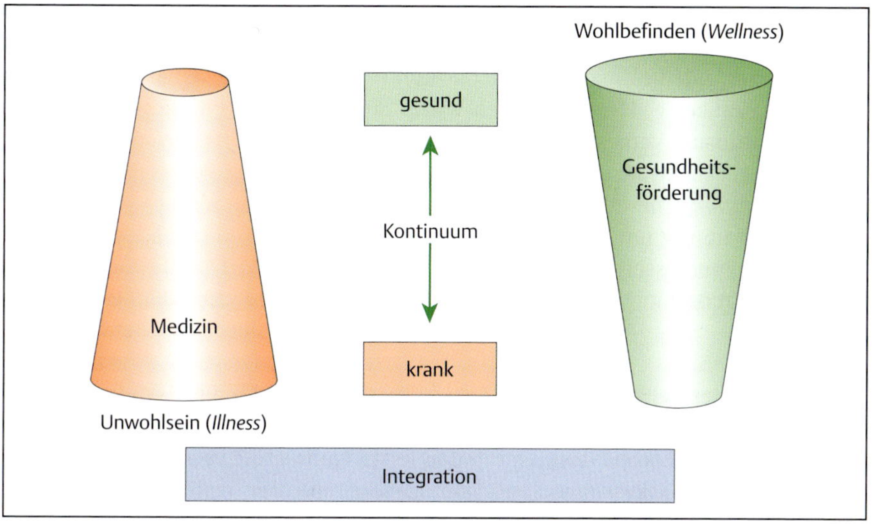

Abb. 5.**1** Integration von Medizin und Gesundheitsförderung in ein Modell der Integrativen Medizin und/oder Integrativen Gesundheitsförderung.
linke Säule: pathogenetische Perspektive (Fokus auf Risikofaktoren bzw. Krankheiten)
rechte Säule: salutogenetische Perspektive (Fokus auf Schutzfaktoren bzw. Widerstandsressourcen)

wesentliche Erkenntnisse und Evidenzen, d.h. wissenschaftliche „Beweise“, nicht nur zu den untersuchten Verfahren und Praktiken hervorgebracht, sondern ganz nebenbei (aber nicht ganz überraschend) einen wichtigen Beitrag geleistet für ein besseres Verständnis des Gehirns und seiner Arbeitsweise, seiner Plastizität und Anpassungsfähigkeit – und eben des Placeboeffekts.

So ist jetzt das, was die Menschen ohnehin im Kontext von Heilung und Behandlung (privat oder beispielsweise beim Heilpraktiker) praktiziert hatten und was einen wesentlichen Teil des ursprünglich misstrauisch beäugten Placeboeffekts auszumachen scheint, nicht nur in den Mittelpunkt einer *Mind-Body-Medizin* und damit auch der Belohnungs- und Glücksforschung sowie der *Positiven Psychologie* geraten, sondern gar in das Zentrum der universitären medizinischen und neurobiologischen Wissenschaft gerückt. Auch wenn das vielleicht noch nicht alle Kollegen wahrhaben wollen: Endogene Belohnung, „Glücksphysiologie“ und, nennen wir es einmal beim Namen, *Selbstheilung* sind im wissenschaftstheoretischen Sinn *anschlussfähig* geworden und lassen sich heute nur schwer wegdiskutieren oder im Behandlungs-Setting ignorieren.

Herbert Benson war nicht nur der Begründer der Mind-Body-Medizin. Er hat mit einem anderen Bild, vielleicht unbeabsichtigt, schon lange vorhergesehen, was heute, auch vor dem Hintergrund des Kostendrucks im Gesundheitswesen, nicht mehr wegzudenken ist: die partizipative Einbeziehung des Patienten in den Behandlungsprozess. Und das Gute daran: Dies stärkt Selbstbewusstsein und endogene „Glückskompetenz“ gleichermaßen.

Schon in der WHO-Definition (World Health Organization) der Gesundheitsförderung von 1986 wurde dieses neue Verständnis deutlich, wonach es von nun an galt, den Patienten „zu befähigen, selbst die Kontrolle über die eigenen Gesundheitsbelange auszuüben“[2]. Heute sprechen wir in den Gesundheitswissenschaften auch von *Empowerment*, Verbesserung von *Eigenkompetenz* und *Selbstwirksamkeit* – bzw. der positiven *Selbstwirksamkeitserwartung* – oder einer internalen *Kontrollüberzeugung (Attribution)*, die es allesamt zu berücksichtigen und zu fördern gilt. Aber im Kern geht es immer um ebendiesen Punkt einer Selbsthilfekompetenz, die auf dem Boden einer verbesserten Selbstwahrnehmung *(Achtsamkeit)* steht und die die eigene Regulationsfähigkeit *(Selbstheilung)* und Widerstandskraft *(Salutogenese)* einbezieht.

5

Jene Säule der Selbsthilfe führte Benson fast selbstverständlich schon vor Jahrzehnten mit seinem Bild des *3-beinigen Stuhles* in die akademische Medizin wieder ein und bekam in Europa doch erst in den letzten Jahren die verdiente Bestätigung im Rahmen der Diskussionen zur Salutogenese und der ressourcenorientierten Medizin (Abb. 5.**2**). Nach Benson gehört in die moderne Medizin neben dem einen Stuhlbein, das von den medizinischen Prozeduren gebildet wird (diagnostische und therapeutische Eingriffe, Medizintechnik, darin auch Behandlungs*techniken*, also das, was der Behandler mit dem Patienten *macht*), und dem 2. Stuhlbein, das aus dem besteht, was der Patient vom Arzt oder Therapeuten *bekommt* (Medikamente, aber auch eine konkrete Direktive, selbst homöopathische Globuli, wenn *verordnet*, oder Akupunkturnadeln gehören letztlich in dieses Segment), als 3. Stuhlbein eine aktive und kompetente Einbeziehung der Selbsthilfe und Selbstregulationsfähigkeit integriert – sonst fällt der Stuhl um. Dabei können hinter dem im Kontext der modernen Medizin möglicherweise banal oder unwissenschaftlich klingenden Begriff der Selbsthilfe sehr wohl akribische Forschung, modernste Wissenschaft, nicht nur zum Placeboeffekt, sowie aktuelle molekular- und neurobiologische Methoden stehen. Im Falle der Professionalisierung dieser 3. Säule, wie z. B. in Positiver Psychologie und Mind-Body-Medizin teilweise umgesetzt, sprechen wir kon-

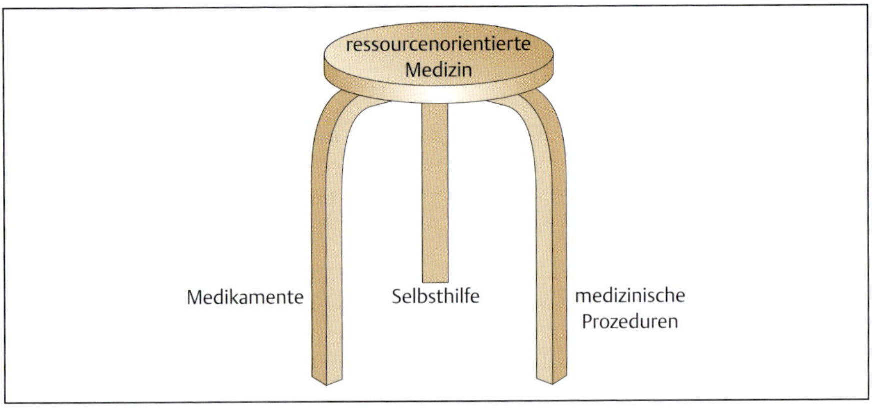

Abb. 5.**2** Der 3-beinige Stuhl im Gesundheitswesen (nach Benson u. Stuart 1993; Esch T. In: Heintze 2010[3]).

sequenterweise daher auch von einem professionellen oder medizinischen *Selbstmanagement*.

▸ **Wo stehen wir und das Glück in der Medizin heute?** Das ist gar nicht so leicht zu beantworten, denn es gibt „die" Medizin bzw. „den" Mediziner nicht mehr, wie auch nicht mehr „den" Patienten. Was jedoch allen klinisch oder therapeutisch-praktisch tätigen Ärzten und Psychologen gemein ist, ist der unmittelbare Kontakt zu einem aufsuchenden und erwartungsvollen Gegenüber, dem Patienten. Dieser sitzt (oder liegt) in der Behandlungssituation als *ganzer Mensch* und scheint dennoch, medizinisch-administrativ in diagnostisch-therapeutische oder anatomische Teile und Indikationen „zerlegt", dem Therapeuten oder Arzt in gewisser Weise ausgeliefert, von ihm und seinen fachlichen *und* menschlichen Fähigkeiten – inklusive dem Kommunikationsstil – abhängig und letztlich zum *Empfangenden* werdend. Das feine Ausbalancieren einer für beide Seiten zufriedenstellenden Beziehung ist, nicht zuletzt vor dem Hintergrund einer großen Komplexität der Interaktionen und der unterschiedlichen Bedürfnisse, auch intraindividuell nicht einfach. Gelingt dies, so kann Glück entstehen – auf beiden Seiten.

Dabei sei betont, dass laut Umfragen der möglicherweise gar partnerschaftliche Umgang zwischen Patient und Behandler wie auch das gemeinsame Treffen von Entscheidungen nach ausreichendem Informationsaustausch (Shared Decision Making) *nicht* die Notwendigkeit und die Erwartung an das Fachwissen und Expertenverhalten aufseiten des Arztes bzw. Therapeuten schmälern. Nach wie vor schätzen die Patienten demnach die *fachliche* Kompetenz des Therapeuten oder Behandelnden wichtiger ein als die *menschliche*, wobei diese pauschale Feststellung einerseits Unterschiede aufseiten der zu behandelnden Patienten und deren Krankheiten – auch im Schweregrad – sowie aufseiten der Ärzte und deren unterschiedlichen Fachrichtungen nivelliert und andererseits offenlässt, was denn eine menschliche Kompetenz in einem ganzheitlichen Behandlungs-Setting in Abgrenzung zur fachlichen sein soll. Auch ist interessant, dass sich heute ca. 80% der Patienten in Befragungen zwar eine umfassende Information durch den Therapeuten bzw. Arzt wünschen, aber nur zur Hälfte an einer am Ende zu treffenden Entscheidung aktiv beteiligt werden wollen, d.h. die Entscheidung wirklich mittreffen (und selbst verantworten) wollen. Und die möglicherweise im Gespräch fehlende oder nicht ausreichend erfolgte Information ergänzt der moderne Patient notfalls aus anderen Quellen, insbesondere dem Internet.

Damit wandelt sich schleichend das Verhältnis der beiden „Parteien" zueinander. Der Therapeut seinerseits erhält nicht mehr alle relevanten Informationen. Auch gliedert der Patient aktiv Teile aus dieser Beziehung aus, verlagert das eine zum „Heiler", zum Heilpraktiker oder in die Apotheke *(Selbstmedikation)*, das andere in das Yoga- und Fitnessstudio, das nächste zum Personal Coach und Gesundheitstrainer oder in die Ratgeberspalten in Zeitschriften und Internet. Wie und wo auch immer die Informationen und Gesundheitsbelange bleiben, sie werden zur Privatsache, von der der behandelnde Arzt beispielsweise nicht mehr alles erfährt. So wird der Patient zum Kunden, der mit einer konkreten Erwartungshaltung in die Praxis oder Klinik geht. Daran ist prinzipiell nichts Falsches, zumal es die hohe Eigenkompetenz des Patienten anzeigt, aber eben auch seine Suche nach *Selbstbeteiligung* und aktiver, individueller Einbeziehung. Doch das schränkt möglicherweise eine Glück und Zufriedenheit stiftende, offene und *ausgeglichene* Beziehung (Begegnung) zwischen behandelndem Arzt bzw. Psychologen und behandeltem Patienten ein.

Die Arzt-Patienten-Beziehung hat in den letzten Jahrhunderten, beschleunigt vielleicht in den letzten Jahrzehnten, arg gelitten. Auch beschädigt evtl. eine öffentliche Debatte um ärztliche Behandlungsfehler, so sinnvoll sie intern und so dringend notwendig sie im Sinne eines lernenden Systems und der kontinuierlichen Qualitätssicherung ist, jene „heilige" Beziehung. Da, wo Vertrauen sein sollte und wichtig für den Behandlungserfolg sein könnte (vgl. *Placeboeffekt*), entsteht Misstrauen; man beäugt sich gegenseitig. „Ärzteskandale" und Abrechnungsbetrügereien tun ihr Übriges. *Glückliche Beziehungen* sehen anders aus. Und Ärzte, wie es scheint, sind Verlierer dieser Veränderung. Zumindest der Beruf des Therapeuten und Arztes ist nicht mehr automatisch ein *Glückslos*. In jedem Fall aber kann die oben gestellte Frage so beantwortet werden, dass Patienten sich heute – wie eh und je – eine *fachlich und menschlich* versierte Betreuung wünschen.

5

▸ **Individueller Faktor** Die medizinische Wissenschaft von Hippokrates bis heute lehrt uns konsistent und beharrlich, dass es einen *individuellen Faktor* gibt. Dieser hat zwar in den letzten 2500 Jahren unterschiedliche Namen und Verursacher gehabt, zumindest in der Zuschreibung, aber dieser Faktor ist real, und wir können ihn heute als Ärzte und Therapeuten getrost voraussetzen. Aktuell kommt dieser Sachverhalt, neben den erwähnten Diskussionen zum Placebophänomen, auch im Begriff der *individualisierten* bzw. *personalisierten Medizin* zum Ausdruck, wenngleich jener noch nicht abschließend definiert ist. Inhaltlich aber spiegelt der Begriff die Synthese aus individuellen Determinanten von Gesundheit bzw. Krankheit und einer darauf Rücksicht nehmenden und fokussierenden Medizin wider, bei gleichzeitiger Forderung nach wissenschaftlicher Überprüfbarkeit und Ergebnisqualität. Der individuelle Faktor im beschriebenen Sinn und sein Potenzial im Behandlungs- und Heilungsprozess sind dem Einzelnen prinzipiell zugänglich, und er scheint, zumindest in Teilen, trainier- und gestaltbar zu sein, was heute beispielsweise von der Positiven Psychologie als wichtige Ressource genutzt wird. Das hat *auch* etwas mit dem Gehirn, dem limbischen System, dem Gedächtnis und der funktionellen und strukturellen Adaptationsfähigkeit des Gehirns zu tun (vgl. *Neuroplastizität*), weswegen wir uns diese Bereiche noch genauer anschauen wollen. Hinter dem genannten Potenzial steht am Ende aber die Autoregulationsfähigkeit des Menschen, die Tendenz zur Heilung oder Bewältigung, die, wenn sie oder ihr Wirken uns bewusst wird, eine wahre *Quelle des Glücks* sein kann (und nicht nur aufseiten der Patienten), denn sie bestärkt das Gefühl des „Ich hab's gemacht!". Damit bleibt dann wohl der Placeboeffekt erhalten, ja, er wird möglicherweise sogar noch gestärkt, dabei aber teilweise vom Arzt oder dem Medikament u.a. zum Patienten (re-)transferiert. *Geteiltes Glück ist doppeltes Glück.*

► **Glück stiftende Arzt-Patienten-Beziehung** Glück hat neurobiologisch eine Wurzel im Gehirn mit seinen endogenen Belohnungsprozessen. Dafür ist ein gewisses Maß an *Selbst*bewusstsein hilfreich. Übertragen auf die Behandlungssituation heißt das, dass Ärzte und Therapeuten etwas von ihrer Omnipotenz an den Patienten abtreten könnten, woraufhin sie als Behandelnde wieder interagierender und integraler Teil des Gesundungs- und Heilungsprozesses werden, gar Lernende und Nehmende, nicht nur Gebende und „Macher". Das macht auch Freude, gerade wenn die fachliche Qualifikation und Autorität des Arztes und Therapeuten, seine Souveränität, dadurch nicht infrage gestellt werden (genau das Gegenteil passiert häufig – wie uns Patienten mitteilen). Derartige Veränderungen im gegenseitigen Kontakt sind somit als komplementärer oder integraler Bestandteil, keinesfalls aber als Alternative zur „eigentlichen" Behandlung aufzufassen. Allerdings – und das ist die weniger gute Nachricht für viele von uns – erfordern sie Zuwendung und Zeit. Das erwartet man ebenfalls von uns. Ob dies allerdings im gängigen Gesundheitssystem allerorten möglich und gewünscht ist, mag auf einem anderen Blatt stehen. Wir müssen und werden nach weiteren, konkreten und ggf. realistischeren Instrumenten für mehr Glück im medizinisch-therapeutischen Handeln suchen.

Den ersten – und vielleicht auch nur sehr kleinen – Schritt auf dem Kontinuum hin zu einer wieder mehr Glück stiftenden Arzt-Patienten-Beziehung haben wir, *haben Sie* ohnehin schon längst gemacht. Viele Kollegen setzen das Genannte, trotz aller Restriktionen und Zwänge, immer schon um. Sonst könnten sie gar nicht Arzt bzw. Therapeut sein. Der so arbeitende Therapeut stellt eine menschliche Beziehung zum Patienten her, er berührt ihn und wird selbst berührt, was dem Begriff der *Behandlung* wieder eine umfassende Bedeutung gibt. Der Arzt bzw. Therapeut bekommt etwas zurück und ist im Kontakt mit dem ganzen Menschen, der ihm gegenübersitzt. Im Blickkontakt, den er halten kann und selbst erwidert, erhält er Einblick in das Innere des einzigartigen Individuums, das ihm gerade, *in diesem Moment*, begegnet. Dieser Moment der Begegnung ist für die leitlinien- und evidenzbasierte Medizin zwar weitestgehend irrelevant, auch kaum messbar, zumindest mit den gängigen Methoden, aber er ist dennoch real und wahrhaftig. Er kann für das potenzielle *Glück* des Patienten und – vielmehr noch – des Behandelnden, für seine echte und tiefe *Zufriedenheit*, eine ergiebige Quelle sein. Dahinter steckt auch der neurobiologische Aspekt eines Motivationssystems, das nach Verbindung und „Affiliation" (Zu- bzw. Einordnung, d. h. *Zugehörigkeit*) sucht, wovon wir noch ausführlich hören werden. Oxytozin und endogene Opioide (Opiate) – wie wohl auch Serotonin und weitere „innere Boten" – können hier, das sei schon vorausgeschickt, womöglich eine wichtige Rolle spielen. Und so stehen Wissenschaft und Evidenzbasierung gar nicht im Widerspruch zum individuellen Faktor und seiner Berücksichtigung in der Medizin und in ärztlich-therapeutischen Beziehungen.

Mit dem Patienten in einen „berührenden" und empathischen Kontakt zu treten heißt nicht, sich ihm hingeben zu müssen oder die eigenen Grenzen nicht mehr deutlich zu machen. Das ist sogar eine große Gefahr: Gerade Kollegen, die mit einem besonders hohen Anspruch an eine ganzheitliche Patientenbetreuung und Kommunikation in den Beruf, die eigene *Berufung*, gestartet sind, haben, wie es scheint, ein höheres Burn-out-Risiko. Professionelles Arbeiten dagegen schließt hohe menschliche *und* fachliche Kompetenzen *sowie* eine salutogenetische Ressourcenorientierung und Ausgewogenheit auch aufseiten der Ärzte und Therapeuten (mit Blick auch auf die eigene Gesundheit) explizit ein – und nicht aus. Inspiration und Freude sollten jedoch nicht vom Patienten abhängig gemacht werden.

▸ **Wissenschaften im Dialog** Interessant ist in diesem Zusammenhang die Beobachtung, dass wir derzeit eine Renaissance der „Spiritualität" erleben, weniger vielleicht der Religionen im engeren Sinn. Auch im Kontext von Medizin und Psychologie ist dies festzustellen, nicht nur im Privaten. Patienten, Ärzte und Psychologen diskutieren zunehmend miteinander und mit Seelsorgern, Theologen und Geisteswissenschaftlern über Fragen nach Gott, nach Leben, Tod und Sinn und dem *Woher* und *Wohin*. Spannend ist dabei gerade auch die Einbeziehung der wissenschaftlichen (z. B. neurowissenschaftlichen) und naturwissenschaftlichen (z. B. physikalischen) Perspektiven. So finden wir heute inter- und transdisziplinäre Forscher- und Praktikerverbünde sowie Kompetenznetze (wie z. B. in Deutschland die *Transdisziplinäre Arbeitsgruppe Spiritualität und Krankheit*, gegründet an der Ludwig-Maximilians-Universität München, oder in den USA das Mind and Life Institute), in denen über jene Fragen intensiv beraten und geforscht wird. Auf mitunter hohem wissenschaftlichem Niveau werden die Erkenntnisse aus den kontemplativen und Religionswissenschaften, aus Neurobiologie, Medizin und Psychologie, aus Spiritualitäts- und Salutogeneseforschung und schließlich aus der Mind-Body-Medizin diskutiert und abgeglichen. Eine zentrale Erkenntnis dieses knapp 20 Jahre alten Wissenschaftsdialogs ist: Ort des Geschehens ist der Kopf – „Mind matters most". Gesundheit und Glück entstehen eben ganz wesentlich, wenngleich sicher nicht ausschließlich, im Gehirn.

6 Sind Medizin und Psychologie Wissenschaften? Und was hat diese Frage mit dem Glück zu tun?

Warum sollten wir uns in diesem Buch mit dem Gehirn beschäftigen? Sind Medizin und Psychologie überhaupt Wissenschaften, gar Neurowissenschaften, im *eigentlichen* Sinn? Ist die Naturwissenschaft im Kontext des ZNS (zentrales Nervensystems), d. h. die Neurobiologie, ein Teil der Medizin (oder umgekehrt) und für die therapeutische Praxis relevant? Oder ist sie eine biologische Grundlagendisziplin, aus der erst in einem weiteren Schritt die praxis- und medizinrelevanten Aspekte *abgeleitet* werden müssen?

► **Selbstverständnis der Disziplinen** Hinter diesem wissenschaftstheoretischen Problem steht auch die Frage nach dem Selbstverständnis der Disziplinen. Unterschiedliche Berufsbilder innerhalb der Professionen, d. h. die divergierenden Auffassungen, wer oder was denn ein Arzt oder ein Psychologe oder ein Therapeut oder eben ein Wissenschaftler sei und was er tue (bzw. was nicht), sind von zentraler Bedeutung für das berufliche Glück: Man beäugt sich auch gegenseitig – und untereinander – kritisch und grenzt sich zuweilen vehement voneinander ab. Das kann eine Menge Kraft und Ressourcen binden, die dann z. B. dem Patienten oder dem eigenen Glück nicht unmittelbar zur Verfügung stehen. Allerdings schaffen diese Abgrenzungsbemühungen Teilidentitäten und Strukturen, innerhalb derer es sich wieder recht heimelig anfühlt (Vereins- und Verbandsgründungen, Fachgesellschaften usw.) – wenn man dazugehört.

Die medizinischen Fakultäten in Deutschland begreifen den Arztberuf – und die (Hochschul-)Medizin – als eine Disziplin an der Schnittstelle zwischen Natur- und Geisteswissenschaften *(Theoriegebäude)*. In der Versorgungsrealität dagegen ist der Arzt und/oder Therapeut vor allem Praktiker, Handwerker, Manager, Netzwerker, Kommunikator usw., eben *Therapeut* und *Behandler*, weswegen den entsprechenden Handlungskompetenzen eine wesentliche Bedeutung zukommt *(Handlungsgebäude)*.

Solange es um die Arbeit am und mit dem konkreten Patienten geht, sind Medizin und Psychologie primär *praktische Wissenschaften*, nicht theoretische. Das ist wohl weitgehend Konsens, hat aber weitreichende Konsequenzen z.B. für das Arztbild und die individuelle Zufriedenheit in Beruf und Versorgung: Man muss wissen, was man ist, bzw. mit der Rolle, die man zugeschrieben bekommt, mit der Rollenerwartung, weitgehend kongruent sein – sich als möglichst „deckungsgleich" empfinden. Das berufliche Selbstverständnis sollte zur konkreten Tätigkeit passen, damit kein immanenter, intraindividueller Schwelkonflikt entsteht. Wir nennen einen solchen Zustand, wenn er glückt, *Kohärenz*. Was das ist und wieso es glücklich macht – *auch* den Arzt und Therapeuten – und wie man sie vielleicht erreicht: Wir werden noch davon hören. Das Gehirn, nicht ganz überraschend, ist auch hier wieder die zentrale Schaltstelle.

Wissenschaftstheoretisch ist klar, dass Psychologie und Medizin gleichermaßen naturwissenschaftliche *Anteile* haben, weswegen sie *auch* theoretische Wissenschaften sind. Aber die primär theoretischen Wissenschaften bzw. ihre Herangehensweisen erfordern ein gänzlich anderes Arbeiten, andere Paradigmen (Ausschluss und Extraktion versus Integration in den praktischen Disziplinen). Man sollte sich dessen bewusst werden, sonst kann es – gerade wenn man im überlappenden „Grenzbereich" arbeitet – zu einer erheblichen Belastung und auch „Bedrohung" der inneren Zufriedenheit führen.

► **Traditionelle Aufteilung der Wissenschaften** Die traditionelle Aufteilung der Wissenschaften in Natur- und Biowissenschaften auf der einen und Geistes-, Kultur- sowie Sozialwissenschaften auf der anderer Seite wird zumeist nicht nur mit Unterschieden in den Verfahrensweisen, sondern auch mit den verschiedenen Untersuchungs*gegenständen* begründet. So werden in den Naturwissenschaften durch Extraktion, Analyse und Operationalisierung das Aufdecken und Erklären von Regeln, Gesetzmäßigkeiten und Mechanismen in der „Natur" z.B. mithilfe der Formulierung von Naturgesetzen angestrebt. Oft wird vorausgesetzt, dass alles, was von menschlichem Denken, Wünschen und Glauben abhängt (wie auch die Geschichte als solche), diesem Zugang prinzipiell verschlossen ist, denn es geht ja dort gerade um Erscheinungsformen der geistig-menschlichen Welt, um die Ergebnisse und Konsequenzen menschlichen Handelns, Denkens und Empfindens, um das hermeneutische Verstehen bzw. Deuten z.B. historisch einmaliger Ereignisse. Die Geisteswissenschaften erlauben zwar Ableitungen und Interpretationen, aber – ganz im Gegensatz zu den Naturwissenschaften – keine gesetzmäßige Vorhersagbarkeit in Bezug auf Auftreten und Verlauf von *objektiven Phänomenen*.

Die Medizin aber lässt sich nicht so einfach dem einen oder anderen Wissenschaftsgebäude – selbst innerhalb der theoretischen Disziplinen – zuordnen. Schauen wir uns beispielsweise die Epidemiologie an: Das Erheben von Daten über Determinanten und Entwicklungen zur Gesundheits- und Krankheitssituation der Bevölkerung geschieht nicht zuletzt in dem Bemühen, den subjektiven und individuellen Faktor auszuschließen oder möglichst klein werden zu lassen. Aus diesem empirischen Ansatz ergibt sich fraglos eine naturwissenschaftliche Methodik. Oder nehmen wir unser Beispiel vom menschlichen Gehirn und seinen biologischen Funktionsprozessen – oder die Biomedizin als solche. Wir haben es hier fraglos mit einem naturwissenschaftlichen Feld und den dazugehörenden Instrumenten zu tun, in dem dennoch der Mensch und sein Handeln, Denken und Fühlen im Mittelpunkt stehen.

Und wie sieht es in der Primärversorgung aus, wo *wissenschaftliche* oder *evidenzbasierte Leitlinien*, wie Haus- und Allgemeinärzte oder Therapeuten der „1. Ebene" immer wieder vorgehalten bekommen, nur unzureichend umgesetzt werden, sie es also offenbar nicht immer „schaffen", die wissenschaftliche Erkenntnis 1 : 1 auf den Patienten zu übertragen? Könnte dieser Sachverhalt auch etwas damit zu tun haben, dass es sich hier eben nicht mehr um das experimentelle Umfeld handelt, in dem eine umschriebene Gesetzmäßigkeit originär ihre Gültigkeit hat(-te)? Der menschliche Faktor und das Potenzial zum Irrtum, die Irrtumswahrscheinlichkeit *(Irren ist menschlich!)*, lassen sich aus der Medizin prinzipiell nicht ausschließen. Auch Empirie hilft da im Einzelfall mitunter nicht weiter. Aber wenn die Ziele und Methoden der Natur- und Geisteswissenschaften sich unvereinbar gegenüberstehen, wo bleibt dann die Medizin? Muss sie sich für eine Seite entscheiden oder wird sie zwischen beiden Polen zerrieben?

Man hat sich schließlich beholfen, indem man dem Tagwerk mit unterschiedlichen „Wahrheitsbegriffen" nachging, nicht explizit, sondern implizit. Und das ist vielleicht auch schon das Problem: einerseits die analytisch-erklärende Wahrheit der Natur- und Biowissenschaften (gern auch von den entsprechenden Vertretern als *wissenschaftliche* Wahrheit bezeichnet oder schlicht als *Wissenschaft*), andererseits eine verstehend-deutende, historische oder theologisch-geisteswissenschaftliche Wahrheit. Das Motto scheint zu sein, bloß nicht explizit miteinander darüber zu sprechen, sondern es die jeweils andere Seite *spüren* zu lassen, z. B. die Ablehnung oder Geringschätzung.

Eine solche Zweiteilung ist aber aus heutiger Sicht nicht nur der praktischen, sondern eben auch der theoretischen Wissenschaften nicht mehr akzeptabel, das stellt auch Gerhard Roth fest. In etwa sagt er: „Auch die Geistes-, Kultur- und Sozialwissenschaften müssen der Forderung nach begrifflicher Eindeutigkeit und Anschlussfähigkeit und ebenso nach Überprüfbarkeit nachkommen, um als Wissenschaften angesehen zu werden." Das klingt logisch, ist aber gar nicht selbstverständlich. Für den einzelnen Therapeuten in der 1 : 1-Situation mit dem Patienten mutet diese Forderung gar anmaßend oder irrelevant an: Ein Anspruch auf Überprüfbarkeit wird gar nicht erst erhoben. Wie sollen kulturelle, religiöse, ethisch-moralische, ästhetische, politische oder einfach zweckmäßige und subjektive Urteile, Entscheidungen und Handlungen sinnvoll operationalisiert oder wissenschaftlich überprüft, d. h. *verifiziert* oder *falsifiziert* werden? Und wozu?

Aber Achtung: Urteile und Bewertungen, auch im individuellen Fall, sowie das Handeln beruhen eben *auch* auf der Integration wissenschaftlicher Erkenntnisse und objektivierbarer Fakten, aufseiten des Therapeuten wie des Patienten. Damit ist eine Grundkenntnis der wissenschaftlichen Rahmendaten auf therapeutischer Seite unbedingt anzustreben, soweit möglich und sinnvoll. Andererseits darf eine gewisse

Nichtwissenschaftlichkeit im o.g. Sinn, d.h. im Kontext einer fehlenden oder eingeschränkten empirischen Überprüfbarkeit, keinesfalls mit einer geringeren Bedeutung der genannten Gebiete und Fragestellungen verwechselt werden. Und Bedeutsamkeit ist nicht unwichtig für das Glück. Davon soll noch die Rede sein.

▸ **Brückentheorien** Bedeutung und Verstehen im geisteswissenschaftlichen Sinn waren den Naturwissenschaften früher weitestgehend fremd. Sie waren auch nicht wichtig. Das hat sich aber gerade in und durch die modernen Neurowissenschaften und eine Multi- und Interdisziplinarität im Bereich auch der Hirnforschung verändert. Wenn der Geist im (vernetzten) Gehirn sitzen soll, dann treffen sich an diesem Ort jedenfalls schon einmal die Geistes- und Biowissenschaften und darüber hinaus sogar die Religionswissenschaften, die Philosophie und eben auch Medizin und Psychologie. Vertreter wie Gerhard Roth, Thomas Metzinger, Ernst Pöppel, Wolf und Tania Singer, Gerald Hüther, Martin Korte oder Manfred Spitzer und viele andere drücken mit ihren persönlichen Lebensläufen und unterschiedlichen Zugängen die Vielschichtigkeit dieses Forschungsgebiets aus. Da wirken die Grabenkämpfe von gestern manchmal antiquiert. Allerdings müht man sich noch sehr darum, eine gemeinsame Sprache zu sprechen bzw. sich überhaupt irgendwie *zu verstehen*. Und Verstehen kann auch glücklich machen.

Die Hirnforschung kann heute als Brückendisziplin angesehen werden, wie große Teile der allgemeinen Medizin ebenfalls, die eine Verbindung zwischen bedeutungsfreien oder erklärenden einerseits und bedeutungshaften oder verstehenden Prozessen andererseits herstellen. Selbst wenn man bis auf die Rezeptor- und Molekülebene die neuronalen Vorgänge im Gehirn entschlüsselt und erklärt, was wir im Folgenden ansatzweise im Kontext der Glücksneurobiologie auch versuchen werden, kommt – spätestens für den praktischen Mediziner oder Therapeuten – der Punkt, an dem festgestellt werden muss: Es gibt Analogien zu den neuronalen Vorgängen im Gehirn auf der Ebene der Kognition und Emotion. Diese Analogien gehen mit „makroskopischen" Verhaltensweisen und Motivationen einher, die man phänomenologisch deuten und interpretieren kann, ja, muss, weil sie „unausweichlich bedeutungshaft" (nach Gerhard Roth) sind.

Auch jenes für das Glück und endogene Belohnungsprozesse wichtige Gefühl, etwas *verstanden* zu haben (von molekularen Prozessen bis hin zu menschlichem Verhalten), beruht wiederum auf hirneigenen Vorgängen, die prinzipiell erklärbar sind. Erklären und Verstehen können also gar keine Gegensätze sein. Vielleicht brauchen wir wirklich eine neue *Theorie des Verstehens*, die u.a. die Geisteswissenschaften und ihre Vorgänge und Untersuchungsgegenstände für die Medizin- und Naturwissenschaften – und uns alle – erklärbar macht und umgekehrt.

Wir sollten vielleicht anstreben, jeder in seinem Bereich, die beschriebenen Gräben zuzuschütten und verstärkt integrale Ansätze und Brücken zu ermöglichen. Integralität hieße dabei keinesfalls, dass Gleichmacherei betrieben werden sollte oder ein amorpher Brei der Disziplinen entstünde. Ganz im Gegenteil: In einem multi- und interdisziplinären Vorgehen und Selbstverständnis sind eine Schärfung für die jeweiligen Professionen und Methoden sowie eine gegenseitige Wertschätzung geradezu zwingend erforderlich. Daraus können sich auch Überschneidungs- und Brückentheorien ergeben, die es den einzelnen Disziplinen ermöglichen, Aspekte und Probleme, die zuvor innerhalb der eigenen Paradigmen nur schwer zu erklären oder zu verstehen gewesen waren, neu anzugehen, aus einem anderen Blickwinkel zu betrachten und evtl. *gemeinsam* zu lösen. Aber bevor man eine Brücke zur anderen Seite baut, benötigt man einen festen und tragfähigen Untergrund.

Derartige Brückentheorien und überdisziplinäre Zusammenschlüsse finden wir bereits allerorten – man denke nur an die *Psychoneuroimmunoendokrinologie* und vergleichbare Kreationen. Solche Brücken finden wir auch zwischen der Biologie, in Form z. B. der Evolutionsbiologie, der Verhaltensforschung und der Neurobiologie einerseits sowie der Psychologie, der Ethnologie und den empirischen Sozialwissenschaften andererseits. Gerade die Psychologie ist auf dem Weg der Vernetzung, des „Andockens" und der Brückenbildung methodisch wie inhaltlich sehr weit vorangeschritten. Auch Neurowissenschaften und Ökonomie haben kürzlich eine interessante und für die Glücksforschung höchst relevante Brücke geschlagen – die *Neuroökonomie*. Selbst die theologischen Disziplinen beschäftigen sich heute mit dem Zusammenhang zwischen Mitgefühl, Altruismus und neuronalen Prozessen.

Eine Aufteilung der Wissenschaften in 2 oder mehrere Welten ist also nicht mehr wirklich zeitgemäß. Es gibt am Ende vielleicht gar keinen grundsätzlichen Unterschied mehr zwischen den Geistes- und den Naturwissenschaften, auch keine Definition mehr über einen *spezifischen* Gegenstandsbereich. Biologie, Psychologie, Hirnforschung und, ja, auch die moderne Medizin haben dieses Vorgehen bzw. die grundsätzliche Abgegrenztheit in Teilen hinfällig gemacht, zumindest in den großen Brückenbereichen. Eine unnatürliche Einkapselung der Disziplinen ist für die praktische Medizin oder „integrale Heilkunst" und die Versorgung vor Ort ohnehin kaum von Alltagsrelevanz. Philosophen, Biologen, Hirnforscher, Psychologen usw. stellen dazu fest, dass der Mensch in weiten Bereichen der Wissenschaften seine Einzigartigkeit verloren hat – er ist Teil der belebten Natur. Geist und Bewusstsein sind prinzipiell nicht auf den Menschen beschränkt und unterliegen einer naturwissenschaftlichen Messbarkeit und Gesetzmäßigkeit, die sich insbesondere in den neuronalen Netzwerken und Funktionen des Gehirns offenbaren. Auch Persönlichkeit, *Ich* und *Selbst* lassen sich im Gehirn verorten, wie wir noch sehen werden. Damit ist nicht gesagt, dass das Hirn *alles* sei. Auch kann man eine Entscheidung über „Henne und Ei" im Einzelfall – oder auch im philosophisch-geisteswissenschaftlichen Kontext – kaum treffen und insofern auch nur bedingt Ableitungen und Vorhersagen treffen und vermeintliche Erklärungen einfach operationalisieren.

▸ **Kognitionswissenschaften** Ein weiteres Verlassen ausgetretener Pfade ist heute auch im interdisziplinären Feld der sog. *Kognitionswissenschaften* zu beobachten. Hier treffen sich u. a. Psychologen, Pädagogen, Hirnforscher, Neurobiologen, Psychiater, Psychotherapeuten und sogar Theologen, um über Dinge wie Geist, Bewusstsein, Lernen, Gedächtnis, Intelligenz, soziales Verhalten und das Denken an sich zu sprechen. Und hier hat sich in dem Bestreben, möglichst alles über Kognitionsprozesse zu erfahren und keinen Bereich unausgeleuchtet zu lassen, ein interessanter Aspekt ergeben, der den klassischen Naturwissenschaften geradezu revolutionär (oder unverschämt) anmuten muss: Beobachtung und Erklärung haben bisher immer der *Drittpersonenperspektive* des vermeintlich objektiven und unbeteiligten Beobachters bedurft. Als Instrument diente dazu klassischerweise in der Medizin und den Biowissenschaften der klinische Versuch oder das Laborexperiment. Dennoch wird heute ernsthaft überlegt, ob der *Untersucher* nicht auch das Untersuchungs*subjekt* selbst sein kann.

Ausgehend von der Feststellung (unterstützt auch durch Forschungen aus Physik und Placebophysiologie), dass einerseits der objektive Untersucher im Experiment eben *nicht* immer unabhängig vom Ergebnis (und umgekehrt) ist oder ein – wie auch immer gearteter – Einfluss des experimentellen Settings nicht immer auszuschließen ist und andererseits ebenjener schon erwähnte *individuelle Faktor* konsistent fortbesteht, gibt es jetzt Überlegungen, auch die *Erstpersonenperspektive*, d. h. die subjektive Beobachtung, in die Analysen miteinzubeziehen. Ganz pragmatisch scheint dies momentan auch der einzige Weg zu sein, um mehr über das menschliche Wesen, sein Gehirn und dessen Funktionsweise zu erfahren. So gelingt es beispielsweise heute, ein bestimmtes Muster oder eine objektive Messung im EEG (Elektroenzephalogramm – Hirnstromkurven) oder im funktionellen MRT mit subjektiven Gefühlen, Gedanken, Zuständen usw. abzugleichen.

Auf diese Weise haben wir in den letzten Jahren viel gelernt über Affekte, Emotionen und Kognitionen, aber auch über den Bauplan des Gehirns und seine erstaunliche Anpassungsfähigkeit (strukturelle und funktionelle *Neuroplastizität*). Darauf kommen wir noch zurück. Überlegen Sie doch selbst einmal: Könnte Ihrer Meinung nach eine Hirnstromkurve eine Aussage darüber machen, welchen *Inhalts* Ihre Gedanken, Ihr Traum oder Ihre Meditationserfahrung – oder Ihr Schmerz – gerade waren, uns Ihre „wahre Geschichte" erzählen?

Und dennoch: *Über* das Gehirn darf heute (fast) jeder reden. Und das ist auch gut so. Wir werden das jetzt auch tun. Dieses Organ hat es geschafft, sich nicht durch „Vereinsmeierei" oder einen ausschließenden wissenschaftlichen Diskurs von einer Seite vereinnahmen zu lassen. Und das ermöglicht, dass wir uns *miteinander* über das Gehirn austauschen können, egal von welcher Ecke der Geistes-, Medizin- und Naturwissenschaften oder Therapiedisziplinen oder von woher sonst wir aufeinander zugehen, ja, dass wir überhaupt miteinander sprechen dürfen – fürwahr keine Selbstverständlichkeit, gerade in Naturwissenschaft, Medizin, Psychologie und angrenzenden Disziplinen. Das allein könnte schon glücklich machen. Nun kommt aber noch hinzu, dass neben diesem offenen, integrativen und versöhnlichen Zugang gerade auch der *Gegenstand*, um den es hier geht, eine echte *Brücke zum Glück* darstellt.

► **Hinweis** Die Hirnkundigen wie auch die weniger Hirninteressierten unter Ihnen, liebe Leser, können unsere kleine Reise durch das Gehirn jetzt getrost überspringen. Das folgende Kapitel ist extra so angelegt. Vielleicht haben Sie ja trotzdem Lust, später einmal darauf zurückzukommen?

7 Am Ort des Geschehens: eine kleine Hirnkunde

7.1 Grundlagen

Das Wichtigste gleich am Anfang: Das Hirn ist plastisch. Es ist durch Erfahrungen und Training form- und veränderbar – funktionell, aber auch strukturell. Wer formt? Jeder selbst, die Umwelt, das Leben, der Therapeut, der Heilkünstler. Doch dazu gleich mehr.

Das Gehirn ist ein großer Kabelsalat und doch sehr geordnet. Das wird schon allein dadurch deutlich, dass die meisten Kabel, die aus dem Gehirn austreten (und die, die eintreten), fein säuberlich in einem Kabelschacht organisiert sind – der Wirbelsäule mit dem Rückenmark. Das ZNS – bestehend aus Großhirn und Kleinhirn (zusammen eben das *Hirn*), Hirnstamm sowie Rückenmark – ist die *Steuerzentrale* des gesamten Organismus. Steuern, Organisieren und Verschalten: Das alles findet auf allen Ebenen dieses Systems statt. Aber der Kopf ist der Kopf.

Basale Fakten

Das menschliche Gehirn des Erwachsenen wiegt im Schnitt zwischen 1,2 und 1,4 kg, bei Männern durchschnittlich 100–150 g mehr als bei Frauen. Der Geschlechterunterschied ist also nicht gerade immens, anders als oft behauptet wird, und größtenteils schon durch ein im Mittel geringeres Körpergewicht der Frauen erklärbar: Körpergröße und Gehirngewicht stehen (innerhalb einer Spezies) in enger Beziehung zueinander, weniger jedoch Intelligenz und Gehirngewicht (innerhalb einer gewissen Spannbreite, zugegeben). Wichtig für die Intelligenz sind dagegen vor allem Effizienz und Vernetzungsgrad, d. h. die Speicherkapazität sowie die Übertragungs- und Verarbeitungsgeschwindigkeit. Das erinnert nicht zufällig an die Leistungsdaten moderner Computer und Prozessoren.

► **Die Nerven** Wichtigster Baustein des ZNS ist die Nervenzelle, das Neuron (Abb. 7.1). Dazu kommen Stütz-, Versorgungs- und Schutzzellen, die sog. *Gliazellen*, aber sie

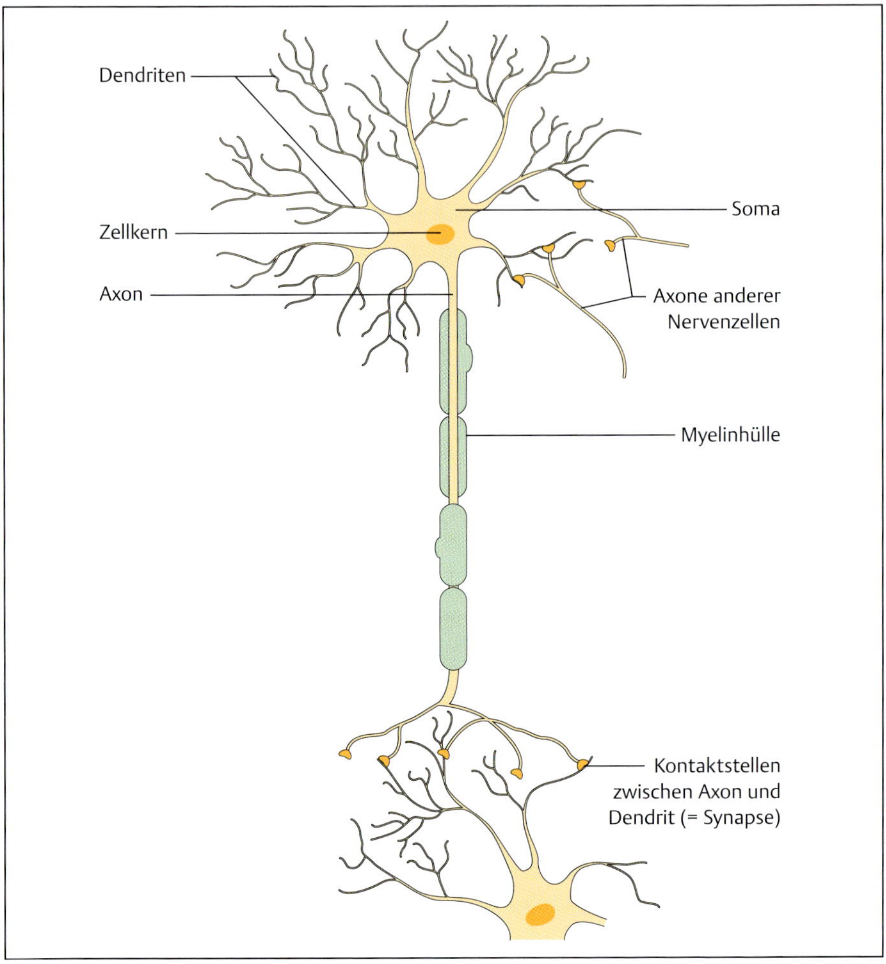

Abb. 7.**1** Typische Nervenzelle (Neuron).

sind an der eigentlichen Funktion – wie auch dem Glück – wohl nur indirekt beteiligt, wie wir noch sehen werden. Das menschliche Gehirn enthält ca. 100 Mrd. Neurone, wovon schon allein das Kleinhirn einen Anteil von ca. 30 Mrd. beiträgt (Übersicht 2).

Übersicht 2:
Basale Fakten zum menschlichen Gehirn

- Es wiegt etwa 1,3 kg und enthält insgesamt 1,1 Bio. Zellen.
- Davon sind ca. 100 Mrd. Nervenzellen *(Neurone)*, die etwa 50 % des Gehirngewichts ausmachen; Kitt- und Versorgungszellen *(Gliazellen)* machen über 90 % der Hirnzellen aus.
- Die Gesamtlänge aller Nervenfasern im Hirn beträgt etwa 6 Mio. km.
- Die Großhirnrinde (Neo- oder Iso*kortex*) ist gleichförmig aus 6 Schichten

Übersicht 2 (Fortsetzung):
Basale Fakten zum menschlichen Gehirn

aufgebaut und besteht im Wesentlichen aus den *Pyramidenzellen*; diese sind erregende *(exzitatorische)* und besonders eng miteinander verbundene Nervenzellen (kortikale Neurone oder *Kortexneurone*).

- Ein einzelnes Neuron ist mit 1000–5000 anderen Neuronen verbunden, Pyramidenzellen sogar mit bis zu 25 000; es wird 1 Trio. neuronale Kontaktpunkte im Hirn insgesamt angenommen, 500 Bio. allein zwischen den Kortexneuronen.
- Aufgrund der starken Vernetzung kann jede der ca. 15 Mrd. kortikalen Pyramidenzellen des Großhirns über nur 2–3 Zwischenstationen mit jeder anderen kommunizieren.
- Die Übertragung von Information geschieht *elektrisch* durch Weiterleitung von sog. *Aktionspotenzialen* entlang der Nervenzellen bzw. ihrer elektrisch aufgeladenen Membranen und *chemisch* durch Überträger- bzw. Botenstoffe, die *Neurotransmitter*, an den Kontaktpunkten (*Dendriten* und *Synapsen*) mit anderen Neuronen; elektrische und chemische Informationsvermittlungen sind funktionell gekoppelt (Sonderfall ist die Freisetzung von Botenstoffen im und aus dem ZNS mit Fernwirkung, z. B. durch Übertritt in das Blut – vgl. *Neurohormone*, Releasing-Faktoren, Signalkaskaden).
- Ein typisches Neuron feuert 5- bis 50-mal pro Sekunde; in Ruhe würde es nicht feuern, d. h. keine elektrischen Erregungen und Reize übertragen, aber aufgrund der *Interkonnektivität* (Vernetzung) ist dieser Zustand eher theoretisch, zumindest im Großhirn.
- Wichtigste *Neurotransmitter* an den Kontaktpunkten sind Glutamat (erregend) und GABA (γ-Aminobuttersäure) sowie Glyzin (beide hemmend); diese 3 sind sehr schnell in ihrer Wirkung; langsamer – Sekunden statt Millisekunden – sind die *Neuromodulatoren* Serotonin, Noradrenalin und Dopamin (Katecholamine), Azetylcholin sowie Neuropeptide und -hormone.
- Neurone und Synapsen gehen z. B. über ihre Taktfrequenz zeitlich begrenzte „Koalitionen" mit anderen Neuronen und Netzwerken ein *(Synchronisierung)*, was auch ein größeres Ausmaß annehmen kann und über eine funktionelle *Resonanz* zu einem Zustand der *Kohärenz* (s. Text) führen kann. Normalerweise kommen solche funktionellen Koalitionen nur für wenige Sekunden – quasi *zufällig* – zustande, aber sie können sich auch gegenseitig verstärken und über die *Neuroplastizität* zu einer bleibenden, strukturellen Veränderung führen: „Fire together and wire together." Auch Lern- und Gedächtnisvorgänge basieren auf diesem Prinzip.
- Die Geschwindigkeit der Erregungsübertragung im ZNS wird wesentlich von der Isolierung der Neurone bzw. deren Axonen gegenüber der Umgebung durch sog. *Myelinscheiden* beeinflusst; der Mensch besitzt zusammen mit den Menschenaffen die dicksten Myelinummantelungen.
- Obwohl das Gehirn nur ca. 2 % des Körpergewichts eines Erwachsenen ausmacht, verbraucht es ca. 20 % (bis zu 90 % in Extrembedingungen) des benötigten Sauerstoffs und analog 20–25 % der zugeführten Energie (chemisch vor allem in Form von Glukose [Traubenzucker]).

Im menschlichen Gehirn spielt der Teamgedanke die entscheidende Rolle. Ein einzelnes Neuron kann nicht viel ausrichten. Einfluss gewinnt es erst, wenn es sich mit anderen – Tausenden oder Millionen von Nervenzellen – verbündet, am besten mit solchen, die im gleichen Takt feuern, beispielsweise weil sie eine vergleichbare Funktion haben, d. h. ein ähnliches Ziel oder den gleichen Auftrag. Solche Neurone liegen meist benachbart und sind oftmals zu anatomisch sichtbaren Gruppen zusammengefasst, die man Kerne *(Nuklei)* nennt. Mehrere Kerne schließen sich mitunter zu ganzen Kerngebieten zusammen. Diese sind auf Hirnschnittbildern mit dem bloßen Auge zu erkennen. Was hier jedoch eigentlich zu erkennen ist und tatsächlich im jeweiligen Kern oder Kerngebiet liegt, wie auch in den *Ganglien* außerhalb des Gehirns, sind die Zellkörper (*Soma* oder *Somata*) der Nervenzellen. Sie machen auch die berühmten *grauen Zellen* (genauer: die graue Substanz) des Gehirns aus. In der weißen Substanz dagegen finden wir die Axone der Neurone mit ihren umgebenden Myelinscheiden wieder, die von Gliazellen gebildet werden, und die sonstigen Glia- und Bindegewebezellen.

Von den Kernen laufen Faser- oder Axonbündel *(Traktus)* zu anderen Kernen. Axonbündel, die aus dem Gehirn austreten oder dorthin eintreten, werden *Nerven* genannt. Solche Faserbündel, wie auch jedes einzelne Neuron oder gar jede einzelne Synapse, können grundsätzlich erregende (exzitatorische) oder hemmende (inhibitorische) Impulse übertragen.

► **Informationsübertragung** Überhaupt: Nicht jeder Impuls wird 1 : 1 weitergeleitet und an die nachfolgende Station, d. h. das nächste Neuron, übertragen. Der Informationsfluss wird auf vielfältige Weise moduliert, qualitativ wie quantitativ. Dazu dienen zum einen die mehr als 100 zwischenzeitlich identifizierten chemischen Botenstoffe, die aus den Bläschen *(Vesikeln)* im synaptischen Endknöpfchen des Neurons stammen und von dort auf Kommando, d. h. bei eintreffenden Aktionspotenzialen, in den synaptischen Spalt entlassen werden.

Jeder Botenstoff hat prinzipiell seine vorgeprägte Andockstelle, d. h. den spezifischen *Rezeptor*, auf der anderen Seite des synaptischen Spaltes und besitzt mit ihm zusammen entweder erregende oder hemmende Eigenschaften. Die wichtigsten Botenstoffe im Gehirn stammen dabei von einzelnen Aminosäuren ab (Glutamat, Glyzin, GABA, Noradrenalin, Dopamin, Serotonin) oder werden aus Aminosäureketten (Peptiden) gebildet, wie z. B. Oxytozin, ADH (antidiuretisches Hormon, auch Vasopressin genannt) und weitere Neuropeptide (u. a. endogene Opioide, Endorphine). Ausnahme ist Azetylcholin, das aus dem Aminoalkohol Cholin und Essigsäure gebildet wird. Es hat, ähnlich dem Glutamat, erregende Eigenschaften und spielt u. a. eine wichtige Rolle bei der Konzentration und bei Lernvorgängen (z. B. Bildung positiver Assoziationen). Eine Besonderheit ist auch endogenes Morphium, ein Opiatalkaloid (d. h. kein Peptid), das ebenfalls mit spezifischem Rezeptor ausgestattet ist und das, wie es scheint, über verschiedene Aminosäuren bzw. über Dopamin als Vor- oder Zwischenstufe gebildet werden kann. Diese Substanz ist erst kürzlich im menschlichen Gehirn nachgewiesen worden, und seine Funktion bzw. seine tatsächliche Einbindung in normale Hirnfunktionen ist noch nicht vollständig aufgeklärt. Es scheint aber auch für die Fragestellung dieses Buches, d.h. für neurobiologische Belohnungs- und Regulationsfunktionen, von Bedeutung zu sein (s.u.).

Stellt man sich vor, dass es für manche Botenstoffe eine ganze Handvoll verschiedener Rezeptoren gibt (mit jeweils spezifischem oder unterschiedlichem Wirkprofil) und dass manche Rezeptoren eine gemeinsame Übertragung mit anderen Transmittern oder ganze Ketten gemeinschaftlicher Rezeptoraktivierungen verabredet haben, wird schon allein dadurch deutlich, wie komplex eine Deutung der verschiedenen Funktionen und eine Vorhersagbarkeit und Interpretation der konkreten realen Erregungsergebnisse auf rein zellulärer oder molekularer Ebene sind.

Aber das war noch nicht alles. Erreicht ein Aktionspotenzial – d.h. ein Nervenimpuls – eines Axons eine Synapse, kommt es zu einer Verschmelzung des Speichervesikels mit der Wand des Axons und zum Ausstoß der im Bläschen gespeicherten chemischen Botenstoffe. Diese wirken nun über bzw. durch den synaptischen Spalt hindurch auf die Rezeptoren an der *postsynaptischen Membran* des nächsten Neurons. Konzentration der Botenstoffe, Einwirkzeit, Rezeptordichte und „Klebrigkeit" (Rezeptor*affinität*) sowie die Schnelligkeit des Abtransports, z.B. durch Rückführung und Wiederaufnahme eines Transmitters über die *präsynaptische Membran*, entscheiden jetzt darüber, ob es im angefunkten Neuron über die Veränderung von Ionenstrom und Membranspannung zu einer Überwindung des elektrischen Ruhepotenzials – d.h. zur *Depolarisation* – und schließlich zur Auslösung und Weiterleitung eines neuen Aktionspotenzials kommt. Das ist ein komplexer Vorgang, zumal selbst im Falle der Auslösung eines einzelnen Aktionspotenzials im nachgelagerten Dendriten erst im Bereich des sog. *Axonhügels* des jeweiligen nächsten Neurons, in der Nähe seines Zellkörpers, dort, wo *von allen* Dendriten die Informationen und Aktionspotenziale zusammenfließen, entschieden wird, ob es letztlich zu einer Übertragung des Impulses auf das Axon und zum Fortgang der Informationsübertragung im Netz kommt.

Übrigens ist ein Rückwärtsfließen der Erregung und somit die Gefahr einer *kreisenden Erregung* normalerweise dadurch ausgeschlossen, dass ein Axon unmittelbar nach Durchleitung eines elektrischen Impulses (Aktionspotenzials) *refraktär* ist; d.h., es muss erst auf chemoelektrischem Weg eine neue Spannung aufgebaut werden – und für diese Zeit ist der eben noch aktive Membranabschnitt nicht erregbar.

Der geschilderte Ablauf ist sensibel und empfindlich – das muss er sein. Damit ist er aber auch leicht zu beeinflussen, von *außen* z.B. über die Verabreichung von Substanzen oder Pharmaka, die insbesondere auf die chemische Strecke dieser Impulsübertragung im Bereich der Synapse einwirken, von *innen* z.B. über die selbstinduzierte Verbreiterung oder Verschmälerung der Synapsen, d.h. der Kontaktflächen zwischen den Neuronen. Dadurch wird die *chemoelektrische Kopplung* derart beeinflusst, dass es (im Falle der Verbreiterung) leichter – d.h. schneller – zur Auslösung von Aktionspotenzialen und schließlich zur Überwindung des Axonhügels kommt. Physiologisch oder biologisch nennt man solche Prozesse Anpassung, Bahnung oder Autoregulation.

▸ **Plastizität** Alle diese Prozesse offenbaren eine atemberaubende Modulations- und Anpassungsfähigkeit des Gehirns, eben seine *Plastizität*. Sind Neurone oder Kerne „überfordert", z.B. durch zu viele eintreffende Impulse, so machen sie sich unter Einbezug der geschilderten Möglichkeiten unempfänglich oder selbst unschädlich. Oder sie vermehren sich, je nach angestrebtem Ergebnis. Im Falle des Wachstums und der Vermehrung von Nervenzellen sprechen wir von *Neurogenese*. Früher glaubte man nicht, dass es sie im erwachsenen Gehirn noch gibt; doch es gibt sie, wie wir noch sehen werden. Im Falle von neuronaler „Überforderung" und der Notwendigkeit zum „Unempfindlichmachen" wie auch bei andauerndem Nichtgebrauch von Nervenzellen kommt es dagegen zu einer funktionellen oder strukturellen *Neurodegeneration*, zum Abbau von Nervengewebe nach dem Motto „Use it or lose it, but use it appropriately!" oder gemäß Paracelsus: „Das rechte Maß halten" – *„Gift ist Dosis"* Inaktivität (wie auch Überforderung) ist Gift für das ZNS.

Wenig oder ungenutzte Synapsen verschwinden wieder mit der Zeit. Ein Säugling im 1. Lebensjahr hat etwa 3-mal so viele Synapsen wie ein Erwachsener. Zwischen dem 2. Lebensmonat und dem Ende des 1. Lebensjahres erblüht dagegen unser Gehirn: Es kommt zu einem starken Anstieg der Synapsenzahl, erst danach zu einem langsamen Abbau. Im Normalfall ist bereits ab dem 11. Lebensjahr ein „Endzustand" (Steady State) zu erwarten, der uns bis in die 70er-Jahre unseres Lebens hinein begleitet, wenn wir jene erleben dürfen, wonach es dann zu einem weiteren, jetzt beschleunigten Abbau kommt – statistisch gesehen. Aber wir wissen heute: Dieser Verlauf ist nicht schicksalhaft oder in seiner individuellen Ausprägung unausweichlich vorbestimmt! Und: „Reifung" vollzieht sich über die 2. Dekade hinaus und passiert asynchron. Zuletzt reift das Frontalhirn.[4]

„Eingefahrene Bahnen"

Das menschliche Gehirn will entdecken, etwas schaffen und kreieren, allemal das jugendliche, sich entwickelnde. Auch will es sich an- und einpassen, Herausforderungen bewältigen, „wachsen" – im Prinzip zeitlebens. Gibt es jedoch nichts mehr zu entdecken, kein anregendes Umfeld mehr, keine Neugierde oder Fantasie, kein Grund zum Wachsen oder *Verbindungenschaffen*, keine Aufgaben, an denen man sich erfolgreich beweisen kann, dann kommt es zum beschleunigten Verlust an biologischen Möglichkeiten. Auch *immer gleiche* Aktivitäten und redundante Abläufe führen dazu, dass nicht benötigte Synapsen und Vernetzungen, letztlich *Potenziale* und *Freiheitsgrade*, über die Zeit abgebaut werden, während sich die benutzten Bahnen funktionell verfestigen und stabilisieren, gewissermaßen zu *Autobahnen* und *Gleistrassen*, zu ritualisierten und funktionalisierten Abkürzungen im Gehirn werden. An sich eine bemerkenswerte Leistung: Wir werden zu immer schnelleren und effektiveren Spezialisten, was wir weiter unten im Kontext der Betrachtung von molekularen Mechanismen hinter ebendieser Anpassungsleistung und Plastizität noch einmal aufgreifen und vertiefen werden.

Im Sinne einer Energieersparnis und Effizienzsteigerung im Gehirn macht das *In-Form-Gießen* und *Plastinieren* solcher ritualisierten und wiederkehrenden Anforderungen fraglos Sinn, denn es muss nun nicht immer der ganze Apparat, die weite Landschaft mitsamt den brachliegenden und unbeackerten Flächen, unterhalten und gewässert werden. Was jedoch einmal aufgegeben und evtl. abgetreten wurde, kann später nur schwer und mit deutlich größerem Aufwand wieder angekauft, reakquiriert, eingemeindet und fruchtbar gemacht werden – wenn überhaupt: Wie bei einer zum Trocknen verwahrten und später evtl. gebrannten oder ausgehärteten Tonskulptur aus Lehmboden, so verfestigt sich auch zusehends unser Gehirn, und eine spätere (Ver-)Formbarkeit ist nicht mehr an allen Stellen gegeben. Kommt das Feuchthalten oder Bewässern zu spät, was beim Hirn letztlich der Sauerstoff- und Energieversorgung durch Blutzufuhr aufgrund von konkreten, wiederholten und evtl. wechselnden Nutzungsanforderungen entspricht, ist in den „gehärteten" Anteilen bereits eine Schrumpfung und Involution *(Atrophie)* zu beobachten. Ein „Gießen" *zu diesem Zeitpunkt* könnte unter Umständen dazu führen, dass die Wassertropfen nur noch an der Kruste abperlen.

Das mag gute, aber auch schlechte Seiten haben. Je nach Situation: Unsere *Hardiness*, d.h. unsere Festigkeit und Widerstandskraft („Robustheit") im akuten Problem- oder Bedrohungsfall, kann infolge eines solchen Formgebungs- und Aushärtungsprozesses idealerweise erhöht sein, womöglich dann aber auf Kosten der *Resilienz*, gewissermaßen unserer Elastizität und Zähigkeit („Biegsamkeit"), d.h. unserer flexiblen Anpassungsfähigkeit angesichts von bleibenden Herausforderungen oder einer dauerhaft veränderten Ausgangslage. Ist der Druck zu groß, springt gehärteter Ton. Für unser Glück und ein erfülltes Leben, das sei vorausgeschickt, benötigen wir jedoch beide Fähigkeiten – Härte *und* Nachgiebigkeit (Reißfestigkeit), vom Knochen bis zum Gehirn, zumindest, wenn es ein *bewegtes Leben* sein und bleiben soll.

Der Verlust von Vernetzungsoptionen infolge einer an sich sinnvollen Erzeugung individueller, automatisierter und schnell zu aktivierender Nutzungsmuster und Überlebensfunktionen beginnt früh, vor allem in unteren und stammesgeschichtlich alten Hirnteilen, wie Hirnstamm und Kleinhirn. Er endet im jüngeren Großhirn, der funktionell gesehen *weichen Schale* (bei einem *harten Kern*), insbesondere in seinen frontalen und präfrontalen Anteilen[4]. Oder besser: Er ist dort „idealerweise", so Gerald Hüther, „nie zu Ende".

Wer hat das Sagen? Wer bestimmt?

Wie wir schon jetzt erkennen, wird es zu jedem Zeitpunkt im Gehirn konkurrierende Impulse und Aufträge geben, sich zum Teil widersprechende Inputs und Ereignisse, weswegen ein grundsätzlicheres Verständnis vom Gehirn und von seinen Arbeitsweisen nur über die Funktion und das Ergebnis (funktionelle System-*Outputs*) möglich scheint. Irgendein Ziel, irgendeine Richtung muss das alles ja haben; irgendwer muss *das Sagen* und *die Kontrolle* haben. Das ist ja schließlich auch der übergeordnete Zweck des Gehirns: Steuerung, Vernetzung und Integration. Halten wir uns daran und schauen wir uns diese grundsätzlicheren Funktionen und Prinzipien im Gehirn genauer an, ohne dabei jedoch die mechanistischen Grundlagen zu verkennen. Um dies zu tun, müssen wir uns wieder der Großhirnrinde und dem allgemeinen Bauplan, d.h. der Architektur und räumlichen Anordnung, quasi den Nachbarschaftsverhältnissen im Kortex (lat.: cortex = Rinde), und seiner dynamischen Regulation zuwenden.

Dennoch sei „warnend" noch einmal festgestellt, dass man die Großhirnrinde nicht getrennt vom Rest des Gehirns betrachten kann, nicht zuletzt deswegen, weil vergleichsweise kleine Kerngebiete, in denen z.B. die genannten Neuromodulatoren produziert werden, diese hochwirksamen Boten über lange Fasern in den gesamten Kortex entsenden und ihn auf diese Weise stark beeinflussen. Die entsprechenden neuronalen Kerne sitzen in oft „vernachlässigten" ZNS-Gebieten z.B. des Hirnstamms, haben aber letztlich den Kortex „voll im Griff", wie Gerhard Roth es nennt (Abb. 7.**2**).

7

Eine spannende Frage, die auch Roth in diesem Zusammenhang aufwirft, ist, wer oder was wiederum diese *neuromodulatorproduzierenden Zentren* kontrolliert und damit indirekt den Kortex. Wir haben bisher schon vernommen, dass Wandel und Anpassungsfähigkeit wichtige Prinzipien im Gehirn sind, wie in Biologie und Medizin überhaupt, und dass diese möglicherweise eine gewisse Zielgerichtetheit besitzen. Zumindest werden Wandel und Anpassung über Erfahrungen und Intentionen mitbestimmt, fraglos auch über die Gene, sodass in der Konsequenz und im „Normalfall" die Plastizität dazu führt, dass *ich das Gehirn bekomme, das zu mir und meiner Umwelt passt.* Allerdings wäre das heute wohl eher der gesunde oder auch *glückliche Zufall*, denn biologisch wird hier von einer – zumindest ab einem bestimmten Zeitpunkt im Lebensverlauf – weitgehend stabilen Außenwelt ausgegangen, was wiederum nicht unbedingt der Lebensrealität vieler moderner Menschen entspricht.

Neuroplastizität

Therapien, Beziehungen, Erfahrungen, Lernen, Training, Üben (z.B. eines Musikinstruments), *Flow-Erleben* (ebenfalls beim Musizieren, aber auch beim Klettern, im Beruf usw. – s. unten): Es ist unbestritten, dass derartige Aktivitäten und Interaktionen bei Kindern und Jugendlichen Einfluss nicht nur auf die Funktion, sondern eben auch auf die Struktur des sich entwickelnden und ausreifenden Gehirns haben. Aber auch bei Erwachsenen und älteren Menschen, die z.B. mit dem Meditieren neu beginnen oder das Jonglieren erlernen, so sagt uns die Wissenschaft, finden wir noch ein erstaunliches neurobiologisches Anpassungspotenzial im ZNS. Je stärker und herausfordernder ein Reiz (und der damit verbundene Spaß, die Begeisterung), desto größer das plastische Potenzial, so scheint es – solange die Dosis nicht zur Überforderung oder Neurodegeneration führt.

▸ **Vom Generalisten zum Spezialisten** Das Gehirn steht und *entsteht* an der Schnittstelle der inneren und äußeren Welt unseres vordringlich körperlich definier-

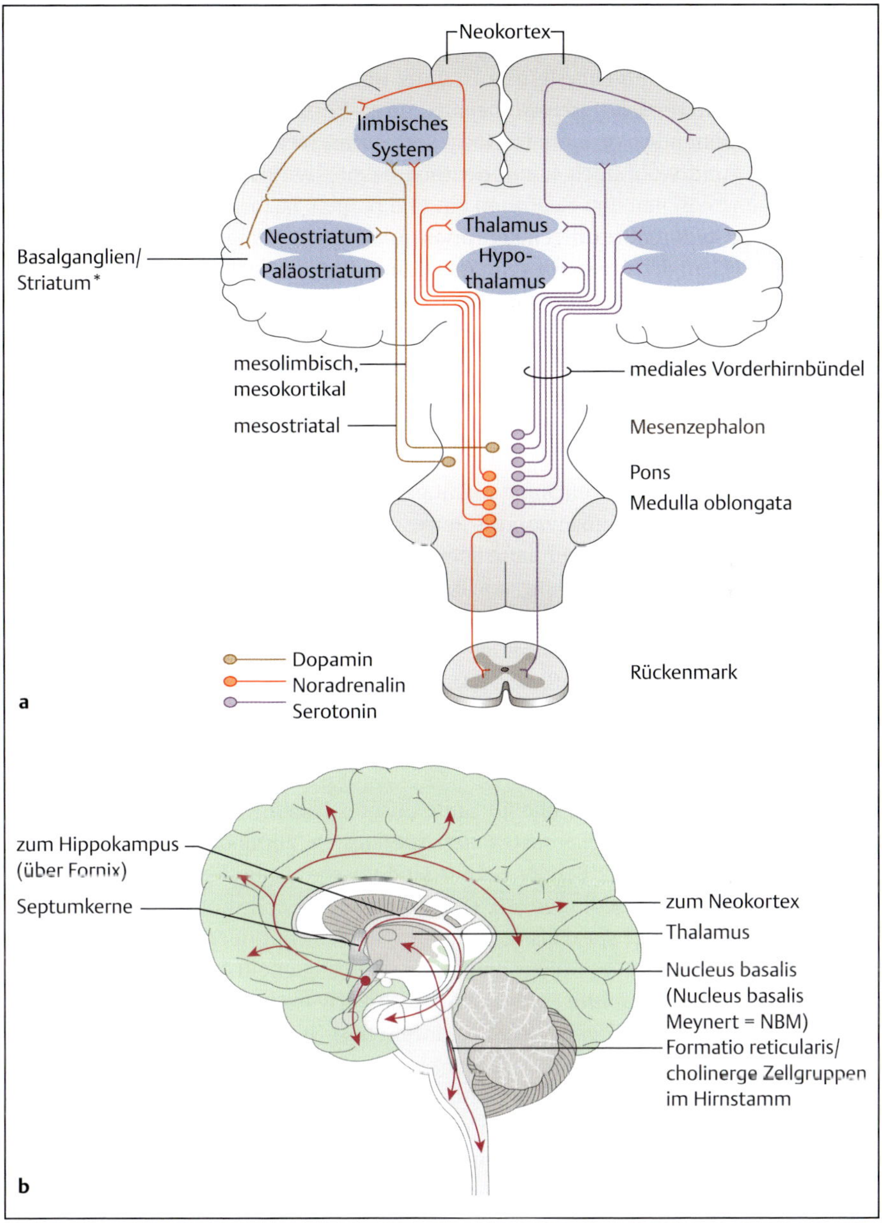

Abb. 7.**2** Projektionen der Neuromodulatoren im ZNS (schematische Darstellung) (vgl. Tab. 7.1).
a Zentrale monoaminerge Systeme.
* Neostriatum = Caudatus und Putamen = Corpus striatum bzw. eigentliches Striatum; Paläostriatum = Pallidum
b Cholinerge Projektionen (Azetylcholin).

ten Selbsts. Dabei entstammt das Grundgerüst den Genen und der Entwicklung im Mutterleib. Mutmaßlich 50% unseres genetischen Materials sind direkt oder indirekt für die Struktur des Nervensystems zuständig und bestimmen auch, wie viele Neurone für den *Startbereich unseres Lebens* zu ihren Bestimmungsorten wandern und sich dann miteinander verbinden. Doch spätestens wenn der Fötus kurz vor der Geburt steht (und wohl auch schon deutlich davor), wirken Erfahrungen auf diese Verbindungen zwischen den Neuronen ein und prägen, ja, formen das Gehirn. Erfahrungen sind Stimuli und bedingen neuronale Reaktionen. Umbruch und Veränderungen sind im ZNS an der Tagesordnung: Das Gehirn ist ständig Erfahrungen ausgesetzt und passt sich ihnen an. Neuronale Verschaltungen, zunächst von Genen erschaffen und bereitgestellt, werden durch die Umwelt geformt. „Die Natur braucht die Umwelt", wie Daniel Siegel feststellt (Siegel 2007). Oder Eckart Altenmüller: „Unser Gehirn spiegelt das wider, mit dem wir uns im Leben intensiv beschäftigen, es ist Struktur gewordene Lebensgeschichte." (Altenmüller 2010)

Neuroplastizität im engeren Sinne meint genau jene Anpassungsprozesse des Nervensystems an zunächst ungewohnte Reize oder Spezialanforderungen. Über den mit solchen Herausforderungen natürlicherweise einhergehenden Stress – im Sinne einer physiologischen Aktivierung von Körper, Geist und ZNS zur Bewältigung der aktuell gestellten Aufgabe und einer Auslösung der sog. physiologischen (physiomentalen) *Stressantwort* – kommt es unterstützend auch zu den geschilderten Anpassungsreaktionen im Großhirn. Damit soll die Fähigkeit und Schnelligkeit zur Problemlösung verbessert und eine erfolgreiche Strategie, wenn gefunden, *belohnt* und *erinnert*, d. h. *memoriert*, werden.

Auf diese Weise werden wir alle im Laufe unseres Lebens, wenn jener Prozess immer wieder gelingt, *vom Generalisten zum Spezialisten*, zumindest für einen großen Teil unserer Lebensspanne: Bei der Geburt sind unsere Hirne „Spezialisten" für reizarme, relativ konstante Bedingungen, eben wie in der Gebärmutter. Genau genommen sind wir also nicht spezialisiert, sondern schlicht optimiert auf Konstanz und ein sich kaum veränderndes Milieu, sind noch sehr „allgemein orientiert" und unreif, haben dafür aber das absolute Potenzial des *Sich-entwickeln-Könnens* und *Sich-noch-nicht-festlegen-Müssens*. Aber die Welt da draußen ist (bleibt) nicht so.

► **Dopamin und Glück** Spezialisiert sind wir bei Geburt keinesfalls auf die Verhältnisse, denen wir nun, d.h. nach dem Austritt aus der mütterlichen Geborgenheit (und für den Rest unseres Lebens), zunehmend allein trotzen müssen. Die Reise beginnt: die Spezialisierung und Anpassung unseres Gehirns auf die individuelle Umwelt und unsere *eigenen* Lebensverhältnisse. Das, was jetzt auf uns zukommt, nennt man auch Ausreifung, Entwicklung, Erwachsenwerden oder schlicht *Sozialisation*. Wir werden darauf im nächsten Abschnitt noch näher eingehen. Aber das eine schon an dieser Stelle: Die Natur lässt uns und unsere Hirne nicht allein. Wir haben auf dem Weg der Ausreifung und Anpassung starke biologische Verbündete (neben den Freunden und der Familie natürlich), die sich in der Evolution aus dem Cocktail der chemischen Botenstoffe herauskristallisiert haben. *Dopamin* sei als ein Beispiel genannt: Wir finden es nicht nur bei aufregenden oder anregenden Tätigkeiten und

Aktivitäten, die mit einem gewissen Nervenkitzel oder auch Stress verbunden sind, sondern eben auch bei kreativen Prozessen und bei der Bewältigung von Herausforderungen und den sich darauf einstellenden Neu- und Umstrukturierungsprozessen im Gehirn, d.h. seiner plastischen Anpassung. *Innerliche Belohnung*, auch das sei an dieser Stelle schon erwähnt, spielt nicht zuletzt deshalb eine so große Rolle, weil hier neben dem Glück versprechenden Dopamin zeitverzögert auch andere endogene Belohnungsstoffe (wie Opioide bzw. Opiate) gebildet werden, die zum Teil chemisch auseinander hervorgehen, also „verwandt" sind.

Kletterer, die in der Wand „hängen" und gleichzeitig einen Glücksrausch erfahren (genauer gesagt *anschließend*), geben nicht nur häufig jenen subjektiven Glücks- und *Flow-Zustand* zu Protokoll, sondern zeigen im Experiment auch Ausschüttungen ebenjener die Plastizität erhöhenden und später, nach dem Klettern, wieder „herunterfahrenden" Belohnungsboten – erst *Thrill*, dann *Zufriedenheit*. Kein Zufall: Wir kommen noch auf die Rolle des Dopamins zurück. Es ist eben eines dieser phänomenalen Moleküle, die uns ein gutes Gefühl vermitteln können (genauer: es in Aussicht stellen) und gleichzeitig die Formbarkeit und Anpassungsreaktion des Gehirns anregen, es gewissermaßen kurzzeitig und begrenzt *instabil* machen, damit Veränderungen im Neuronennetzwerk möglich werden und wir über selbstinduzierte neurobiologische Umstrukturierungsmaßnahmen auf dem Weg zum Spezialisten schneller vorankommen.

Plastische Anpassungen über die Zeit

Diese Veränderungen treten besonders dann auf, wenn relevante oder komplexe Reize wiederholt und über einen längeren Zeitraum, meist unter Zeitdruck, verarbeitet werden müssen – und wenn der verarbeitende Organismus dafür bereit und motiviert ist und sich selbst durch endogene Belohnungsmechanismen bestätigt und stimuliert. Neuroplastizität kann dabei prinzipiell in allen Zeitbereichen und Lebensaltern beobachtet werden, und sie begleitet potenziell kurz- und langfristige Lernvorgänge. Besonders eindrücklich haben dies z.B. Eckart Altenmüller und sein Team in Hannover für Vorgänge der funktionellen und strukturellen Neuroplastizität im Rahmen der Musikpraxis und des regelmäßigen Übens gezeigt: Die Mechanismen der Anpassung schließen rasche Veränderungen der Signalübertragung an den Synapsen im Sekundenbereich ein, äußern sich aber auch im Wachstum von Synapsen und Dendriten, das Stunden bis Tage dauern kann. Auch eine verstärkte Bemarkung *(Myelinisierung)* der Nervenzellfortsätze mit Beschleunigung der neuronalen Signalübertragung kann beobachtet werden. Dies benötigt allerdings Wochen bis Monate. Voraussetzung dafür – und nicht ganz so lange dauernd – sind die Aktivierung von Genen, die für jene Vorgänge codieren, und eine über zelluläre Proteinkinasen und Transkriptionsfaktoren gesteuerte Proteinsynthese, insbesondere der ZNS-gebundenen Wachstumsfaktoren.

► **Neurotrophine** Ein verringertes Absterben von Nervenzellen, die in die relevanten Schaltkreise rund um das Üben und Lernen eingebunden sind, sowie das experimentell bestätigte Neuaussprossen von Neuronen (wie z. B. im Bereich des *Hippokampus* nachgewiesen, wichtig u. a. für die seelische Stabilität und das Gedächtnis; oder auch im *Nucleus accumbens*, zuständig für die endogene Belohnung bzw. „Lust") sind weitere wichtige und langfristige Anpassungsvorgänge im Nervensystem. Sie werden u. a. eingeleitet unter dem Einfluss von *Dopamin*, *NGF* (Nerve Growth Factor) oder *BDNF* (Brain-derived neurotrophic Factor). BDNF ist dabei fraglos einer der „Nationalspieler" in der neuroplastischen Liga. Er gehört zusammen mit NGF und weiteren Botenstoffen zu den sog. *Neurotrophinen*, die, wie der Name schon vermuten lässt, der Ernährung und dem Wachstum von Neuronen dienen.

Außerordentlich interessant ist auch die Beziehung der Neurotrophine zum Stressphänomen einerseits und zur Liebe und zum Glück andererseits: Mentaler und vor allem körperlicher Stress erhöhen die Neurotrophinausschüttung, zumindest solange der Stress grundsätzlich noch zu bewältigen erscheint. Stress steht biologisch für Herausforderungen und führt zur Ausschüttung der primären Stresshormone, von denen gerade Kortisol, zumindest im Falle seiner chronischen Konzentrationserhöhung, einen *neurodegenerativen* Einfluss z. B. auf den Hippokampus hat. Die Neurotrophine als Induktoren der *Neurogenese* wirken hier autoregulativ entgegen. Es besteht folglich ein Unterschied zwischen kurzfristigen und bewältigbaren Anforderungen, die beispielsweise durch Plastizität noch auszutarieren sind, Wachstum und Anpassung gar beschleunigen, und solchen, in denen degenerative oder regressive Kräfte die Oberhand gewinnen und das „innere Gleichgewicht" kippt. Ähnliches gilt für den Mandelkern (die *Amygdala*), das Angstzentrum im Gehirn, wo Stress aktivierend wirkt und die neurotrophen, plastischen Botenstoffe wiederum einen antagonistischen Effekt zu haben scheinen: Sie lösen Angst und verstärken Zuwendung und Annäherung – solange alles *im grünen Bereich* ist.

Verhaltenssteuerung, Problembewältigung, Stressregulation, Anpassung, Einprägung, endogene Belohnung und Plastizität gehören psychobiologisch zusammen. Wenn man dazu noch betrachtet, dass Stress auch die Tendenz zur Bindungserzeugung und Paarbildung zwischen Menschen erhöht – das *Sich-Verlieben* und *-Verbünden* – und dies neurobiologisch heute u. a. auf die Ausschüttung der Neuropeptide Oxytozin und Vasopressin in ZNS und Hirnanhangsdrüse zurückführen kann, dann ist es nicht überraschend, dass auch den Neurotrophinen inzwischen ein Bezug zum Verlieben und zur begleitenden Euphorie nachgesagt und attestiert wird.

▸ **Oxytozin** Während Neurotrophine vor allem die *neuronale* Plastizität und Anpassungsfähigkeit zu erhöhen scheinen, kommt dem Oxytozin ebenfalls eine wichtige Funktion im Kontext der Reifung zu, gerade auch der des Gehirns. Oxytozin ist eines der wichtigsten Bindungshormone des Menschen. Das bleibt zwar zeitlebens so, bei Männern wie bei Frauen; Oxytozin hat aber seinen besonders prominenten ersten Auftritt schon am Lebensanfang: Da Oxytozin nicht nur stress- und angstlösend, bindungserzeugend und „Wohlgefühl vermittelnd" wirkt (ein echtes *Glückshormon* eben), sondern auch vor allem die Kontraktion der glatten Muskulatur in der weiblichen Brustdrüse (Milcheinschuss) und Gebärmutter (Wehen) der Gebärenden und Stillenden induziert, sind besonders hohe Spiegel bei Mutter – und Kind – in dieser wichtigen Phase des kindlichen Übertritts aus einer völligen physischen Abhängigkeit (Nabelschnur) in eine psychosoziale Bindung (Mutter-Kind-Beziehung) zu beobachten.

Gleichsam, als solle dem Kind eine gute Dosis an Ur- und Selbstvertrauen biologisch eingeimpft werden, wenn es der Mutter beim Stillen „tief in die Augen" schaut, werden im gleichen Zug auch die Funktion und die Anpassungsfähigkeit des kindlichen Organismus und seines ZNS in der neuen und *stressigeren* Umgebung verbessert. Denn Oxytozin zeigt sich zumindest im experimentellen Modell als *glioplastisch*, d.h. neuroplastisch in dem Sinn, dass es die Myelinisierung und damit die Reizübertragung und Versorgung der Neurone im Gehirn verbessert. Und das ist nur *ein* Aspekt. Oxytozin aktiviert evolutionsbiologisch alte Netzwerke und Verhaltensweisen, darunter die Bereitschaft, sich *auf den anderen einzulassen*, Bindung und Vertrauen zuzulassen. So, wie bei der Laktation hohe Oxytozinspiegel in Gehirn, Organismus und der mütterlichen Milch entstehen, so ergeht es auch dem Kind: Stressresistenz, Wohlgefühl und innerliche Zufriedenheit werden auf beiden Seiten erhöht. Diese grundsätzliche Fähigkeit zur Oxytozinausschüttung im Rahmen von berührenden oder tief greifenden Bindungserfahrungen bleibt aber glücklicherweise auch nach der Stillperiode – bei beiden – noch erhalten.

Bindung, Anpassung, Stressreduktion: Trainingseffekte

▸ **Prolaktin** Ist es Zufall, dass es eine so enge biologische Verbindung zwischen Geburt, Stillen, Stressregulation und endogener Belohnung *(Glück)*, zwischen elementaren Bindungserfahrungen und der Plastizität des Gehirns gibt? Offenbar nicht: Aufregende und stressreiche Situationen bedingen nicht nur einen Anstieg der physiologischen Stresshormone, wie Kortisol und Noradrenalin, sondern, wie schon gehört, auch von neuroplastischem Dopamin und BDNF. Dopamin wiederum ist auch wichtig z.B. beim Liebesakt, wo ebenfalls hohe Spiegel gemessen werden. Genauso verhält es sich beim *Prolaktin*. Wie Oxytozin, so ist auch Prolaktin ein wichtiges Peptidhormon gerade der ersten Lebenswochen. Es induziert das Brustdrüsenwachstum in der Schwangerschaft und die Milchsekretion in der Stillzeit. „Brutpflegeverhalten" bei Müttern und Vätern sowie Angstlösung werden induziert; genauso kommt es zu einem Anstieg des allgemeinen Wohlbefindens. Es wirkt proinflammatorisch, d.h., es stimuliert das Immunsystem, nicht nur der stillenden Mutter und des Kindes, und reiht sich auf diese Weise funktionell ein in die Reihe der sekundären oder indirekten Stresshormone – vergleichbar etwa den Endorphinen oder Opioidpeptiden.

Als funktioneller Kortisolantagonist übernimmt Prolaktin eine wichtige Steuerungsfunktion bei der Stressregulation, weswegen es nicht überrascht, erhöhte Spiegel infolge von – oder eben beim – Stress zu messen. Auch Dopamin erhöht die Prolaktinkonzentration. Nach Liebesakt und Orgasmus steigt der Spiegel stark an, und bei besonders stressreichen Ereignissen bleiben erhöhte Prolaktinspiegel länger bestehen. Das ist biologisch allerdings ein 2-schneidiges Schwert, gerade in unserer heutigen Zeit, die geprägt ist von Dauerstress, denn Prolaktin verhindert (weitere)

Schwangerschaften und kann zu Unregelmäßigkeiten der Periode führen. Kinderwünsche bleiben möglicherweise unerfüllt.

Für unsere Erörterungen ist aber ein ganz anderer Effekt von zentraler Bedeutung: Auch Prolaktin verstärkt die Myelinisierung von Neuronen. Es sichert gewissermaßen die Neuroplastizität ab. Das mag einer der Gründe sein, warum Multiple-Sklerose-Patientinnen während einer Schwangerschaft deutlich weniger Schübe dieser chronisch-entzündlichen Entmarkungserkrankung (Demyelinisierung) des ZNS haben. Ja, aktuelle Versuche legen sogar nahe, dass Prolaktin evtl. die Remyelinisierung induzieren kann. Liebe und Schwangerschaft – doch gesund?

▸ **Trainingseffekte** Wir wollen nicht vergessen, dass Neuroplastizität in erster Linie eine Antwort des ZNS auf Anforderungen aus der Umwelt ist. Erst Erfahrungen und Gebrauch des Gehirns machen derartige Anpassungsvorgänge möglich und nötig. Deswegen kommt neben den Neuromodulatoren – wie den Endorphinen und Enkephalinen (d. h. den endogenen Opioiden), Dopamin, Serotonin oder ebenjenen Neurotrophinen, Stress- und Bindungshormonen – gerade den „regulären" und ubiquitären ZNS-Neurotransmittern, wie Glutamat und GABA, eine wichtige Rolle zu. Begleitet werden all diese plastischen Veränderungen von einer vermehrten Bildung von Blutkapillaren, um die aktivierten Nervenzellen mit Sauerstoff und Energie zu versorgen und so ihr Überleben zu sichern. Darüber hinaus bilden sich Stützgewebe, um die Infrastruktur des Nervensystems zu verbessern und um die Bereitstellung von Nährstoffen und den Abtransport von Abbauprodukten des Stoffwechsels zu sichern: Anpassungsreaktionen des Nervensystems z. B. an geistiges Training lassen sich durchaus mit jenen der Muskulatur an körperliches Training vergleichen.

Und so macht Übung den Meister. Besonders gut untersucht und mithilfe moderner Technologien und Bildgebungsverfahren nachvollzogen ist das inzwischen z. B. für Meditationsverfahren oder auch die Musikausübung. Eckart Altenmüller konnte beispielsweise die Neu- und Umorganisierung im Bereich des Großhirns beim Klavierspielen mit technischen Hilfsmitteln quasi in Echtzeit sichtbar machen. Im Bereich von somatosensorischem und motorischem Kortex sowie in den audiovisuellen Assoziationsarealen kommt es zu Aktivierungen und stabilen Veränderungen schon nach kurzer Zeit. So werden Handareale und Kortexrepräsentationen der Finger beim Klavierspielen und durch intensive Fingerübungen größer. Die Steuerung der Bewegung wird immer schneller und präziser, die Übungen laufen automatischer ab, *wie von selbst.*

Neuroplastizität macht uns also schneller, besser, zuverlässiger und effektiver, ja, erfolgreicher, zumindest bei Routinehandlungen, die neu einstudiert werden; wenngleich der allmählich geringer werdende Aufwand infolge einer geglückten Anpassung (Einübung, Routine) dazu führen kann, dass die Konzentration auf die reine Ausführung der erlernten Aktivität mit der Zeit abnimmt. So entsteht im Idealfall mehr Raum z. B. für den künstlerischen Ausdruck und die konkrete Ausgestaltung einer Übung. Im Falle der Musik kann das bedeuten, dass sie nun *in unser Blut übergeht*; wir werden eins mit ihr. Im negativen Sonderfall kann es z. B. beim Pianisten entlang einer übertriebenen Übepraxis, unter Umständen gepaart mit Angst und Stress, zu einer Überlappung und schließlich Verschmelzung plastisch sich vergrößernder Fingerareale in der Großhirnrinde kommen. Diesen Zustand nennt man klinisch eine *fokale Dystonie*, und er führt dazu, dass bei Ansprache der entsprechenden oder benachbarten Areale im Gehirn eine koordinierte Steuerung der Bewegung – z. B. des Fingers beim Klavierspiel, der sich nun tonisch abspreizt – kaum mehr möglich ist. Das kann eine ganze Karriere gefährden und hat es in der Vergangenheit schon mehrfach getan. Robert Schumann ist so ein prominentes Beispiel. Und doch ist auch dieses leidige Phänomen letztlich nur Ausdruck jener erstaunlichen Anpassungsfähigkeit des ZNS.

► **Glück als Triebfeder der Neuroplastizität** Sowohl das Gefühl des Eintauchens und Aufgehens z. B. in Musik, vergleichbar oder gar identisch mit dem *Flow-Erleben*, als auch das erfolgreiche Erlernen einer neuen Routine und damit das Beherrschen einer ursprünglich evtl. noch herausfordernden und anstrengenden Übung mittels plastischer Anpassung können ein subjektives Erfolgserlebnis bedingen. Glück und Erfolg liegen, zumindest neurobiologisch gesehen, nicht weit voneinander entfernt, sei es im Rahmen eines „Hochmoments" (Peak Moment), der eng mit der endogenen Dopaminausschüttung verbunden scheint, oder einer tiefen Zufriedenheit, wie sie offenbar charakteristisch ist für die Signalübertragung u. a. durch Oxytozin, Azetylcholin oder endogene Opioidagonisten. Das werden wir uns im nächsten Kapitel noch genauer anschauen. Man kann aber festhalten, dass Glück – und die Erwartung davon – eine wichtige Triebfeder der Neuroplastizität sein kann. Jene Anpassung, die selbst schon Belohnung verspricht, kann wiederum, wenn sie zum Erfolg führt, tiefe Glücksgefühle zur Folge haben. Was will man mehr?

► **Positives Denken** Die erfolgreiche Bewältigung von Aufgaben und Spezialanforderungen durch Neuroplastizität mit eingebautem Erfolgserlebnis – nicht nur die Gene und die phylogenetische Entwicklung im Rahmen der Evolution gemäß Charles Darwin & Co. ermöglichen eine optimale Anpassung, sondern eben auch und gerade die individuelle ontogenetische Steuerung und Entwicklung des ZNS: Die individuelle Ausgestaltung („Ausführung") des Gehirns und seine Einpassung in die eigenen Lebensverhältnisse sind Vorgänge des *lebenslangen Lernens*, die zwar Anstrengung und Herausforderung für uns bedeuten, aber – wie wohl fast immer im Leben – über den Weg des selbstständigen Erarbeitens und Bewältigens zu echtem Glück und innerer Belohnung führen können. Denken wir beispielsweise *grundsätzlich positiv* (was man tatsächlich trainieren kann), so wird diese Art zu denken auf Dauer unser Gehirn formen – und umgekehrt. Das „Positive Denken" wird im wahrsten Sinn des Wortes zu einem Teil von uns, so wie wir unser Gehirn *sind* und schließlich das Gehirn haben, das zu uns passt: Körper, Geist und Gehirn sind biologisch eins.

Dabei darf die Fähigkeit, durch Training (auch im „Positiv-Denken") das Gehirn plastisch zu verändern, nicht in Konkurrenz zu notwendigen Veränderungen im Außen (politisch, strukturell usw.) gesehen oder hiermit verwechselt werden: Die Tatsache, dass wir aktiv unsere „Hardware" verändern können, heißt nicht, dass wir vor den strukturellen Problemen in unserer Umwelt oder den traumatischen Erfahrungen usw. „blind“ werden sollten, sie uns „schönreden“ (denken) sollten oder gar eine „rosarote Brille“ aufsetzen sollten. Plastizität ist eine biologische Fähigkeit – sie ist erst einmal wertfrei zu sehen, und auch hier gilt, wie so oft im Kontext von Fähigkeiten und Kompetenzen, dass neben die Beschreibung jener Zusammenhänge auch eine Ethik bzw. eine offene Diskussion über Handlungsoptionen und -ableitungen treten sollte: Was wollen wir mit jener Fähigkeit anfangen? Man sollte also nicht „Äpfel und Birnen“ verwechseln und sich der unterschiedlichen Perspektiven bewusst sein, aus denen heraus man auf die beschriebenen Phänomene schaut. Neurobiologie, Medizin und Psychologie könnten jeweils andere Schlussfolgerungen ziehen, und diese könnten wiederum ganz anders aussehen als sozialwissenschaftliche oder gar politische. Die Beschreibung eines Bauplans z. B. eines Automobils darf eben nicht mit der Tatsache verwechselt werden, dass infolge der zunehmenden Mobilität der Menschheit Probleme mit der CO_2-Bilanz aufgetreten sind, Ressourcenknappheit, Verkehrsunfälle, Lärm usw. Dabei hilft es, sich die Funktionen und Möglichkeiten, die grundsätzlichen Freiheitsgrade und den Bauplan des Gehirns noch einmal konkret vor Augen zu halten.

7.2 Die Teile des Gehirns und was sie tun

Das ZNS besteht anatomisch-morphologisch aus 4 Teilen: Rückenmark, Hirnstamm, Kleinhirn und Großhirn (Abb. 7.**3**). Für unsere weiteren Betrachtungen wollen wir einmal Rückenmark und Kleinhirn weitestgehend aussparen, da sie vornehmlich (sekundär-)motorische oder Koordinations-, Umschalt- und Durchleitungsfunktionen haben. Sie sind keine primären Glücksgeneratoren. Damit sei jedoch keinesfalls gesagt, dass diese Anteile *grundsätzlich* von geringerer Bedeutung seien. Sie gehören unbedingt dazu: Menschen mit Kleinhirnstörungen oder Rückenmarksverletzungen können ein trauriges Lied davon singen. Nur zu verständlich: Man muss das ZNS letztlich als eine Einheit von Funktionssystemen verstehen, und ein reduktionistischer Ansatz, der einzelne Orte und Zentren (z. B. das „Glückszentrum“) oder Botenstoffe isoliert und jenen eine bestimmte, identifizierbare und klar abgegrenzte Aufgabe zuschreibt, wird meist zu kurz fassen – zumindest in der Praxis. Deswegen wollen wir diesen eher experimentellen Ansatz auch *nach* den folgenden Betrachtungen wieder schnell verlassen und uns nahezu ausschließlich einer systemischen Sichtweise anschließen.

Aber dennoch: Man kann im ZNS allein schon aufgrund der topografischen Organisation und einer biologisch-genetischen Ausgangslage (d. h. *Vorgabe*) – trotz aller plastischen Potenziale – Bereiche identifizieren, deren weitestgehend isolierte Beschreibung und Funktionszuweisung ungemein hilfreich für das Verständnis des Ganzen ist. Auch ist die Zuordnung einzelner Bereiche zu ihrer stammesgeschichtlichen Entwicklung sinnvoll, denn neue Hirnteile kamen jeweils im Zuge neuer Anforderungen hinzu. Daraus lässt sich ableiten, dass noch heute zumindest Unterschiede in Aufbau, Funktion und Anpassungsleistung zwischen den grob zu unterscheidenden Hirnteilen bestehen (was der Fall ist!), die sich *blumenkohlartig* über die Evolution vom Kleinhirn und Stammhirn ausgehend hin zum Zwischenhirn und schließlich zum Großhirn entwickelt und anatomisch *vorgeschoben* haben (Abb. 7.**4**).

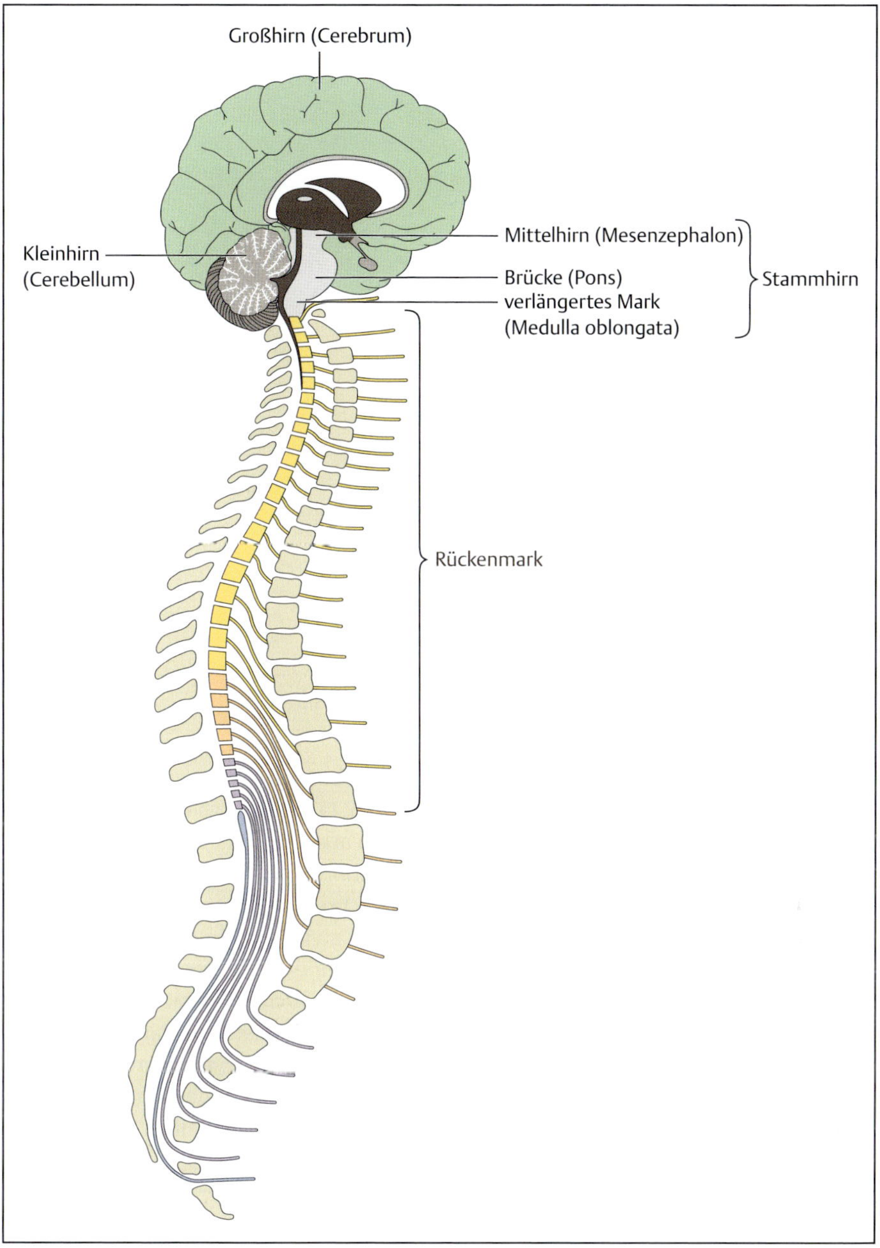

Abb. 7.**3** Das zentrale Nervensystem (schematische Darstellung).

Es wäre unsinnig anzunehmen, dass eine einmal gefundene und optimierte Funktion im ZNS bei einem Bedarf an weiterer Anpassung und beim Auftreten neuer Anforderungen gänzlich aufgegeben oder vollständig in einen anderen, evtl. neueren Teil verschoben worden wäre. Mag sein, dass beim Kleinhirn so etwas ansatzweise

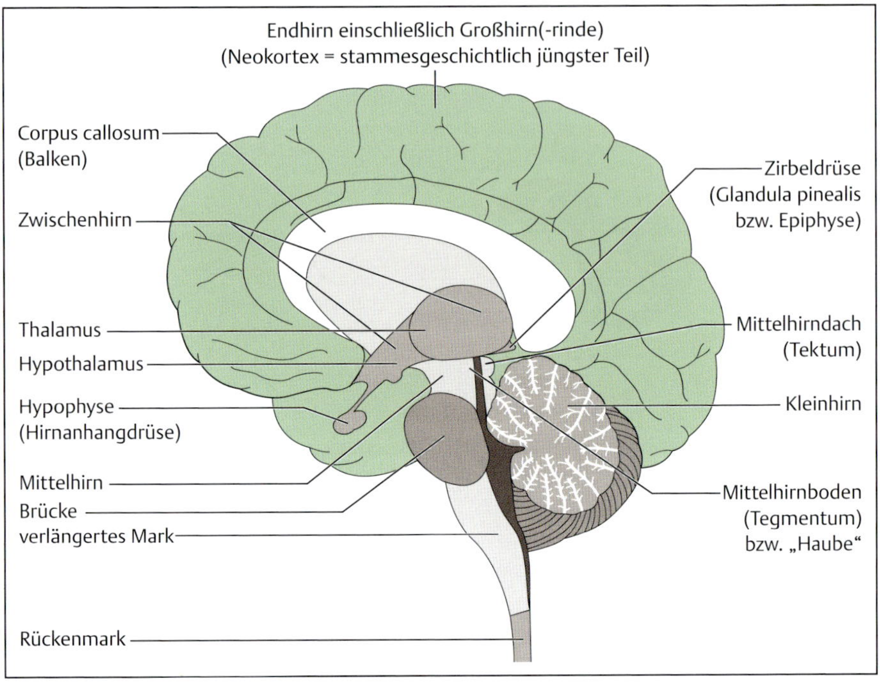

Abb. 7.**4** Das Gehirn (Längsschnitt; schematische Darstellung).

in der Evolution passiert ist, wie diskutiert wird, aber auch hier würde eine solche Funktionsabtretung nur unvollständig passiert sein. Ja, tatsächlich finden wir im Aufbau zwischen Groß- und Kleinhirnrinde gewisse Parallelen und Besonderheiten, die uns nur wieder bestätigen, dass man das Hirn funktionell, anatomisch-morphologisch, aber auch evolutionsbiologisch unterteilen und beschreiben kann. Und wir werden sehen, dass am Ende vielleicht gar kein Widerspruch zwischen diesen zunächst unterschiedlichen Vorgehensweisen besteht. Denn ohne eine grenzüberschreitende, integrative Herangehensweise kommt heute niemand mehr aus, der sich ernsthaft mit dem Gehirn beschäftigen und es *verstehen statt nur beschreiben* will, falls es uns Menschen überhaupt gegeben ist, unser eigenes Organisations- und Steuerzentrum zu verstehen. Vergessen wir auch nicht, dass allein schon zwischen einem makroskopisch sichtbaren neuronalen Kerngebiet und den Synapsen am Ende seiner ausgehenden

Abb. 7.**5** Das menschliche Gehirn.
a Seitenansicht.
b Längsschnitt (schematische Darstellung – mit wichtigsten limbischen Zentren).
c Querschnitte (I: Querschnitt auf Höhe des Hypothalamus, der Amygdala und des Striatopallidums; II: Querschnitt auf Höhe des Thalamus und des Hippokampus).
1 = Neokortex, 2 = Nucleus caudatus, 3 = Putamen, 4 = Globus pallidus, 5 = Thalamus, 6 = Amygdala, 7 = Hippokampus, 8 = Hypothalamus, 9 = insulärer Kortex, 10 = Claustrum, 11 = Fornix (Faserbündel), 12 = Mammilarkörper (Teil des Hypothalamus), 13 = Infundibulum (Hypophysenstiel), 14 = Nucleus subthalamicus, 15 = Substantia nigra, 16 = Balken (Corpus callosum) (modifiziert nach Kahle u. Frotscher 2009[5]).

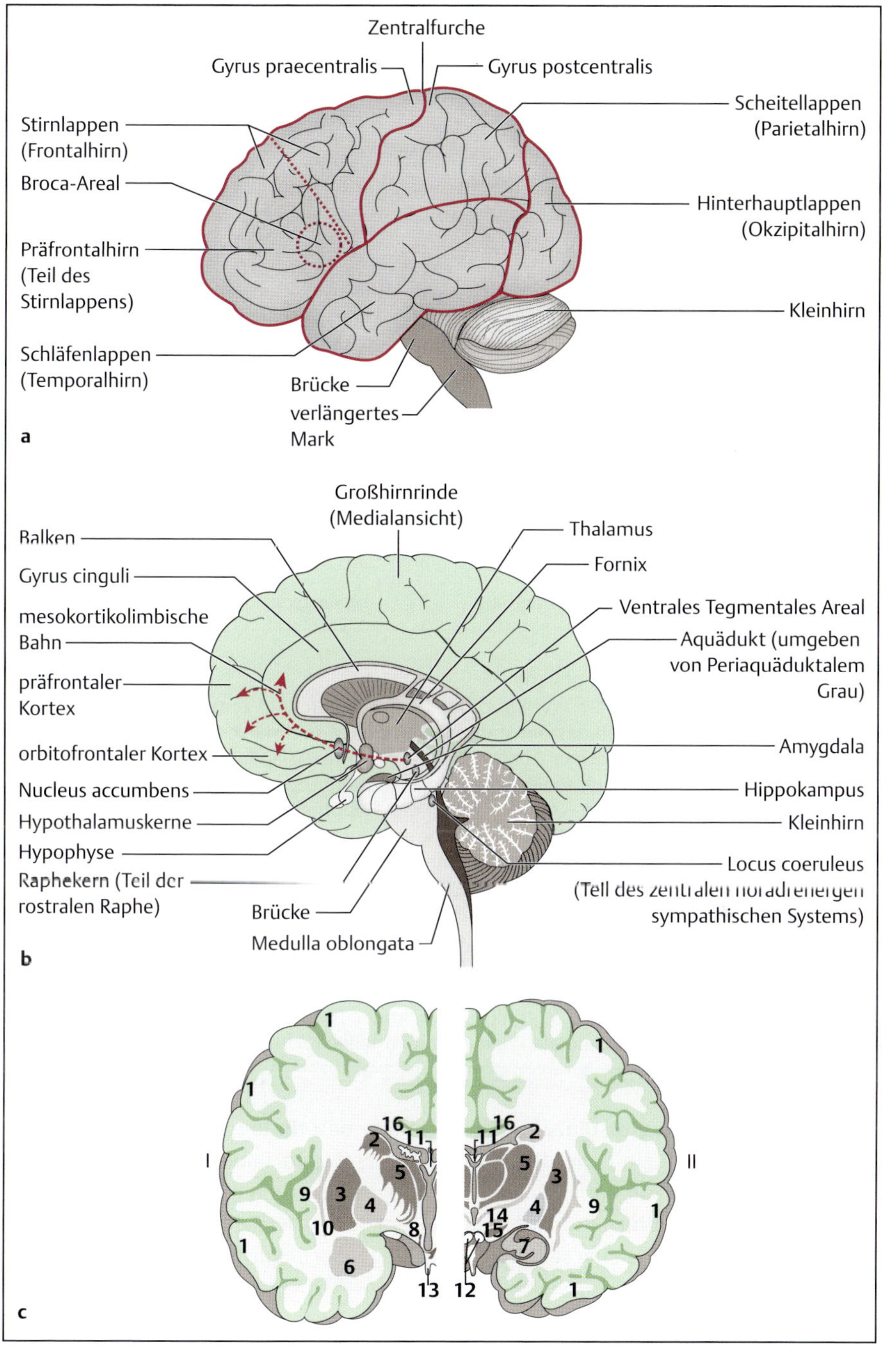

Abb. 7.5 (Legende s. S. 82)

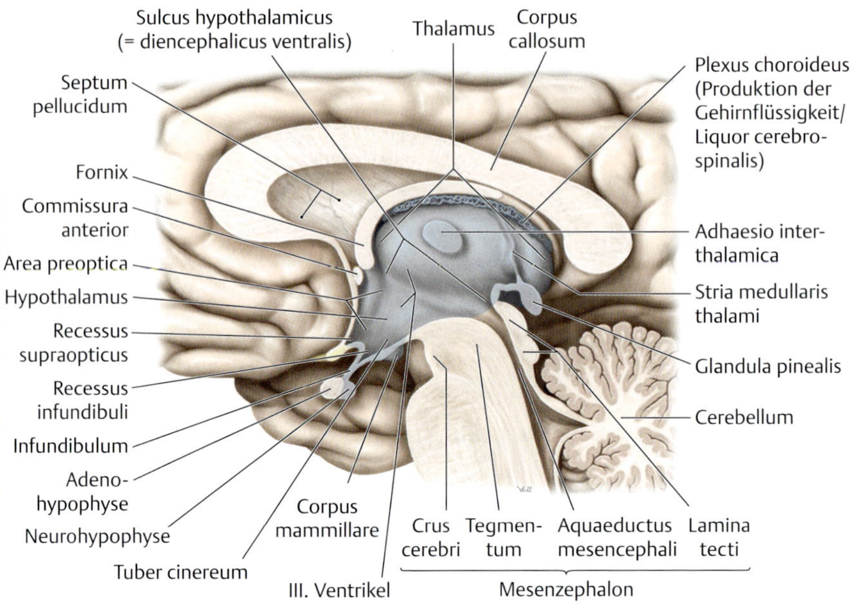

Abb. 7.**6** Dienzephalon (Zwischenhirn).
Ansicht der rechten Hemisphäre von links. Das Dienzephalon liegt unterhalb der beiden Endhirnhemisphären und oberhalb des Hirnstamms. Vorn, oben und seitlich grenzt es direkt an das Endhirn an. Hinten liegt ein kleiner Abschnitt im Bereich der Glandula pinealis gleichsam frei. Der Boden ist 2-geteilt: Der hintere Bodenabschnitt liegt ohne scharfe Grenze am Mesenzephalon, der vordere Bodenabschnitt – geprägt durch den Hypothalamus – liegt wiederum frei. Der Balken (Corpus callosum) und das Septum pellucidum (Trennwand zwischen den beiden Seitenventrikeln) sind zur Orientierung gut sichtbare Strukturen des Endhirns. Oberhalb des Thalamus, diesen topografisch umfassend, läuft gewölbeartig eine Bahn, der Fornix (Gewölbe). Der Fornix zieht vom Endhirn (vom Hippokampus) zum Zwischenhirnboden (Corpus mammillare). Funktionell ist das Dienzephalon außerordentlich facettenreich: Es dient als Schaltstation für Optik und Akustik, koordiniert die Motorik, bestimmt den Tag-Nacht-Rhythmus, reguliert Hormondrüsen und ist „oberste Instanz" für wichtige vegetative Funktionen im Körper.
Beachte: Ein insbesondere für die Motorik sehr wichtiger Teil des Dienzephalons, der Subthalamus, ist aufgrund seiner „weit lateralen" Lage nicht zu sehen (Schünke et al. 2012[6]).

Fasern wahre Mammutdistanzen liegen können, dass Botenstoffe, die im Zellkern eines Neurons produziert werden, womöglich erst „am Ende des Universums" in einen synaptischen Spalt entlassen werden. Und dass bei dem hohen Vernetzungsgrad insbesondere im Großhirn am Ende niemand mehr vorhersagen kann, aus welchem isolierten Impuls heraus eine sichtbare Handlung *ursprünglich* generiert wurde.

Die o.g. Bereiche des Gehirns lassen sich noch weiter unterteilen (Abb. 7.**5** und Abb. 7.**6**) und den einzelnen Abteilungen weitere Unterabteilungen zuordnen sowie abgeleitete Funktionseinheiten grob beschreiben (Tab. 7.**1**). Damit kommen wir einem integralen Verständnis schon wieder recht nahe.

Tabelle 7.**1** Hirnstrukturen und deren Funktion.

Hirnstruktur	Funktion (für dieses Buch relevant)
Hirnstamm (Truncus cerebri, auch *Reptilhirn*)	besteht aus verlängertem Mark (Medulla oblongata), Brücke (Pons) und Mittelhirn (Mesenzephalon); enthält Kerngebiete der Hirnnerven III–XII sowie die Formatio reticularis (netzartige, lose Kernformation), über die lebenswichtige Körperfunktionen, wie Schlafen und Wachen, Blutkreislauf, Atmung sowie allgemeine Erregungs- (*Kampf oder Flucht bzw. Stress*), Aufmerksamkeits- und basale Bewusstseinszustände, reguliert werden; über die Steuerung des *Vegetativums* funktionell eng mit dem Hypothalamus verbunden, aber auch mit limbischem System und Neokortex sowie Kleinhirn; enthält vor allem im Mittelhirn wichtige limbische Kerne, die Teil des endogenen Belohnungssystems sind, d. h. bedeutsam für die Verhaltens- und Handlungssteuerung sowie -bewertung; involviert bei reflexartigen (motorischen) Orientierungsleistungen; wichtig für das „Glück" u. a. wegen seiner autoregulativen Funktionen und der Verschaltung seiner „Glückshormon"-Kerngebiete (Serotonin, Dopamin, Noradrenalin) mit Oxytozin-, Endorphin- und Opioidsignalwegen (Rezeptoren und produzierende Neurone)
Raphe	in der Raphe bzw. im Raphekerngebiet im Mittelhirn befinden sich die Zellkörper serotoninerger Neurone (= mesenzephales Serotoninsystem); wirkt beruhigend, angstlösend, stressreduzierend, selbstversichernd; hat enge biologische Beziehung zur Melatoninbildung in der *Zirbeldrüse* im Zwischenhirn, die lichtsensitiv ist und auch Tryptophan benötigt, d. h. bei Dunkelheit „anspringt" und diesen Baustoff verbraucht
Periaquäduktales Grau (zentrales Höhlengrau)	wichtiges Schaltzentrum im Mittelhirn; enthält morphiumproduzierende Zellen (wie auch die Rapheregion sowie das limbische System, z. B. in Hippokampus und Gyrus cinguli; oder der Temporallappen); eng verbunden mit den serotonergen Raphekernen, mit Formatio reticularis und limbischem System; wichtig bei opioidergen (d. h. opioidrezeptorgesteuerten) Prozessen der Schmerzmodulation und der endogenen Belohnung
Locus coeruleus (auch *Caeruleus*)	bis in das Mittelhirn reichendes pontines Atemzentrum mit noradrenergen Neuronen, die in Hypothalamus, limbisches System und Kortex projizieren; enthält aber auch peptiderge Neurone (Opioidpeptide/Enkephalin, Neurotensin usw.), ggf. morphinerg
VTA (Ventrales Tegmentales Areal)	Gruppe dopaminerger Neurone (Kerne) im Mittelhirn, die das mesokortikolimbische Belohnungssystem ausmachen; Teil des Belohnungs-/Motivationskreislaufs im Gehirn; sendet neuronale Projektionen vor allem in den PFC (s. weiter unten in der Tabelle) und zum Nucleus accumbens (limbisch); Verbindungen zu Amygdala und Insel, auch zum Locus coeruleus; regional und biologisch eng verwandt mit der *Substantia nigra*, der anderen wichtigen Gruppe dopaminerger Neurone, die mit VTA-Beteiligung das mesostriatale System bilden, wichtig für die Bewegungskoordination (dysfunktionell bei Morbus Parkinson)

Tabelle 7.**1** (Fortsetzung).

Hirnstruktur	Funktion (für dieses Buch relevant)
Okzipitalkortex (Hinterhauptsrinde im Hinterhauptslappen) **Parietalkortex** (Scheitellappen) **Temporalkortex** (Schläfenlappen)	der Okzipitallappen beherbergt u. a. die primäre Sehrinde, der Temporallappen die entsprechenden Hörrinden- und sensorischen Sprachfelder, der Parietallappen z. B. den somatosensorischen Kortex; allgemein ist der *hintere Teil des Großhirns* für die Wahrnehmung – das *Gespür* und die innere Abbildung – der Außenwelt zuständig (mit Ausnahme des Geruchssinns): *Exterozeptionskortex*; auch räumliche Aufmerksamkeit, Sitz des hinteren Aufmerksamkeitssystems (vor allem im rechten hinteren Scheitellappen); Konstruktion und Konvergenz der Seh-, Hör-, Tast-, Körper- und Raumwelt; enthält im oberen Schläfenlappen bzw. im parietalen/temporoparietalen Übergangsbereich auch Spiegelneurone, darüber hinaus Neurone, die für ein eher kognitives Erfassen und eine *Einsicht* in das stehen, was andere gerade denken, fühlen und wollen *(Theory of Mind)*
Frontalkortex (Vorderhirn)	Planung bzw. Ausführung von Handlungen, Impulskontrolle; enthält Spiegelneurone (Area Broca); der *vordere Teil des Großhirns* ist allgemein zuständig für motorische, soziale, aufmerksamkeitsbezogene oder auf Gedanken basierende Prozesse; schließt PFC (s. weiter unten in der Tabelle) ein
PFC (präfrontaler Kortex)	die *Regierung* oder das Exekutivkomitee im Gehirn; ist für viele Funktionen verantwortlich, die charakterisierend für unsere Spezies – und die jeweilige *Person* – sind; allgemein unterteilt einerseits in den *seitlichen* (dorsolateralen) Bereich mit Sitz des Arbeitsgedächtnisses *(Notizblock des Geistes)* sowie des Exekutivbereichs für die Verhaltensregulation (Auto- bzw. Selbstregulation) und die Aufmerksamkeit (*Strom des Bewusstseins*, vorderes Aufmerksamkeitssystem), andererseits in den *mittleren* Bereich, zu dem man den OFC (s. weiter unten in der Tabelle) und den medialen PFC zählt (zusammen: orbitomedialer PFC), den ventrolateralen PFC sowie, funktionell angebunden, den Kortex des ACC (s. weiter unten in der Tabelle); eng verbunden mit dem limbischen System und der Insel; Handlungsplanung, Antrieb/Antriebskontrolle, Abschätzung von Handlungsfolgen, soziale und Selbstbeobachtung, Wohlgefühl (selbstregulierendes *inneres Gleichgewicht*), Reflexion und Vernunft sowie allgemeine Intelligenz- und Verstandesfunktionen sind hier verortet oder angeschlossen; höchste neuronale, personelle, interpersonelle und soziale Integrationsinstanz, oberstes Entscheidungs- und Kontrollzentrum
OFC (orbitofrontaler Kortex)	wird manchmal auch als ausgelagerter Teil des limbischen (Belohnungs-)Systems bezeichnet; wichtig für Moral und Belohnung sozialer Erwünschtheit (Einpassung), auch für *Vernunft*, *Gewissen* und Sozialkompetenz; steht funktionell mitunter im Gegensatz zum *Verstand*, der mehr dem dorsolateralen PFC zugerechnet wird

Tabelle 7.**1** (Fortsetzung).

Hirnstruktur	Funktion (für dieses Buch relevant)
Nucleus accumbens (zusammen mit vorderen Anteilen des Striatums gelegentlich auch als *ventrales Striatum* bezeichnet)	zentraler Teil des limbischen Belohnungs- und Motivationssystems (mit VTA), mitunter irreführend auch als „Lustzentrum" bezeichnet; empfängt und verschaltet die dopaminergen mesolimbischen Projektionen aus dem Mittelhirn (Motivations*kreislauf*); arbeitet, wie das gesamte limbische System (außer OFC), in der Regel völlig unbewusst; bewertet und ggf. belohnt Verhalten (d. h. durchgeführte Handlungen mit vermeintlich positivem Ausgang bzw. günstigem Effekt); „steht auf Dopamin"
Gyrus cinguli (Cingulum)	Teil des limbischen Belohnungs- und Motivationskreislaufs; „Radar" für relevante Informationen; sein vorderer Anteil (ACC = anteriorer cingulärer Kortex) ist auch Teil des *interozeptiven Systems*, wichtig z. B. für die Selbstbeobachtung und Meldung von körperlichen Fehlfunktionen (wie Schmerz), aber auch für die Perzeption von *seelischem Leid*; der ACC gilt allgemein als *Fehlermelder*, wird manchmal zusammen mit dem OFC zur *oberen* oder *ausgelagerten limbischen Funktionsebene* gezählt, die mit Fehlerkorrektur, Impulskontrolle und Verhaltensüberwachung beschäftigt ist, d. h., hier wird, anders als sonst im limbischen System (Hypothalamus, Nucleus accumbens, VTA und zentrales Höhlengrau bzw. mesolimbische Bahnen und Zentren sowie Amygdala), nicht über direkten Erfolg und Misserfolg allein gelernt (Trial and Error), sondern über die Berücksichtigung der mittel- und längerfristigen Konsequenzen des Handelns; diese Ebene schätzt ab, ist *realitätsbezogen* bzw. beinhaltet das soziale *Gewissen* oder „Über-Ich"; daher ist seine Entwicklung erst spät abgeschlossen (erst der junge Erwachsene „kommt zur Vernunft"); hat eine gewisse Kontrolle über Hypothalamus, Amygdala und das mesolimbische Lustsystem (Temperament und Emotionen), kann so egoistisches und auf unmittelbare Bedürfnisbefriedigung ausgerichtetes Verhalten in Maßen zügeln und in sozial verträgliche Bahnen lenken; das PCC (hinteres Cingulum) filtert aus dem allgemeinen „Rauschen" relevante Informationen heraus
Corpus callosum	der *Balken* ist die Verbindungsstelle beider Hirnhemisphären (Nervenfasern und Glia)
Thalamus	besteht aus ventralem Thalamus („Subthalamus") und dorsalem Thalamus, dem eigentlichen Thalamus; Komplex aus funktionell sehr unterschiedlichen Kerngebieten, die teils sensorische und motorische, aber auch kognitive und limbische Funktionen (Anteile) haben; dem Thalamus kommt eine wichtige Rolle bei der Regulation von Bewusstseins- und Aufmerksamkeitszuständen zu (Wachheit *und* Bewusstheit); wird auch *Tor der Großhirnrinde* (Eingangs- und Ausgangstor des Bewusstseins) genannt

7

Tabelle 7.**1** (Fortsetzung).

Hirnstruktur	Funktion (für dieses Buch relevant)
Hippokampus	entscheidet darüber, was wir uns explizit merken wollen, was *merk-würdig* ist; wichtig für das Lernen und den Wissenserwerb (deklaratives Gedächtnis); ein „Sensibelchen" (muss er auch sein), besonders stressempfindlich; Teil des limbischen Systems bzw. des Motivations-/Belohnungskreislaufs – **Merke:** „The hippocampus runs on fun."
Amygdala (Mandelkern)	wichtig für die Regulation von Emotionen, besonders der Angst; emotionales Lernen; geruchsempfindlich; Steuerung von Furcht-, Vermeidungs- und Stressverhalten
Hypothalamus	Teil des limbischen Systems; zusammen mit retikulärer Formation im Hirnstamm *das* Regulationszentrum für vegetative Funktionen (Atmung, Kreislauf, Nahrungs-, Flüssigkeits-, Wärmehaushalt usw.) und den Lebens- bzw. Arterhalt (das Überleben: Kampf, Flucht, Abwehr, Fortpflanzung usw.); produziert u. a. endogene Opiate bzw. Opioide, d. h. hirneigene Belohnungsstoffe, die vor allem im mesolimbischen System „Lust" erzeugen; diese können zum Teil auch direkt im Mittelhirn produziert werden; je nach Menge und Art der produzierten Substanzen fühlen wir uns zufrieden, glücklich, euphorisch oder ekstatisch – das Gehirn belohnt sich selbst bzw. die eigene Leistung, also das, was *aus Sicht des Gehirns* eine Belohnung verdient; dies hat zur Folge, dass wir dasjenige Verhalten alsbald erneut an den Tag legen, welches zur Aktivierung ebenjener Belohnungssequenz geführt hat; nutzt als *Effektor* u. a. die Hypophyse
Hypophyse (Hirnanhangsdrüse)	die Drüse des Gehirns; setzt u. a. Neuropeptide (bzw. -hormone) frei, wie Oxytozin, Vasopressin oder Opioide (Endorphine); Fernwirkungen im Körper; Stressregulation
Basalganglien (Basalkerne)	*Striatum* und *Pallidum*; (Mit-)Steuerung von Willkürbewegungen; Handlungs- und Verhaltensplanung bzw. -bewertung (positives Feedback); *implizites* Fertigkeitsgedächtnis
insulärer Kortex (Insel)	die Inselrinde ist Teil des *interozeptiven Kortex* (mit ACC); wichtige Schaltstelle der Selbstbeobachtung zwischen Körper (Informationen hierüber kommen z. B. über den Hirnstamm), emotioneller Bewertung körperlicher Zustände (limbisches System) sowie dem Kortex, also der kognitiven oder exekutiven Handlungsebene; wird mitunter wegen seiner engen Beziehung zum Vegetativum als *Bauchhirn* bezeichnet; liefert vor allem dem PFC Informationen über unseren emotionellen und primären körperlichen Zustand
Broca-Areal	eigentlich bekannt als motorisches Sprachzentrum; erster Ort, an dem Rizzolatti beim Menschen die *Spiegelneurone* (Spiegelneuronensystem) nachwies, mit denen wir in der Lage sind, uns – im wahrsten Sinn des Wortes – in andere hineinzuversetzen

Wir wollen uns nun einige ZNS-Systeme und ihre Funktionen genauer ansehen. Das sind gewissermaßen die Zutaten, die Samen, die wir noch brauchen, damit wir unser „Glücksbeet“ weiter bestellen und gießen können.

Hinweis: Und noch immer haben Sie die Möglichkeit, hier auszusetzen und z.B. im nächsten Kapitel wieder einzusteigen – nur zur Erinnerung.

Spiegelneuronensystem

Beginnen wir beim Spiegelneuronensystem. Dieses ist, wie wir heute lernen, im Grunde genommen weniger ein System als die menschliche Fähigkeit (sie wurde allerdings 1996 zuerst beim Affen beobachtet), Beziehungen zu anderen Individuen auf einer rein emotionalen – d.h. *gefühlten* – Ebene in Echtzeit herzustellen. Wir *fühlen* unmittelbar *mit*, wir denken nicht darüber nach. Dieses „System“ verbindet die Wahrnehmungsareale (hinteres Aufmerksamkeitssystem, Exterozeption; s. Tab. 7.**1**) mit den motorischen Arealen zur Erzeugung von Repräsentationen intentionaler Zustände. Spiegelneuronen überbrücken also die Grenze zwischen Wahrnehmung und Handlung. Zusammen mit der Inselrinde, dem oberen Temporalkortex und den mittleren Präfrontalregionen (nach Daniel Siegel, s. unten) entsteht so ein Resonanzschaltkreis (Abb. 7.**7**), in dem nicht nur *Intention* und *Bauchgefühl* (Intuition) codiert und repräsentiert werden, sondern auch grundlegend die Fähigkeit zur Empathie und der emotionalen Resonanz angelegt ist, die das Ergebnis der *Einstimmung* zweier Menschen ist.

Jene Einstimmung kann auch innerlich bzw. primär nach innen gerichtet erfolgen (Selbstbeobachtung und Selbsteinstimmung: Interozeption) und wird dann auch

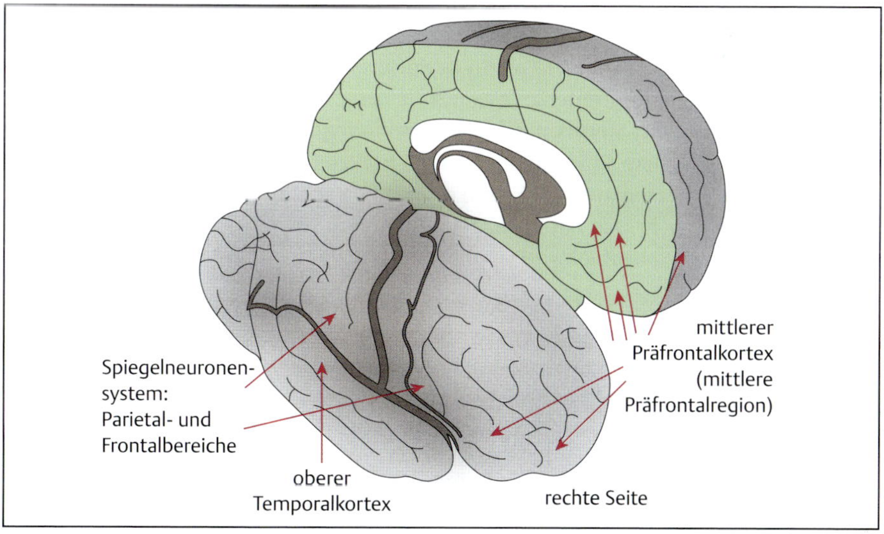

Abb. 7.**7** Resonanzschaltkreis (ohne Inselrinde) mit Spiegelneuronensystem und mittlerem Präfrontalkortex (leicht modifiziert nach Siegel 2007[7]).

Achtsamkeit genannt, wie wir noch hören werden. Auch bei der Achtsamkeitspraxis werden Spiegelneurone aktiv. Empathie, Mitgefühl (*nicht* Mitleid), Achtsamkeit und Resonanz in Echtzeit, d. h. in der Präsenz des *Hier und Jetzt*, sind wichtige Fähigkeiten, die wir im Kontakt zu uns selbst und in der Verbundenheit mit anderen benötigen. Das gilt auch für die therapeutische Beziehung. Im Gehirn sind diese Zustände funktionell miteinander verbunden, und es sorgt auch dafür, dass sich Verbundenheit „auszahlt", wie wir ebenfalls noch sehen werden.

Spiegelneurone werden an immer mehr Stellen im Gehirn gefunden. Und so ist es sicher richtig, den derzeitigen Stand (s. Abb. 7.7) nur als vorläufig und schematisch anzusehen und vielmehr auf die Eigenschaften – d. h. das Prinzip – und die faszinierenden Implikationen dieser grundlegenden Fähigkeit zu schauen. Interessant ist dabei insbesondere, dass wir letztlich nur spiegeln können, was wir schon „im Kopf" haben, also nur emotionale Zustände mitfühlen und miterleben können, die wir bereits kennen, mit denen wir also *resonant* werden können. Wir stellen uns innerlich vor, wie es *für uns selbst* wäre, das zu tun und zu empfinden, was unser Gegenüber gerade tut und – vermeintlich – empfindet. Dazu wird dieses System offenbar nur aktiviert, wenn der andere für uns wichtig und *bedeutsam* ist. Und ist es nicht auch eine schöne Vorstellung, dass die Bereitschaft, sich auf andere einzulassen und vertrauensvolle Beziehungen einzugehen (vgl. frühe Bindungserfahrungen), die achtsame Wahrnehmung der Außen- und Innenwelt (vgl. Extero- und Interozeption), die ersten Schritte im Säuglingsalter – und das motorische System überhaupt – in einem engen funktionellen Kontext stehen? Motivation heißt *Bewegung* (lat.: motivare = bewegen, manchmal auch *mit Leidenschaft*), und so ist es sicher kein Zufall, dass die Überwindung von Angst und Stress zunächst durch Bindung und Kontakt erfolgt, durch ein *Sich-aufeinander-zu-Bewegen*, sprachlich, motorisch, empathisch – *sympathisch*?!

Der Psychiater und Neurobiologe Daniel Siegel hat vor einigen Jahren den Versuch unternommen, wichtige Teile vor allem des präfrontalen Gehirns unter einem funktionellen Aspekt neu zusammenzufassen. Wir sprachen eben schon vom Resonanzschaltkreis, der eng mit Siegels *mittlerer Präfrontalregion* verbunden ist. Irreführenderweise ist die mittlere Präfrontalregion als funktionelle Einheit (s. Abb. 7.7) nicht identisch mit dem medialen PFC, der morphologisch-anatomisch definiert wird. Beide überlappen sich. Das hat zu allgemeiner Verwirrung geführt, weniger unter Hirnforschern und Neurobiologen, wohl aber bei der weiterführenden Arbeit mit dem genannten Konzept.

Mittlere Präfrontalregion

Diese Region, manchmal auch *mittlerer PFC* genannt (s. Abb. 7.7), besteht aus dem OFC und dem vorderen Teil des Cingulums (ACC), dazu dem medialen und ventralen Teil des PFC. In diesen Regionen befinden sich, wie bekannt, Areale für die Handlungsplanung („Entwicklungsabteilung") und die Abschätzung von Handlungsfolgen, für Vernunft und Moral, aber auch für Empathie und soziale Verhaltensweisen

(s. Tab. 7.1). Darüber hinaus werden als übergeordnete Funktionen im Kontext einer *interpersonellen Neurobiologie* das Herstellen von Einstimmung und Resonanz zwischen Individuen (s. Kap. „Spiegelneuronensystem", S. 89), von neuronaler Integration als Ergebnis der prinzipiellen Verbindungsfähigkeit (zwischen Menschen, aber auch innerhalb des eigenen Gesamtsystems) sowie von Wohlbefinden und Glück als Folge von „gesunden Beziehungen" genannt. Das *intrapersonale Einstimmen* auf das *Selbst* wird, wie beschrieben, auch als *Achtsamkeitsfähigkeit* ebenfalls in dieser Region (mit-)verortet.

Die neuronale Integration ist der „Kitt", der weit entfernte Regionen in Gehirn und Körper in einen funktionellen neuronalen Zusammenhang und Gleichklang bringt. Die oberste *personale* Instanz dieser Integrationsleistung lässt sich regional im PFC annehmen (s. Tab. 7.1). Von hier aus gehen auch bremsende oder beschleunigende Impulse auf das vegetative Nervensystem aus: Den mittleren Präfrontalregionen wird die Fähigkeit zugeschrieben, gleich einer kortikalen Kontroll- und Steuerungseinheit des peripheren Nervensystems (und der angeschlossenen vegetativen Funktionen), Sympathikus und Parasympathikus zu überwachen und stimulierend oder hemmend zu beeinflussen, je nach erkanntem oder antizipiertem Bedarf. In diese zentrale Steuerung der autonomen Funktionen sind auf dem absteigenden Weg bzw. dem Weg in die Peripherie das Cingulum und das limbische System mit Amygdala und Hypothalamus, die Hypophyse und die zentralen Stressachsen (s. Kap. „Zentrales Stresssystem", S. 110) sowie die Kerne des zentralen noradrenergen (sympathischen) Systems im Locus coeruleus und weitere Regulationszentren im Hirnstamm eingebunden (s. Tab. 7.1). So wird abermals deutlich, dass auch die vermeintlich autonome Körperregulation keinesfalls losgelöst von kortikalen, kognitiven oder emotionalen Zuständen ist, die insbesondere – im positiven Fall – mit *eingestimmten* und sicheren Bindungserfahrungen (z. B. günstige Mutter-Kind-Beziehung) sowie der generellen Fähigkeit zur Kommunikation und *Abstimmung mit anderen* zusammenhängen können.

„Emotionale Ausgeglichenheit" schließt darüber hinaus ein, dass die affekterzeugenden limbischen Bereiche des Gehirns genügend Aktivierung erfahren, um dem Leben Vitalität und Sinn zu verleihen, dies aber nur so stark, dass das Leben noch führ- und kontrollierbar ist, d. h. nicht chaotisch oder *inkohärent*. Die enge funktionelle und anatomische Verbindung zwischen den limbischen Anteilen, dem ACC (s. Tab. 7.1) und den mittleren Präfrontalregionen des Gehirns macht diese bidirektionale Beziehung deutlich. Hierbei ist der PFC allerdings *der Kopf*, d. h. die Exekutive. Dieses feine und dynamische Gleichgewicht zwischen Über- und Unterforderung, zwischen Aktivierung und Inaktivität finden wir heute in vielen Modellen zu Glück und Gesundheit, von der Flow- und Stressregulation bis hin zur physiologischen Autoregulation oder der Burn-out- bzw. Bore-out-Forschung (s. Kap. 8). Dabei ist in der dynamischen Regulationsfähigkeit auch die Möglichkeit enthalten, *flexibel* zu reagieren, *elastisch* zu sein, vor einer Reaktion innezuhalten und zu reflektieren, eine Wahl zu haben und eine Auswahl zu treffen und erst dann, initiiert vom Vorderhirn, eine Handlungsoption tatsächlich zu realisieren (und sie später zu bewerten). In diesen Kreislauf sind neben dem (Prä-)Frontalhirn und den limbischen Anteilen in geschilderter Weise auch die Basalganglien und der vordere Scheitellappen eingebunden.

Wir wollen an dieser Stelle nicht weiter auf die „Libet-Experimente" eingehen (nach Benjamin Libet, der mit seinen Untersuchungen in den 1970er-Jahren die Frage aufbrachte, ob wir Menschen überhaupt einen freien Willen haben bzw. ob das Gefühl, Kontrolle über die eigenen Handlungen zu haben, eine „perfide Illusion" sei) und auf die daraus resultierenden Diskussionen zur Wahrnehmung und dem Bewusstsein sowie zur Frage, *wer* da eigentlich Handlungen steuert und bewertet. Interessant ist jedoch, dass die Fähigkeit zur Selbstbeobachtung und Selbstwahrnehmung (Interozeption) und die dafür zuständigen Kortexareale im Cingulum und insbesondere in der Insel, wie berichtet, eine enge Verbindung zum PFC besitzen und dass die Interpretation und Bewertung des Wahrgenommenen einerseits vor dem Hintergrund der eigenen emotionellen *Färbung* (der momentanen Stimmung) und andererseits in enger Verbindung mit der sozialen Umwelt und der *empathischen Vorstellungskraft* geschieht. Man kommt nicht umhin, auch hier den Präfrontalregionen eine entscheidende Beteiligung zuzuschreiben. Dabei ist die eher akademische Frage, ob das ACC selbst – funktionell gesehen – eine ausgelagerte Struktur des limbischen Systems oder aber ein originärer Teil des PFC ist, von nicht wirklich entscheidender Relevanz. Zwar würde es in Bezug auf die durchaus interessante Einbettung der genannten Aspekte in den größeren Kontext der evolutiven bzw. phylogenetischen Entwicklung des ZNS durchaus einen Unterschied machen, aber im Kontext einer ganzheitlich-funktionellen und systemischen Betrachtungsweise, um die wir uns hier bemühen wollen, geraten diese Unterschiede dann doch wieder in den Hintergrund. Vielleicht kann man sich darauf einigen, dass dieser Präfrontalbereich sowohl als „fühlender Teil des denkenden Gehirns" oder „limbischster Teil des PFC" gelten kann, wie Daniel Siegel es nennt, als auch – und gleichzeitig – als „oberster Teil des limbischen Systems", so Gerhard Roth und andere. In jedem Fall ist er entscheidend an der Autoregulation und Steuerung der autonomen Funktionen beteiligt.

Präfrontale und limbische Areale, inklusive der mesolimbischen Bahnen, sind so eng miteinander verdrahtet, dass eine Aufspaltung in einzelne Funktionen kaum sinnvoll – und machbar – erscheint. Wichtig ist am Ende allein die integrale Bedeutung dieser funktionell ungemein wichtigen Regionen: Von der Körperregulation bis zur Moral werden hier zentrale personale und exekutive Funktionen miteinander verbunden und realisiert, in enger Abstimmung mit den umgebenden (para- bzw. peri-)limbischen und dorsolateralen Präfrontalregionen sowie insbesondere der Inselrinde. So entsteht ein *exekutiver Schaltkreis* rund um die mittleren Präfrontalregionen: Eingeweideüberwachung und soziales Verständnis, emotionale Ausgeglichenheit, Selbstreferenz und Motivation, dazu die Beruhigung und Kontrolle überschießender Reaktionen, Handlungsplanung sowie -überwachung und schließlich die Interpretation des eigenen Handelns (sowie des Verhaltens anderer Menschen) werden hier repräsentiert und koordiniert. Dieses System ist damit zutiefst integrativ und in seiner Wirkung fraglos eine zentrale Instanz für Wohlbefinden, Zusammengehörigkeit, Kohärenz und Glück. Zuweilen wird in diesem Kontext gar vom *Dreieck des Wohlbefindens* gesprochen: Neuronale Integration, empathische Beziehungen und Kohärenzsinn (s. Kap. 10.1) nehmen wohl im Präfrontalsystem ihren Ausgang.

Abschließend sei zum Thema des „freien Willens“ noch angemerkt, dass er fraglos einen zentralen Aspekt des „Menschseins“ berührt – und damit auch seine Realisation im Kontext eines „gelungenen Lebens“: Freiheit und Wachstum sind hier, neben der Verbundenheit und Absicherung, sicher entscheidende Säulen, auch des Glücks. So sagt Friedrich Schiller: „Des Menschen Wille, das ist sein Glück!“ William James hat in Bezug auf die Frage nach der willentlichen Freiheit des Menschen schon lange vor Benjamin Libet weniger die Frage nach der Handlungen *auslösenden* Instanz in den Mittelpunkt gestellt (und ob der Mensch hier frei in seiner „Entscheidung“ sei), sondern die Fähigkeit zur intentionalen Konzentration bzw. das fokussierte *Halten* der Aufmerksamkeit (vgl. Achtsamkeit; s. Kap. „Kleiner Exkurs zur Neurobiologie von Meditation und Mitgefühl und ihr Bezug zur Schmerzregulation“, S. 140) als wichtige Manifestation des „freien Willens“ bezeichnet – die Kontrolle also darüber, ob wir bei einer Sache *bleiben* wollen. Und auch diese Fähigkeit ist den oben beschriebenen Hirnarealen zuzuordnen.

Limbisches System

Das wohl wichtigste System im Kontext unserer Fragestellung ist sicher das hirneigene *Motivations- und Belohnungssystem*, das im Wesentlichen vom *limbischen System* und von seinen Vernetzungen bereitgestellt wird. Jenes System reicht in all die anderen genannten Systeme direkt oder indirekt hinein und soll uns im nächsten Kapitel noch weiter im Rahmen der *Neurobiologie des Glücks* beschäftigen, dort aber vielmehr in seiner biologischen und funktionellen Relevanz, d. h. in den sich aus Morphologie und Bauplan ergebenden Zusammenhängen und Schlussfolgerungen für die Praxis.

► **Entwicklung** Das limbische System (Abb. 7.8) besteht im Wesentlichen aus Hippokampus, Cingulum, Nucleus accumbens (funktionell), Amygdala, Hypothalamus, VTA und zentralem Höhlengrau (letztere beiden als Ausgangspunkt der mesolimbischen Areale und Bahnen) und ist u. a. der „Sitz des Unbewussten“. Manchmal wird es auch als „emotionales Gehirn“ bezeichnet. Dieses System hat sich entwickelt bzw. ausdifferenziert, als die Reptilien (vgl. Stammhirn) sich zu Säugetieren weiterentwickelten. Ihr Bewegungsradius wurde größer, und Fantasie bzw. Vorstellungskraft, Neugierde, Lustorientierung und Spontaneität ermöglichten nun auch das Aufsuchen weiter entfernt gelegener Brut-, Lager- und Nahrungsplätze bzw. untypischer Nahrungsquellen und Reservoire, d. h. neuer Lebensräume. Mit der notwendigen, nun komplexeren Bewegungssteuerung und einer erhöhten Mobilität (durch mehr Freiheitsgrade) und dem damit verbundenen Antrieb (vgl. Kap. 8.1) war es nun erforderlich geworden, neue Verhaltensweisen und Erfahrungen einerseits ständig kritisch zu evaluieren und andererseits, wenn sie sich als sinnvoll erwiesen hatten, zu belohnen, zu verstärken, zu konditionieren und schließlich zu lernen. Und sie sollten nun auch an andere weitergegeben werden, damit nicht nur ein Individuum davon profitieren möge, sondern möglichst alle „in den Genuss“ kommen konnten. Das galt auch im umgekehrten Fall einer künftigen Vermeidung unangenehmer Erfahrungen und Situationen (z. B. über die Einbeziehung der Amygdala).

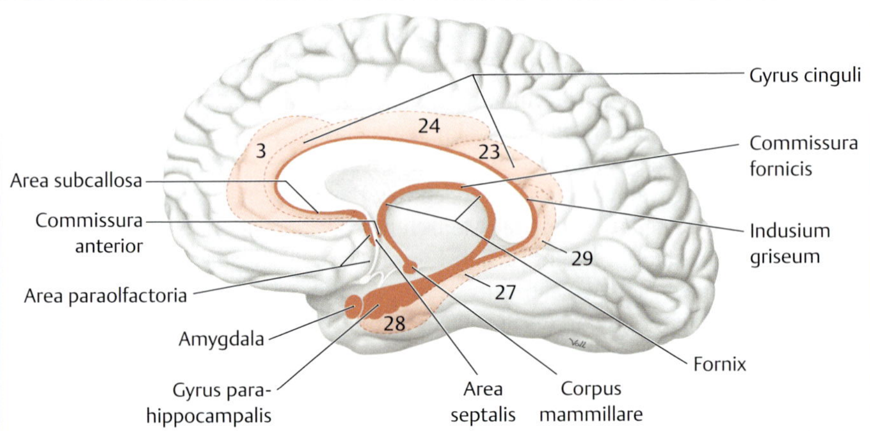

Abb. 7.**8** Limbisches System im teilweise durchscheinend dargestellten Kortex.
Ansicht auf die rechte Hirnhälfte. Der Begriff „limbisches System" (lat.: limbus = Saum, Kante) geht auf Broca (1878) zurück, der die Hirnwindungen um Balken, Zwischenhirn und Basalkerne zu einem „Grand Lobe limbique" zusammenfasste. Das limbische System umfasst dabei neo-, archi- bzw. paläokortikale Bezirke sowie subkortikale Kerngebiete. Aufgrund dieser Ausdehnung können Informationen zwischen Telenzephalon (Hirnrinde), Dienzephalon und Mesenzephalon ausgetauscht und integriert werden. An der medialen Hemisphäre kann man einen inneren und einen äußeren Bogen des limbischen Systems unterscheiden.
Der *äußere Bogen* wird gebildet von:

- Gyrus parahippocampalis,
- Gyrus cinguli (auch Gyrus limbicus genannt; Namensgeber) und
- Area subcallosa (Area paraolfactoria).

Der *innere Bogen* wird gebildet von:

- Indusium griseum,
- Hippokampusformation,
- Fornix,
- Area septalis (kurz: Septum[-region]),
- diagonalem Band nach Broca (in dieser Ansicht nicht sichtbar) und
- Gyrus paraterminalis.

Zum limbischen System zählen außerdem Amygdala und Corpus mammillare sowie weitere Zwischenhirn- und Mittelhirnareale. Das limbische System beteiligt sich an der Regulation des Trieb- und Affektverhaltens und ist für Lernen und Gedächtnis von entscheidender Bedeutung. Die Zahlen in der Abbildung beziehen sich auf die Brodmann-Areale („Hirnkarte") (Schünke et al. 2012[8]).

Sinnvolle und vermeintlich gesunde Erfahrungen und Verhaltensweisen mussten abgespeichert werden, zusätzlich zu den „Landkarten", die im übertragenen Wortsinn, aber auch ganz wörtlich genommen, zu der neuen Erfahrung geführt hatten. Auch musste eine Umkehr in sicheres Terrain möglich sein, d. h., Auswege und Rückwege mussten ebenfalls memoriert werden. Und so überrascht es nicht, dass die Evolution dem vornehmlich emotionell-affektiven, belohnenden und „triebhaften" limbischen System (mit dem dort eingebetteten Motivationskreislauf) das *Gedächtnis* an die Seite stellte – und damit einen Zutritt zum Großhirn als „Festplatte" für die abzuspeichernden Gedächtnisinhalte. Letztere Aufgabe hat dann der Hippokampus übernommen (s. Tab. 7.**1**).

▸ **Obere limbische Funktionsebene** Limbische Areale sind wesentlich am Gedächtnis bzw. an der *Gedächtnisbildung* beteiligt. Wichtig sind hier einerseits die Hippokampusformation (insbesondere beteiligt am semantischen *Wissensgedächtnis* sowie dem autobiografisch-episodischen *Erlebnisgedächtnis*, zusammenfassend als explizites oder *deklaratives Gedächtnis* bezeichnet) und andererseits die Amygdala – und verbundene Bereiche – für die emotionale Konditionierung und das *emotionale Gedächtnis*. Hier müsste formal noch die Memorierung bzw. Erinnerung von emotional-sozialen *Kontexten*, über eine Aktivierung der schon häufig angeführten oberen limbischen Funktionsebene (Cingulum, ventromedialer PFC und insbesondere OFC), ergänzt werden (Abb. 7.**9**).

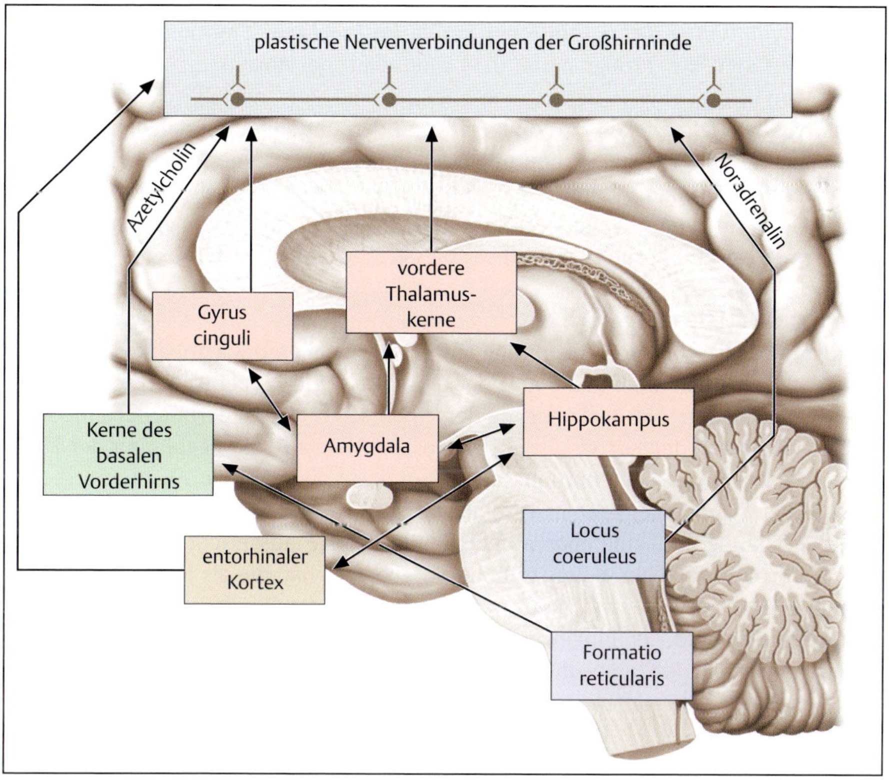

Abb. 7.**9** Modulierende subkortikale Zentren.
Der Kortex als Ort unseres bewussten Erlebens und Handelns wird über verschiedene subkortikale Zentren beeinflusst. Die für das Lernen und das Gedächtnis besonders wichtigen Bestandteile des limbischen Systems sind rot dargestellt. Die Beeinflussung unseres Bewusstseins und unseres Handelns durch diese subkortikalen Zentren wird von einigen Neurobiologen als so dominierend eingeschätzt, dass sie einen freien Willen negieren. „Der Mensch fühlt sich dann frei, wenn er tun kann, was er muss", d. h., wenn er das tut, was sein Unterbewusstsein ihm zu tun vorgibt.
Hinweis: Der entorhinale Kortex ist *das* „Interface" (Schaltstation) zwischen Hippokampus und Neokortex und liegt ebenfalls im medialen Temporallappen. Er ist damit wichtig für die Gedächtnisbildung und das Lernen, wohl aber auch beteiligt an „Navigation" und räumlicher Orientierung sowie dem Schlaf (Schünke et al. 2012[9]).

Auch das Bindungsverhalten findet eine Verankerung im limbischen System, dessen wichtigste Funktion aber die Herstellung des affektiven Zustands ist, gewissermaßen der „Tonart", in der wir „klingen". Da zum System auch der Hypothalamus gehört, ist sichergestellt, dass sich Emotion und Affekt auf kürzestem Weg im Körper auswirken und die Regulierung des Hormonhaushalts auch einem starken limbischen Einfluss unterliegt. Fraglos hat das limbische System auf diese Weise einen großen und unmittelbaren Einfluss auf den Körper und unsere Körperempfindungen. Diese endokrine Verbindung befindet sich auch unter der beschriebenen Kontrolle aus Frontalhirn einerseits und Stammhirn andererseits, d.h. den Zugängen, über die das Gehirn via autonomem Nervensystem und einer zentral gesteuerten Modulation von Parasympathikus und Sympathikus die Körpersysteme beeinflusst – der direkte Weg, auf dem Gehirn, Geist und Körper miteinander verbunden sind. Eindrucksvoll wurde das u.a. in einer Studie im Fachblatt „Emotion" aus dem Jahr 2012[10] bestätigt, die gezeigt hatte, dass Menschen bei Absenkung der Außentemperatur (im Winter bzw. in der Experimentalkammer) mit „nostalgischen Gedanken" reagieren, die „Heimeligkeit", „Wohligkeit" und Verbundenheit (sozialen Zusammenhalt) suggerieren. Aber neben den entsprechenden angenehmen Erinnerungen und „belohnenden Gefühlen" kommt es auch real zu einer Anhebung der Körpertemperatur bzw. der interozeptiven „gefühlten Temperatur" (es wird einem „warm ums Herz") sowie zu einer erhöhten Schmerztoleranz gegenüber Kältereizen.

Da das Gehirn letztlich auch ein Organ und somit „körperlich" ist, wird abermals deutlich, wie wichtig die Anerkennung einer funktionellen Untrennbarkeit von *Soma* und *Psyche* bzw. von *Mind* und *Body* oder *Geist, Seele* und *Körper* ist. Körperliche Verfassung, Perzeption und Beobachtung derselben sowie die Steuerung der Eingeweidefunktionen und der Körpersysteme insgesamt (wie z.B. die Regulation der Herz-Kreislauf-, Atmungs- oder Immunsysteme) und die gegenseitige Abstimmung sind unmittelbar aufeinander und, in Verbindung mit der aktuellen mentalen oder affektiven Verfassung, auf eine momentane Bedürfnislage ausgerichtet. Kein Wunder, dass die Evolution etliche Botenstoffe hervorgebracht hat, die als Neuropeptide und Signalhormone sowohl im ZNS als auch im Bereich der Eingeweide (insbesondere der Verdauung und der Eingeweide*motorik*) eine zentrale Bedeutung haben, d.h. geistig-emotionale Prozesse einerseits und Überlebens- sowie vegetative Funktionen andererseits gleichermaßen steuern (wohl, weil jene Prozesse in der Evolution einmal „eins" waren ...). Als Beispiele seien hier Serotonin, Neurotensin sowie die u.a. am Placeboeffekt beteiligten Cholezystokinin und Dopamin genannt. Dabei erfolgt die interaktive Steuerung weitgehend unbewusst, d.h. eben *autonom*, über die Schaltstelle des limbischen Systems: Die limbischen Bereiche u.a. im Hypothalamus wirken zusammen mit dem Stammhirn und zusätzlich beteiligten subkortikalen Arealen (s. Tab. 7.**1**) und beeinflussen so unsere Motivation und die Aktivierung (sowie die Befriedigung) unserer Grundbedürfnisse nach Überleben und Zugehörigkeit.

Neben der schon beschriebenen oberen oder 3. Funktionsebene des limbischen Systems mit enger Beziehung zum PFC können auch eine mittlere und eine untere Ebene unterschieden werden. Grob gesagt könnte man festhalten, dass dieses System mit seinen unterschiedlichen hierarchischen Ebenen gleich einer Bedürfnispyramide dafür sorgt, dass zunächst unsere Grundbedürfnisse gestillt werden. Das wusste auch schon Abraham Maslow (oder später Clayton Alderfer, der in seinem ERG-Modell als „universale Bedürfnisse" jene nach Existenz, Beziehung und Wachstum beschrieb). Wir arbeiten uns die Leiter hoch – wenn „man" uns lässt. Das limbische System motiviert uns dazu, Lust zu haben auf Dinge, die wir vermeintlich oder tatsächlich brauchen, und belohnt uns, wenn wir sie bekommen. Das System wurde so angelegt und uns „eingepflanzt", damit es uns „gut geht" und wir Anreiz und Lohn für unseren stetigen Einsatz für das Leben bekommen. Und das war schon immer so, lange bevor wir Währungen, Bonuszahlungen, Incentives und Pharmavertreter erfanden. Allerdings ist der Umgang mit diesen Möglichkeiten, die uns die Natur gab, nicht immer leicht, angenehm und ohne Folgen. Alles hat eben seinen Preis.

► **Untere limbische Funktionsebene** In der *untersten Ebene* des limbischen Systems geht es um den Lebenserhalt, also um die basalen körperlichen Regelkreisläufe und elementaren Verhaltensreaktionen. Biologisch sind Fragen des Gleichgewichts, des Überlebens des Einzelnen und der Art (bzw. von Stamm oder Familie), Wachsamkeit und Kampf- bzw. Fluchtbereitschaft (Stressreaktionen) sowie sexuelles Begehren, Territorialität, Schmerzempfindungen und all die anderen körperlichen und vegetativen Bedürfniszustände angebunden. Diese sollen uns möglichst nicht bewusst werden, sind aber lebenswichtig und sollen nicht durch unseren Willen oder die Gedankentätigkeit kontrolliert, durchkreuzt und womöglich vom Ziel abgebracht werden. In der Verhaltensbiologie würde man von nicht-kognitivem oder unbewusstem Appetenzverhalten und Triebhaftigkeit bzw. von Instinkthaftigkeit und unbedingten Reizen (Reflexen) sprechen – ganz egal, die genannten Konzepte und Begriffe sind zum Teil auch schon wieder überholt. Was aber bleibt, ist, dass auf dieser Ebene des limbischen Systems mit seinen Anteilen aus Hypothalamus, Amygdala (insbesondere dem Amygdala*zentralkern*) und vor allem den dopaminergen Mittelhirnanteilen und -bahnen mit enger Verflechtung zu Hirnstamm und Hypophyse (s. Tab. 7.1) Affekte an die körperlich-vegetativen Grundbedürfnisse und deren Regulation angekoppelt werden und so schließlich unsere Grundstimmung entlang der Frage „Bedürfnisse gestillt?" festgelegt wird. Da ist ein kognitiv-gedankliches „Entkommen" oder auch nur ein bewusstes Umlernen schwierig. *Zum Glück* müssen diese Funktionen nicht noch erlernt werden! So können sie auch nicht verlernt werden. Allerdings können wir sie willentlich kaum abändern; wir müssen mit ihnen leben, ob wir wollen oder nicht. Standardisierte Auslösesituationen und Schlüsselreize führen zu standardmäßigen Antworten. So ist das eben. Allerdings sind die Standards nicht immer und überall gleich.

► **Mittlere limbische Funktionsebene** Es gibt ja auch noch die *mittlere* oder *2. Funktionsebene.* Da haben es die freiheitsliebenden Nichtdeterministen unter uns schon etwas einfacher. Hier geht es um Emotionen und Gefühle im engeren Sinn. Hier werden Grundgefühle wie Freude, Glück, Hoffnung, Erwartung, aber auch Furcht, Ekel, Verachtung und Enttäuschung, zu einem Cocktail gemixt, der unsere momentane Gefühlslage ausdrückt und bestimmt. Unsere Gefühle werden dafür in den gleichen limbischen Regionen wie die Grundbedürfnisse „abgefragt", d.h. zunächst *unbewusst* erzeugt, aber aufgrund der Verbindungen zu übergeordneten

Zentren kann Bewusstheit (und damit auch ein gewisses Maß an Einfluss und Kontrolle) erlangt werden – wenn z.B. Erregungen aus dieser mittleren funktionellen Ebene in die Großhirnrinde dringen.

Ob eine grundsätzliche Unterscheidung zwischen Affekt und Emotion neurobiologisch oder auch therapeutisch tatsächlich sinnvoll und hilfreich ist, bleibt zu erörtern. Möglicherweise ist auch das eher eine akademische Spielerei ohne wirkliche Relevanz, zumindest für die Praxis oder für den Patienten mit seinem aktuellen Problem. Und dennoch ist interessant, dass – anders als bei den basalen Affekten – die Emotionen nicht starr an bestimmte Situationen gekoppelt scheinen, sondern sich in Abhängigkeit von gemachten Erfahrungen und den hierzu abgespeicherten Erinnerungen sowie den daraus resultierenden Erwartungen an die Zukunft durch Lernvorgänge verändern und konditionieren lassen, d.h. verbinden lassen mit allen erdenklichen Objekten, Situationen und bedingten Reizen. Diese *emotionale Konditionierung* kann mindestens bidirektional erfolgen, also prinzipiell auch wieder rückgängig gemacht oder durch andere Inhalte ersetzt werden, und sie wird ebenfalls im Wesentlichen in der Amygdala vorgenommen, dem wichtigsten limbischen Zentrum für das emotionale Gedächtnis und *das* subkortikale Trieb-, Stress- und Überlebenszentrum – allerdings weniger in ihrem Zentralkern als vielmehr in den basolateralen Anteilen.

7

Die *basolaterale Amygdala* ist stammesgeschichtlich (phylogenetisch) jünger als ihre Nachbarn und auch auf unserer Bedürfnispyramide bzw. in unserem „Steuerungs-Tower", funktionell gesehen, weiter oben angesiedelt. Denn auch der 3. Anteil des Mandelkerns, die kortikomediale Zellgruppe, führt uns eher wieder in die Ursuppe unserer vollständig unbewussten, unkontrollierbaren, nicht-kognitiven Anteile und „Ururahnen" zurück. Nur der Vollständigkeit halber: Die *kortikomediale Amygdala*, die manchmal schon gar nicht mehr zum Mandelkerngebiet gezählt wird (zumindest der Nucleus medialis ist verdächtig), ist phylogenetisch uralt und direkt mit dem Riechkolben bzw. Riechhirn verdrahtet. Hier werden Gerüche verarbeitet, insbesondere soziale Gerüche (Pheromone), die ein wichtiges innerartliches Kommunikationsmittel sind und, wir haben es schon geahnt, primär dem Arterhalt dienen. Allgemein wird den kortikomedialen Kernen ein fördernder Einfluss auf aggressives Verhalten, Sexual- und Fresstrieb zugesprochen. Die basolateralen Kerne dagegen werden eher mit Angst, Zurücknahme, aber auch mit Wohlgefühl und sogar Entspannung in Verbindung gebracht, je nach Ausgangslage und konkreter Situation und, um es noch komplizierter zu machen, je nach Seite, die dominiert (schließlich haben wir 2 Mandelkerne, einen rechts- und einen linkshemisphärischen).

Die basolaterale Amygdala ist der Ort der emotionalen Konditionierung (s.u.). Sie bekommt wichtigen Input von den kortikomedialen Anteilen des Mandelkerns, d.h., die olfaktorischen (von lat.: olfacere = riechen) Eindrücke und Gerüche werden hier gleich mit in die Konditionierung von Ereignissen eingearbeitet. Ansonsten erhält sie Erregungen aus dem visuellen, somatosensorischen und auditorischen System, dem Exterozeptionskortex (s. Tab. 7.**1**), und gleichzeitig Eingänge von denjenigen Systemen, die „gut" oder „schlecht" melden, d.h. vom mesolimbischen System, vom

Hypothalamus und von jenen Hirnarealen, die mit der Schmerzverarbeitung und -modulation zu tun haben (Interozeptionskortex und zentrales Höhlengrau; s. Tab. 7.1) – was man eben für ein „sinnvolles" Konditionieren und Verkoppeln braucht. Gleichzeitig steht die basolaterale Amygdala in enger Verbindung mit dem Hippokampus. Es geht hier ja auch um das Lernen! Hier werden die sensorischen Inputs mit den affektiv-emotionalen Umständen verknüpft und erhalten dadurch eine emotionale Bewertung, die wir dann abspeichern.

Die sensorischen Informationen werden in diese mittlere limbische Funktionsebene über 2 verschiedene Wege eingespeist, entweder direkt (allenfalls mit einer kurzen Umschaltung im Thalamus) oder auf einem Umweg über den Kortex. Der 1. Weg ist komplett unbewusst und quasi „stenografisch", d.h. grob, vereinfachend und detailarm. Der 2. Weg dauert länger. Er reichert die sensorischen Informationen an, indem er sie vom Thalamus in die Großhirnrinde schickt, ehe sie letztlich über den Temporallappen wieder zurückkommen bzw. vom Kortex in die Amygdala gelangen. Diese Vorgänge werden uns meist zu irgendeinem Zeitpunkt bewusst und damit zugänglich. Das kann dann gut oder schlecht sein: Bei einem guten Verlauf werden z. B. endogene Opiate und „Wohlfühlpeptide" im Gehirn ausgeschüttet. Wie und wo das genau geschieht, ist nicht nur recht kompliziert, wie es den Anschein hat, sondern auch noch immer nicht wirklich verstanden. Aber wir wissen heute, dass die Amygdala viele „verdächtige" peptiderge Nervenzellen enthält. Und so kann man neben dem klassischen Konditionieren auch schon in dieser mittleren limbischen Ebene Anteile des *operanten Lernens* (verhaltensgetriggertes Lernen) entdecken, die, wie es z. B. aktuelle Experimente bei der Fruchtfliege nahelegen (keine Sorge – die *Drosophila* hat gar kein limbisches System!), besonders peptidlastig sind und funktionell das klassische oder „einfache" Lernen, zumindest teilweise, zu antagonisieren scheinen. Mit anderen Worten: Hier haben wir schon die Chance, mit Lust unsere einfachen Konditionierungen über den Haufen zu werfen.

Die Verknüpfung von zunächst mehr oder minder neutralen Geschehnissen mit emotionalen Zuständen, die positiv oder negativ bewertet werden, so, wie es in der basolateralen Amygdala vollzogen wird, ist recht stabil; und zwar umso mehr, je stärker die angekoppelten Gefühle waren oder sind. Ob dabei grundsätzlich auch *vergessen* werden kann oder nur die Intensität, Konnotation oder Skalenhöhe der Bewertung über die Zeit veränderbar ist, ist durchaus umstritten. Aber für eine Veränderbarkeit spricht fraglos, dass die Amygdala in Größe und Form – zu sehen z. B. im Rahmen von funktionellen MRT-Untersuchungen – deutliche Zeichen von Neuroplastizität offenbart; dies auch schon nach relativ kurzer Zeit, z. B. innerhalb eines 8-wöchigen Achtsamkeits- oder Stressmanagement-Trainings.

► **„Schadenfreude"** Wir alle kennen die Erfahrung, dass „Himmelhochjauchzen" und „Am-Boden-zerstört-Sein" mitunter sehr eng beieinanderliegen können, zumindest zeitlich. Ein eben noch großartiger Erfolg (das endogene Belohnungssystem feuert inbrünstig) kann im nächsten Moment zu einer schmach- und schmerzvollen Niederlage werden (die Amygdala läuft zu Hochtouren auf), evtl. ausgelöst durch nur eine einzige Bemerkung *am falschen Ort* oder *zur falschen Zeit* oder einfach von *der*

7

falschen Person vorgetragen. Oder unser eigener Sieg geht auf Kosten anderer, denen dann mitunter *Hohn und Spott* zuteilwird – des einen Freud, des anderen Leid. Beide Erfahrungen werden sich bei den Beteiligten einprägen, ja, *einbrennen*. Dafür sorgen schon Amygdala und Hippokampus.

Die deutsche Sprache macht an einem Begriff exemplarisch deutlich, wie die mögliche Freude an einem Ereignis unmittelbar auch an Kummer und Leid geknüpft sein kann. Dieser Begriff findet sich meines Wissens in kaum einer anderen Sprache und lautet „Schadenfreude". Interessanterweise konnten Tania Singer und andere Neurowissenschaftler nachweisen, dass es sich hier um ein ganz „perfides" und doch auch wieder tiefgründiges biologisches Prinzip handelt: Begreift man Empathie und die Empathiefähigkeit als eine neurobiologische Vorstufe von Mitgefühl, die eng mit der Interozeptions- und Spiegelfähigkeit eines Menschen zusammenhängt (s. Kap. „Spiegelneuronensystem", S. 89), die ihrerseits wiederum grundsätzlich durch Erfahrungen beeinflussbar und plastisch scheinen (u. a. weil Empathie und Mitgefühl einen engen Bezug zur obersten limbischen Funktionsebene und damit auch einen kognitiv-kortikalen Anteil haben), so wird deutlich, dass diese *prosozialen* Fähigkeiten beim Auftreten von Schadenfreude schlagartig unterdrückt werden müssen. Offenbar handelt es sich um ein antagonistisches biologisches Prinzip der Motivation (wir werden im nächsten Kapitel noch darauf zurückkommen), wonach empathische Hirnreaktionen, z. B. im interozeptiven Schmerznetzwerk (Insula – Cingulum – PFC – Mittelhirn), die bei der Erfahrung oder beim Anblick von Leid aktiviert werden, durch Schadenfreude unterdrückt werden. Der amerikanische Neurowissenschaftler Richard Davidson nennt es auch „the joy of revenge". Wenn wir meinen, dass es jemandem *ganz recht geschähe*, dann löst der Schmerz, den diese Person *vor unseren Augen* erleidet, in uns deutlich weniger Empathiegefühle aus. Unsere subjektive interozeptiv-empathische Schmerzreaktion findet praktisch nicht statt. Ganz anders jedoch, wenn eine Person Schmerzen erleidet oder jene angedroht bekommt (z. B. in einem Experiment), die uns nahesteht oder die es *augenscheinlich nicht verdient* hat.

Schadenfreude und Empathie schließen sich also gegenseitig aus. Doch halt – das gilt offenbar nur für Männer, sagt die Wissenschaft. Frauen können auch mit einem Mitglied der *gegnerischen* Fußballmannschaft, z. B. bei einem rüden Foul, *real* mitfühlen. In großen Forschungsprojekten soll nun der Frage nachgegangen werden, ob Mitgefühl – und bis zu welchem Grad, mit welchen Mitteln – trainierbar, modulierbar und durch praktische Übungen z. B. der Positiven Psychologie therapeutisch nutzbar gemacht werden kann. Man will dem Problem auf den Grund gehen, und auch die Gender-Aspekte verdienen fraglos noch weitere Beachtung und Erklärungen. Halten wir aber schon einmal fest, dass der Schmerz, den andere erleiden, umso mehr auch zum eigenen Schmerz werden kann (und wird!), je näher einem die andere Person steht. Geteiltes Leid ist halbes Leid – zumindest *solidarisches* Leid. Schadenfreude dagegen antagonisiert und durchbricht diese an sich positive Beziehung, die wiederum durch Liebe, positive Bindung und Sympathie genährt wird, wie es den Anschein hat.

▸ **Emotionale Konditionierung** Diese findet ständig statt. Sie tönt und färbt unsere Lebenswelt und steuert unser Verhalten. Durch emotionale Kopplung bevorzugen wir Dinge oder vermeiden sie. Das kann unbewusst geschehen; dann tun wir etwas und wissen nicht wirklich, warum. Oft sind uns jedoch unsere Antriebe und Beweggründe, d. h. unsere *Motivationen* (Motive und Motivatoren), durchaus bewusst. Wir empfinden Zuneigung oder Abneigung, Freude, Glück oder Unglück und Furcht, Interesse oder Desinteresse usw. – und wir können darüber reflektieren und reden. Auf dieser Ebene, der mittleren limbischen Funktionsebene, fallen wohl auch die *wesentlichen Entscheidungen* in unserem Leben. Auch die *intuitiven Bauchentscheidungen* haben hier ihren zentralen „Knotenpunkt". Und das müssen nicht immer die schlechtesten Entscheidungen sein. Lebensstil und nachhaltige Gesundheitsentscheidungen gehören ebenfalls in diese Kategorie. Auch davon werden wir noch hören. Unklar ist allerdings, daran sei noch einmal erinnert, ob die Amygdala für die Vermittlung guter *und* schlechter Erfahrungen und Entscheidungen zuständig ist oder doch nur für die vermeintlich negativen. Das mesolimbische System wäre dann allein für das *Positive in unserem Leben* zuständig. In jedem Fall aber ist das letztere System von zentraler Bedeutung für die *starken positiven* Empfindungen und die mittlere limbische Ebene insgesamt zuständig für die Konditionierung und Abspeicherung ebenjener Empfindungen und Ereignisse.

▸ **Emotionale Kontextkonditionierung** Von der 3. oder *oberen limbischen Funktionsebene* haben wir ja schon viel gehört. Wir wollen das hier zum Abschluss der limbischen Trilogie nicht noch einmal wiederholen. Wichtig und bisher noch etwas zu kurz gekommen scheint in diesem Zusammenhang der Aspekt der emotionalen Kontextkonditionierung, der ebenfalls auf dieser 3. Ebene seinen Ausgang nimmt. Worum geht es dabei? Neben der primären emotionalen Konditionierung, d. h. der Kopplung eines neutralen Ereignisses oder eines zunächst unkonditionierten Reizes mit einem *emotionalen Eselsohr*, wie es im mesolimbischen System und Mandelkern ständig passiert, wie beschrieben, werden ab dem Jugendalter immer auch die Kontexte mitgelernt, in denen die Ereignisse und ihre emotionalen Begleitumstände stattfinden. Hier geht es zum einen um unsere Gedanken und die Umfeld- und Umweltbedingungen, in denen uns die positiv oder negativ konditionierten Dinge widerfahren sind; zum anderen – und ganz wesentlich – geht es aber um die sozialen Kontexte. Mit wem passierte es, wer war dabei, wie sahen sie aus, wie rochen sie usw.? Später können dann kurze Erinnerungen, wie Gerüche usw., dazu führen, dass uns das *ganze Geschehen* vor dem *inneren Auge* noch einmal vorgeführt wird – manchmal ungebeten oder öfter, als uns vielleicht lieb ist.

▸ **Reifung** Die 3 Ebenen des limbischen Systems, vom Zentralkern der Amygdala und vom Hirnstamm über den basolateralen Mandelkern und die mesolimbischen Bahnen und Zentren inklusive der Lust- bzw. Motivations- und Belohnungsnetzwerke bis hin zum cingulären Kortex, zum OFC und zum mittleren PFC (mit enger Verbindung zur Insel, die aber formal nicht zum limbischen System zählt – manchmal werden diese Areale mit „Mittlerfunktion" zwischen den rational-kognitiven und den limbisch-emotionalen Anteilen auch „paralimbisch" genannt), nehmen zu unterschiedlichen Zeitpunkten der Persönlichkeitsentwicklung ihre Arbeit auf. Wir nennen diesen Prozess „Reifung“ und werden auch darauf im nächsten Kapitel noch zurückkommen und weiter darauf aufbauen. Denn hier liegt eine der Hauptquellen für Glück verborgen, auch für die therapeutische Arbeit, vorausgesetzt, man weiß, auf welcher Ebene bzw. auf welchem Level das Gegenüber (und man selbst) gerade steht – wo man steht und „wie man tickt“.

Die unterste Ebene des limbischen Systems ist schon beim Embryo aktiv. Glücklicherweise werden schon ab etwa der 10. Schwangerschaftswoche die grundlegenden Körperfunktionen über Hypothalamus und Zentralkern der Amygdala selbstständig reguliert. Autonomie, trotz absoluten Ausgeliefertseins in der Gebärmutter, ist ein Grundprinzip, das schon früh die ersten Blüten treibt. Auch die emotionale Konditionierung der mittleren limbischen Ebene setzt bereits vor der Geburt ein. Man mag darüber streiten, was denn ein Embryo von Mozarts Requiem oder von Rockmusik à la ACDC hält, wenn die Musik über die Bauchdecke bewusst (gezielt?) und evtl. gar in therapeutischer Absicht akustisch zugeführt wird. Aber sicher ist, dass sich die Stimmung und emotionale Reaktion *der Mutter* neurochemisch auf das Kind im Bauch überträgt. Gerade massiver oder dauerhafter Stress kann während der Schwangerschaft ähnlich verheerende Auswirkungen für das Ungeborene haben wie der Konsum von Suchtmitteln. Allerdings hat diese Aussage etwas vom Äpfel-mit-Birnen-Vergleich, und die daraus abgeleitete Hypothese ist wissenschaftlich – quantitativ wie qualitativ – nur schwer zu überprüfen. Grundsätzlich gilt: Zu viel Stress in der Schwangerschaft ist nicht gut für Mutter *und* Kind.

Der große Einsatz der 2. Ebene kommt in der Zeit *nach* der Geburt. Alles ist neu und aufregend, alles will gelernt, belohnt, konditioniert und abgespeichert, d.h. *gekonnt* werden. Das Hirn ist plastisch wie nie, und die Dopaminwellen, die nun durch das Gehirn laufen, machen aus dem noch weitgehend „naiven Tonhaufen“ über die Zeit ein wahres Kunstwerk. Neben das Autonomie- und Freiheitsbedürfnis tritt das Wachstumsdiktat. Es wird verschaltet und gebahnt, was das Zeug hält, und dabei immer mit Emotionen – deutlich später erst mit Kontexten – gekoppelt, auch damit das Wiedererkennen schneller geht und das einmal Erlernte nicht erst wieder mühsam über Kognition, Großhirnrinde und aufwendige Festplattenaktivität reaktiviert werden muss. Diese wichtige Phase der Prägung – eine wahre Freude, so sollte es sein – kann durchaus Jahre anhalten. Erst verhältnismäßig spät, bei manchen aber bedingt durch die Umstände wohl schon viel früher, kommt dann der Übergang zur „Sozialisation“ und *sozialen Reifung*, die durch die Vernunft und den OFC bzw. die 3. und oberste limbische Ebene repräsentiert wird. Normalerweise ist diese letzte Phase erst im jungen Erwachsenenalter abgeschlossen[4] – mal früher, mal später, manchmal vielleicht nie.

► **Belohnung** Glück, das darf man vielleicht jetzt schon einmal im Kontext der Betrachtungen zum limbischen System resümieren, hat nichts mit einem bequemen Leben zu tun: ohne Herausforderungen und Anstrengung, ohne Neugierde und Aktivität auch keine Plastizität, keine Reifung, keine Belohnung einer erfolgreichen Ein- und Anpassung (die ja das eigentliche Ziel ist – am Ende winkt, neben der Existenzsicherung und dem Wachstum, die *Verbundenheit* als „lohnendes Prinzip“). Wir haben gehört, dass man sich anstrengen soll und dass das dann „schön" sein kann, insbesondere wenn man am Ende bekommt, was man sich wünscht, und dass man dann vielleicht „satt und zufrieden" ist, zumindest für eine gewisse Zeit. Dabei passiert im Gehirn ganz viel und nur wenig Zufälliges. Wahrnehmungen, Erlebnisse, Tätigkeiten, Ereignisse, d.h. Erfahrungen, die wir machen, werden mit Gefühlen gekoppelt und so gekennzeichnet. Das übernimmt das limbische System. Auf diese Weise entstehen, gerade auch bei Wiederkehr (Wiederholung) und Wiedererkennung, synchrone Erregungsmuster, die dafür sorgen, dass die gemachten Erfahrungen und die angekoppelten Emotionen neuronal in Hirnstruktur übersetzt werden. Das ist das Prinzip der Plastizität, wie gehört. Synchronisation ist ein wesentlicher Motor für diese strukturelle Modulation, getreu dem Motto „Neurons that fire together, wire together", auch bekannt als Hebb-Lernregel und oben begründet. Das Spannende ist nun, dass gerade das Vorderhirn, der Ort, wo man so etwas wie „Personalität" oder das „Selbst" annehmen kann (worüber noch zu sprechen sein wird), besonders erfahrungs*sensibel* ist. Der Frontalkortex bündelt, übersetzt und verankert Erfahrungen. Dort werden wir zu Menschen und Persönlichkeiten über die Lebensspanne. Dort *erblüht* das Gehirn bei „begeisternden" Erfahrungen und der Bewältigung von Herausforderungen – unter dem Dopamineinfluss, den das (meso-)limbische System und die dopaminergen Projektionen im Vorderhirn ausüben.

Im Gehirn (mit seinem „limbischen Bauch") kommt es zu der bemerkenswerten neurobiologischen Sequenz von gestellten Herausforderungen und positiver Erwartung (vermittelt durch Dopamin), gepaart mit Stress (Stresshormonen) und einer, bei eintretendem Erfolg und Bewältigung, inneren Belohnung und Zufriedenheit (vermittelt z.B. durch Opioidagonisten und Azetylcholin). Über plastische Reaktionen werden Erinnerungen und Erfahrungen in Struktur gegossen, formen das Gehirn, das unter dem Dopamineinfluss, gerade auch bei bewältigbarem, positivem Stress, besonders modulierbar wird. Und dies geschieht besonders im Vorderhirn, wobei der Hippokampus (Gedächtnisbildung) und das mesolimbische bzw. mesokortikale System den Anstoß geben. Das fühlt sich gut an; wir wollen mehr davon. So wird aus dem *Mögen* und *Erhoffen* schließlich ein *Wollen*, was Vor- und Nachteile haben kann. Darauf kommen wir noch zurück. Aber es sei schon einmal angedeutet, warum der dopaminerge Teil des limbischen Motivations- und Belohnungssystems auch *Wanting*-System genannt wird: Belohnungen werden antizipiert, uns vorgehalten (oder wir halten sie uns selbst vor) – wir werden angelockt. Das motiviert uns (es erfolgt eine innerliche oder echte Bewegung *hin*, also darauf zu), wir haben *Appetit*. Nicht nur eine früher bereits erlernte bzw. primär gebildete emotionale Konditionierung (die „heilende Pille" beispielsweise – vgl. Placeboeffekt), sondern auch der dazu gelernte Kontext (z.B. der „Weißkittel" des Arztes) tun nun ihr Übriges und werden aktiviert. Wir *wollen* ein bestimmtes Ziel erreichen. Und mithilfe der neurobiologischen Autoregulation bzw. der endogenen Belohnungsmaschinerie steigen unsere Chancen, dass wir jenes Ziel auch tatsächlich erreichen, das Erwartete auch bekommen. Glaube kann Berge versetzen. Aber, seien wir versichert, es gibt nichts umsonst auf dieser Welt – auch nicht im Gehirn.

Alles hat mindestens 2 Seiten. Stellen wir uns einen Esel vor, dem sein Reiter eine Karotte an einer Angel vor die Nase hält (nehmen wir einmal an, dass Esel Karotten *sehr gern* mögen). Der Esel *will* die Karotte und macht einen Schritt nach vorn. Weil aber nun der Reiter *auf* dem Esel sitzt und die Angel festhält, wandert die Karotte genau den gleichen Schritt nach vorn, und der Esel bekommt sie nicht. So weit, so gut – das ist das Prinzip des *Wanting*-Systems. So entstehen Bewegung und Fortschritt. Interessant wird es aber, wenn der „dumme Esel" merkt, dass er die Karotte niemals bekommen wird (zumindest nicht auf diese Weise). Er wird das Tempo allmählich drosseln und am Ende stehen bleiben. Da müsste dann schon eine attraktivere Karotte, eine größere Belohnung in Aussicht gestellt werden, damit das Spiel neu beginnen kann. Das wäre *eine* Form der Toleranzentwicklung. Die *andere* wäre, wenn der Esel die Karotte tatsächlich bekommt – und dann immer wieder. Er hat den Dreh raus, muss sich nicht mehr anstrengen. Er holt sie sich einfach, isst sie, wird satt und anfangs auch zufrieden. Doch irgendwann verliert er Antrieb, Ansporn und Hunger. Karotten können ihn gar nicht mehr motivieren. Er ist tolerant und gleichgültig gegenüber Karotten geworden. (Kein Wunder, dass Wildesel relativ gesehen größere Gehirne als domestizierte Hausesel haben, denen das Fressen – die Karotten in unserem Beispiel – immer einfach so hingestellt werden. Die Hirngröße, wie wir schon hörten, ist zwar nur eine sehr indirekte Größe für die Beschreibung der Hirnfunktion, aber das Prinzip dieses Bildes können wir uns vielleicht merken.)

► **Wohlgefühl durch Verbundenheit** Was sollten wir sonst noch aus diesen Betrachtungen zum Dopamin und zur Plastizität des Vorderhirns unter dem Einfluss untergeordneter – insbesondere limbischer – Hirnareale (Projektionen) mitnehmen? *Zum einen* wird unser Miteinander, das soziale Klima, ganz wesentlich durch diese Vorgänge mitbestimmt; und damit auch unser Glück, unser Wohlbefinden (Abb. 7.**10**). Mit etwas mehr Wissen darüber, über die Zusammenhänge, fällt es uns vielleicht manchmal leichter, Dinge, die nicht so gut laufen, zu akzeptieren, oder uns die endogenen Instrumente nutzbar zu machen, aktiv Lösungen zu finden, Reaktionen zu trainieren, ein Gefühl dafür zu bekommen, wann es an uns ist, kreativ zu werden und an Herausforderungen zu wachsen oder die Kontrolle zu übernehmen – und wann es angezeigt ist, bewusst loszulassen, abzulassen, ggf. auch einmal abzuwarten oder die Selbstfürsorge in den Mittelpunkt zu stellen. Darüber werden wir im hinteren Teil dieses Buches noch weiter berichten und Vorschläge machen, wie das gehen könnte. *Zum anderen* erfahren wir heute, dass besonders viel Glück und Belohnung im gemeinschaftlichen Handeln, in Beziehungen zu- und miteinander, im gegenseitigen Einstimmen und im bewussten Erfahren für uns bereitgehalten werden. Denn das *will* unser Gehirn, darauf wartet es, das *erwartet* es – zumindest das jugendliche Gehirn. Es will Aufgaben und Herausforderungen lösen, bewältigen, Regeln erkennen und begründen und Erfolge feiern, am besten gemeinsam. Und so stellt es einen besonders starken Reiz für Plastizität, Flow und Glück dar, wenn wir *gemeinsam* mit anderen etwas „Großartiges" zustande bringen, etwas in Verbundenheit und Präsenz schaffen, gemeinsam wachsen und unsere Gehirne miteinander synchronisieren.

Netzwerke, die intra- und, wie es scheint, auch interpersonell miteinander synchron „funken", geraten in Resonanz, was eine gute Voraussetzung dafür ist, Glück

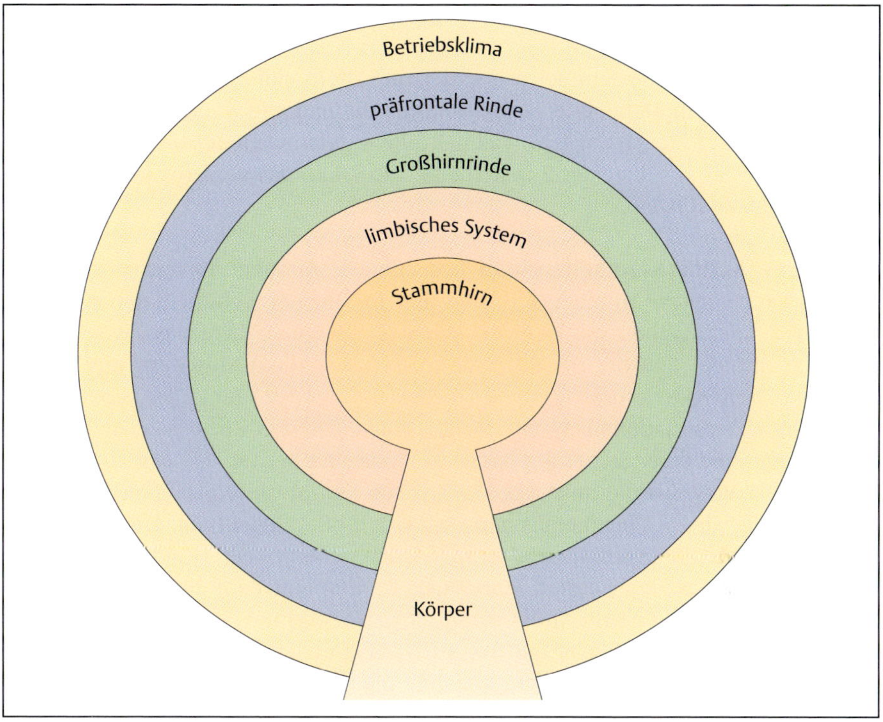

Abb. 7.**10** Die hierarchische Erzeugung von soziokulturellem Wohlbefinden und „Betriebsklima“ im Gehirn (Hüther u. Michels 2009[11]).

zu erleben und Verbindungen – sprichwörtlich – einzugehen. Egoismus dagegen ist eine Defizienzerfahrung, manchmal wohl notwendig, um das unmittelbare Überleben zu sichern, aber letztlich nicht *die* Strategie, die in der Evolution erfolgreich war. Denn sie wird nicht nachhaltig belohnt, wie wir heute wissen. Studien z.B. aus der Jacobs University Bremen zeigen deutlich, dass auch junge Menschen schon primär auf Freude oder Kooperation und nicht unbedingt auf Wettbewerb, Kompetition und Konkurrenz aus sind – von Natur aus. Insbesondere aber zeigt die aktuelle Wissenschaft, dass nachhaltiges Glück und Zufriedenheit eher an positive Verbundenheitserfahrungen gekoppelt sind und unsere biologische „Werkseinstellung“ eher – zumindest im Zeit- bzw. Lebens- und „Reifungsverlauf“ (bzw. immer dann, wenn wir eher intuitiv-emotional und weniger rational-strategisch-kognitiv handeln, laut einer aktuellen „Nature“-Studie[12]) – auf Fürsorge und Altruismus statt auf Egoismus und Abwehr als Grundprinzip setzt. Benötigt für den langfristigen Erfolg (und biologisch gefördert) werden dagegen Teamfähigkeit, das gemeinsame Machen neuer Erfahrungen, das Eingehen von Bindungen, wozu Menschen wiederum „ermutigt, eingeladen und inspiriert“ werden müssen, wie es Gerald Hüther nennt. Das kann auch von Ärzten und Therapeuten ausgehen, ja, müsste es vielleicht sogar. Dazu müssen sie die Menschen aber *grundsätzlich mögen*. Setzen wir das also einmal voraus.

Aufmerksamkeitssystem

Das Aufmerksamkeitssystem sei das vorletzte System, auf das wir einen näheren Blick werfen wollen. Dabei interessieren uns an dieser Stelle weniger die Fragen des Bauplans und der Morphologie als vielmehr die funktionellen Zusammenhänge. Genauer handelt es sich hier um 2 Systeme (s. Tab. 7.1) – das *vordere* und das *hintere* Aufmerksamkeitssystem.

► **Hinteres Aufmerksamkeitssystem** Das hintere Aufmerksamkeitssystem wird auch als das *räumliche* Aufmerksamkeitssystem bezeichnet. Es bezieht den inferioren (unteren) Parietallappen mit ein (rechts mehr als links), dazu das Zwischenhirn (Thalamusanteile) und den Hirnstamm, dort insbesondere Mittelhirn und Brücke mit retikulärem Aktivierungssystem. Es dient der schnellen *räumlichen Orientierung*, gerade in Alarmsituationen, wozu es auch einen direkten Zugang zu den Augenbewegungen und ihrer Steuerung hat. Dabei spielt die rechte Hemisphäre offenbar eine größere Rolle als die linke, ganz allgemein. Kampf- oder Fluchtverhalten sind ebenfalls – dies jedoch beidhemisphärisch – von großer Bedeutung, d. h., die Alarmbereitschaft wird hier ebenfalls und grundsätzlich sichergestellt. Funktionell existiert ein enger Bezug zu den unteren limbischen Ebenen und dem endogenen Motivationssystem, wie auch zum Stresssystem (s. Kap. „Zentrales Stresssystem“, S. 110), gerade über die Verbindungen zu Amygdala, Hypothalamus und Hypophyse. Der führende Neurotransmitter ist Noradrenalin, und die Aufgaben dieses Systems sind Wachsamkeit, räumliche Aufmerksamkeit, Bewegungs- und Raumwahrnehmung sowie Handlungsvorbereitung (im Raum).

► **Vorderes Aufmerksamkeitssystem** Das vordere Aufmerksamkeitssystem sitzt, wie schon gehört, im Vorderhirn, maßgeblich im PFC. Es handelt sich um das *nicht-räumliche* Aufmerksamkeitssystem. Hiermit ist gemeint, dass es vornehmlich um die (andauernde) Konzentration auf einen bestimmten *geistigen* Inhalt geht, weniger um die Orientierung im Raum, weswegen es auch nicht verwundert, dass der präfrontale Bereich, dem wesentliche Konzentrations- und Verstandesfunktionen zugerechnet werden und wo man auch das Arbeitsgedächtnis lokalisiert, in dieses System fest eingebunden ist. In ebenjenem *dorsolateralen PFC* entscheidet sich auch wesentlich unser intellektuelles Leistungsniveau, d. h. die Aufnahmefähigkeit und Verarbeitungsgeschwindigkeit neuer kognitiv-geistiger Inhalte. Von hier gibt es eine enge Beziehung zum ACC, mit welchem die *exekutive Aufmerksamkeit* sichergestellt wird. Gemeint ist damit die selektive, überwachende und fokussierte Aufmerksamkeit (Aufmerksamkeitskontrolle). Auch eine „intentionale Achtsamkeit“ bzw. der „freie Wille“ (nach William James; s. Kap. „Mittlere Präfrontalregion“, S. 90) können hier verortet werden.

► **ACC** Abermals sehen wir die zahlreichen funktionellen Überschneidungen, die auf den 1. Blick vielleicht verwirrend erscheinen, aber auf den 2. doch sinnvoll und nachvollziehbar sind. Denn der ACC ist auch Teil des schon illustrierten Resonanzschaltkreises sowie der oberen limbischen Motivationsebene. Kein Zufall: Verstand, Lernen, Konzentration auf geistige Inhalte und das soziale Umfeld (Resonanz), Spaß und

Motivation sowie die Aufmerksamkeit und der *Strom des Bewusstseins* hängen miteinander zusammen. Lernen soll Spaß machen, wofür Konzentration und Aufmerksamkeit, aber auch Lust und Belohnung sorgen sollen.

Der ACC wird zuweilen auch als Knotenpunkt im vorderen bzw. exekutiven Aufmerksamkeitsnetzwerk angesehen, dessen *oberste Führungskraft* er manchmal genannt wird. Dabei scheint seine wesentliche Aufgabe zu sein, die insgesamt begrenzten Aufmerksamkeitsressourcen auf- und zuzuteilen. Als interner Fehlermelder (s. Tab. 7.**1**) stellt er Abweichungen von der Erwartung oder Norm fest (d. h. zwischen Ist- und Sollwert) und bestimmt, wer sich im Gehirn wo und wie (und wie schnell) mit dem aufgetretenen Problem auseinanderzusetzen hat. Zusammen mit der anterioren Insel ist er z. B. auch an der zentralen (kortikalen) Schmerzverarbeitung beteiligt, wie auch an Placebo- oder Achtsamkeitsprozessen. Beide scheinen auch Teil eines endogenen Opioidsystems zu sein.

Das Cingulum stellt also eine Verbindung her zwischen dem Körper, den Affekten und den Gedanken (bzw. den jeweils dazugehörenden Wahrnehmungen); und es stiftet zum Handeln *und* zur emotionalen Regulierung an, wenn notwendig. Dabei kontrolliert und bremst es mitunter auch. In diesem Bereich der Aufmerksamkeitsregulation geht es um die Exekutivfunktion der *willentlichen Kontrolle* und der *abwägenden Entscheidungsfindung*, ohne dabei die Fähigkeit zum intuitiven – d. h. *nicht* rational-kognitiven – Vorgehen aufzugeben. Ganz im Gegenteil. Aber es geht hier eben auch um ein gewisses Maß an Bewusstheit, denn in einem erfüllten, „ungebändigten" Leben müssen trotzdem Automatismen und gewohnheitsmäßige Handlungen, die vielleicht zu Fehlern geführt haben, mitunter überprüft, überwunden und abgeändert werden. Das stellt das Cingulum sicher.

Damit ist der cinguläre Kortex, besonders mit seinen vorderen Anteilen (ACC), auch ein Regulator bei *Aufmerksamkeitskonflikten* zwischen dem vorderen, verstandesbetonten präfrontalen System (Ratio) und dem hinteren, räumlich-emotionalen Kampf-Flucht-Orientierungssystem (Emotio/Affectus). Letzteres ist nicht nur eng an den Parietalkortex, sondern eben auch an das zentrale sympathische Nervensystem und die zugeordneten limbischen Areale angebunden, weswegen es dem vorderen Cingulum und seiner Beteiligung am Interozeptionssystem (s. Tab. 7.**1**) obliegt zu prüfen, wo im Inneren Fehler aufgetreten sind, welche Auswirkungen an welcher Stelle zu erwarten sind und welche Notwendigkeit zur augenblicklichen Reaktion besteht. Und natürlich wird antizipiert, so können wir annehmen, welche Auswirkung eine Fehlerbeseitigung haben wird – und welchen Preis. Diese *integrative* Lösung von Aufmerksamkeitskonflikten ist in ihrer Bedeutung nicht zu unterschätzen – und dem Gehirn *etwas wert*. Bei komplexen Problemen wird daher nicht nur der Verstand (dorsolateraler PFC) zusätzlich eingeschaltet, sondern auch tiefere subkortikale Systeme, wie Locus coeruleus und VTA, aktiviert. Das kostet dann unter Umständen nicht nur Zeit, sondern auch Energie. Aber manchmal muss das eben sein.

Es wird deutlich, dass es im Cingulum und in seinen Vernetzungen im wahrsten Sinne des Wortes um die *Selbstregulation* geht, d. h. um die Verarbeitung und Einordnung, evtl. auch die Dämpfung, von negativen Affekten und deren Ursachen, sowie um das Anstoßen und Finden notwendiger Antworten auf „drängende Fragen“ sowie die Beurteilung der Bedeutsamkeit interner und externer Vorgänge. Dazu sind Aufmerksamkeit und eine funktionelle Verbindung zum Denken und Problemlösen, zur Informationsaufnahme und -verarbeitung, zur Interozeption, zur Handlungsplanung und -steuerung, zur räumlichen Abstimmung der Handlungen und damit zum hinteren Aufmerksamkeitssystem und schließlich zum affektiven Tonus erforderlich, der alles einbettet und eine mögliche endogene Belohnung (vor-)bestimmt. Diese Brückenfunktion begegnet uns immer wieder, egal von welcher Seite wir uns dem Cingulum nähern: Das ist offensichtlich seine Bestimmung, mal mehr limbisch, mal mehr präfrontal (daher wird das Cingulum auch häufig als „paralimbisch“ bezeichnet). Und die Plastizität wird von ihm ganz entscheidend mitbestimmt, denn aufgetretene Systemfehler sollen nach Analyse und Bereinigung möglichst nicht noch einmal auftreten; es handelt sich schließlich um ein *lernendes System*, weswegen Software und Hardware ständig angepasst werden müssen. Der führende Neurotransmitter in diesem Motivations- und Aufmerksamkeitskomplex ist, wie gehört, Dopamin, und die Aufgaben dieses Systems sind Antrieb, Neugierde, *appetitive Motivation* und Wachsamkeit für Fehler sowie deren Regulation.

Engagement- und Sicherheitssystem

Es bleibt, bevor wir zur letzten Funktionseinheit kommen, die wir hier besprechen wollen, schließlich noch ein System, das eigentlich gar kein eigenständiges System ist, sondern ein funktionelles Konstrukt, das aber in engem Zusammenhang mit den eben geschilderten Funktionskreisen steht und sich hier integral und überschneidend einfügt. Es sei daher kurz an dieser Stelle einschiebend ergänzt. Wir sprechen vom *sozialen Engagement-* und *Sicherheitssystem*. Hier fließen wichtige Funktionen des Spiegelneuronensystems und Resonanzschaltkreises ein, von Empathie und Mitgefühl, d. h. Informationen aus dem Broca-Areal und PFC inklusive der orbitomedialen Anteile (vgl. mittlerer PFC), dazu vom hinteren Scheitellappen mit den temporoparietalen Übergangsbereichen, den oberen Temporalgyri und -polen und der oberen Temporalfurche (Sulkus). Die letztgenannten Bereiche sind Orte, an denen neben der emotionalen und „spiegelnden“ oder „resonanten“ auch die kognitive Perspektive im Kontakt mit anderen Menschen eingenommen und „verkörpert“ wird (vgl. *Theory of Mind*; s. Tab. 7.**1**).

In diesem Konstrukt des *sozialen Gehirns* spielen die limbischen Anteile des ZNS naturgegeben eine große Rolle, gerade auch die obere Ebene mit dem ACC und den orbitofrontalen Anteilen (s. Kap. „Aufmerksamkeitssystem“, S. 106), denn hier wird das sozial *Vernünftige* oder moralisch *Richtige* mit einem positiven Gefühl und positiv besetzten emotionalen Kontexten gekoppelt und abgespeichert – und schließlich auch belohnt. Dazu kommen die Mittelhirn-/Hirnstammanteile, nicht zu vergessen auch Hypothalamus und Hypophyse, die zusammen eine Übertragung auf die vegetativen und endokrinen Bereiche und „fernwirkenden" körperlichen Regulationsmechanismen bedingen. Raphe, zentrales Höhlengrau, aber auch die zentralen Vaguskerne im Hirnstamm mit dem parasympathischen Schenkel des vegetativen Nervensystems (vgl. Porges' *Polyvagaltheorie* von 1998 oder aktuellere Arbeiten z. B. von Paul Ekman, Dacher Keltner oder Bethany Kok zu positiven Emotionen, Mitgefühl und einer Vagusbeteiligung), sorgen so für subjektiv positive Erfahrungen und eine soziale Beziehungs- und Bindungsqualität, die man vielleicht mit dem Satz von der „Liebe ohne Angst" beschreiben könnte – wenn alles funktioniert. Soziales Engagement und ein offener, inniglicher zwischenmenschlicher Kontakt werden belohnt und im Körper glückbringend und selbstversichernd, beruhigend sowie angstlösend „übersetzt".

Die beschriebenen Eigenschaften des *sozialen Gehirns* lassen schon vermuten, welche Neurotransmitter hier eine führende Rolle spielen könnten. Und richtig, auch wir erwarten eine Beteiligung von Oxytozin, Azetylcholin, ggf. Serotonin, aber auch – zwar noch stärker spekulativ – von endogenen Opioidagonisten. Die Folge dieses neurochemischen Potpourris wäre das, was wir auch von einem „Glückscocktail" erhoffen würden: prosoziales, gar liebevolles Verhalten und Kommunizieren, Sicherheitsempfinden und Selbstvertrauen, „Selbst-Engagement" (Dan Siegel spricht vom „liebevollen Annehmen auch des eigenen unmittelbaren Erlebens" – vgl. Achtsamkeitserleben; s. Kap. „Kleiner Exkurs zur Neurobiologie von Meditation und Mitgefühl und ihr Bezug zur Schmerzregulation", S. 140), Offenheit und einlassende Akzeptanz, Präsenz und Verbundenheit, kurzum, eine sichere und positive Beziehung zum Selbst und zum anderen. Das klingt etwas nach Flower-Power, Woodstock und Drogenkonsum, zugegebenermaßen. Lassen wir es für den Moment einmal so stehen.

Mitnehmen wollen wir aus diesem Abstecher, dass die Fähigkeit zur inneren Einstimmung und sicheren Einlassung auf andere Menschen grundsätzlich in uns angelegt ist, schon seit der Geburt und wohl auch davor – normalerweise. Damit steht uns die Möglichkeit eines ***stabilisierenden Gefühls von Verbundenheit*** mit anderen und mit der Erfahrung von Moment zu Moment sowie mit unserem authentischen Selbst *prinzipiell* zur Verfügung. Das mehrt potenziell Glück und lindert Leid – auch weil der endogene Belohnungskreislauf u. a. eine offene und rezeptive Aufmerksamkeit belohnt. *Authentizität* einerseits und *Resonanz* andererseits können auch zu dem Gefühl der Freiheit, des Ankommens, des „Nirgendwo-mehr-hin-Müssens" (s. u.) führen, ja, evtl. gar zu einer Form der „Selbstempathie", die nichts mit einer egoistischen Selbstliebe oder aber mit Selbstmitleid zu tun hat.

Mit dem Ausflug in die Aufmerksamkeits- und Sicherheitssysteme haben wir soeben eine funktionelle Systematik miteingeführt, die im nächsten Kapitel und darüber hinaus – schließlich auch in den praktischen Übungen – eine große Bedeutung erlangen wird: Wir werden die *Neurobiologie des Glücks* entlang der begonnenen Trilogie bzw. des „Dreiklangs" der Belohnung und Motivation weiterverfolgen. Dieser Dreiklang setzt sich aus verschiedenen Stufen zusammen, die man funktionell, biologisch oder entsprechend den vermeintlich beteiligten Botenstoffen und Signalwegen einteilen kann. Wir werden später der Einfachheit halber von den *Motivationssystemen A–C* sprechen.

Zentrales Stresssystem

Als letztes Hirnsystem – oder besser: Funktionseinheit – in unserer kleinen Reihe der Systembetrachtungen wollen wir uns nun noch die an der Stressregulation beteiligten Elemente und zentralen Achsen anschauen.

Das zentrale Stresssystem besteht im Wesentlichen aus 2 Achsen, die aus dem Gehirn bzw. ZNS in die Peripherie ziehen. Allerdings wirken sie auch zentral, wie wir schon anschaulich im Bereich des limbischen Systems gesehen haben (insbesondere in Amygdala und Hypothalamus) sowie in Mittelhirn und Hirnstamm (z. B. Locus coeruleus; s. Tab. 7.**1**).

▸ **Stressreaktionen des Körpers** Stress ist ein wichtiges Konzept – für das Leben, das Glück, die Medizin; so wichtig, dass es *ganz oben*, also im Gehirn, seinen Ein- und Ausgang nimmt. Dabei *spüren* wir den Stress ganz woanders: Schwitzen, Herzrasen, Gesichtsröte und pulsierendes Blut, innere Unruhe, drängendes Wasserlassen oder Durchfall, Bauch- und Magenschmerzen, Schlaflosigkeit usw. – Stress *scheint* ein peripheres, eher körperliches Problem zu sein. Was nicht falsch ist. Aber worum geht es eigentlich beim Stress? Es geht um das *Überleben*. Und das ist, wie gehört, nun einmal eine der wichtigsten Funktionen des Gehirns und insbesondere der unteren limbischen Ebene, von Hirnstamm, Hypothalamus und Amygdala zur Hypophyse als Effektordrüse und dem vegetativen Nervensystem.

Stress meint an sich das Auftreten von Herausforderungen, die uns zwingen zu reagieren. Sonst geraten unser Wohlbefinden, unsere Gesundheit, unsere Fortpflanzungsfähigkeit und schließlich unser Leben – oder das unserer Art – in Gefahr. Wenn also solche Herausforderungen auftreten, auf die es augenblicklich zu reagieren gilt und die im Rahmen ihrer Bewältigung womöglich eine dauerhafte (aktive) Anpassung und biologische Strategie- oder Verhaltensänderung erforderlich machen, dann geschehen solche notwendigen, einschneidenden Maßnahmen nicht nebenbei. Je nach Art, Dauer und Intensität der Herausforderungen, der sog. *Stressoren*, wird alles andere zunächst untergeordnet. Dazu aktiviert der Körper, genauer das Gehirn, eine physiologische Reaktion, die sog. *Stressantwort* (Stress Response), die sich über die Stressachsen im ganzen Organismus ausbreitet und unzählige Anpassungsvorgänge initiiert. Das ist *Allostase*, d. h. fortwährende, dynamische Anpassung, „at its best“. Deswegen wird in der Stressforschung heute zunehmend auch der Begriff der *allostatischen Stressreaktion* (der amerikanische Stress- und Neurowissenschaftler Bruce McEwen spricht von der „Allostatic Stress Response“) für ebenjenes Phänomen verwendet.

Letztlich steht als übergeordnetes Prinzip hinter diesen Vorgängen immer die schnelle Mobilisierung der Kampf- und Fluchtfähigkeit (muskuläre und Kreislaufreaktionen, Blutdruckanstieg, Energieanflutung, Atembeschleunigung usw.) bei gleichzeitiger Minimierung der eher mittel- bis langfristigen Aufbau- und Wachstumsvorgänge (Fortpflanzung, Brutpflege, Nahrungsaufnahme, Stoffwechselanabolismus usw.). Die dem Stressphänomen heute medizinisch zugeordneten körperlichen und mentalen Symptome (die *Stresswarnsignale*), stressassoziierte Syndrome und manifeste Krankheiten lassen sich allesamt aus diesen physiologischen Abläufen erklären: Stress an sich ist nicht ungesund, ja, er ist mitunter sogar dringend notwendig, auch für die Leistungsfähigkeit, aber *zu viel ist zu viel* (und *zu wenig ist zu wenig*), und es ist alles eine Frage von Zeitpunkt, Form und Dosis.

Einer der großen Nachteile des Stressphänomens und seiner Verankerung im Gehirn ist fraglos, dass wir uns den Stress im Kopf auch selbst machen können, was wir leider *ständig* tun – wie es scheint. Die in der Natur für den Stress eigentlich reservierte Situation, dass es gerade einmal wirklich um unser Leben geht (weil ein Löwe o.Ä. sich gerade bedrohlich vor uns aufbaut), ist im *Hier und Jetzt* unserer Tage eigentlich eher die Ausnahme. Aber im Fernsehen und in den Wohnzimmern und den Dachstübchen unserer Existenz ist irgendwie immer Kampf oder Flucht: der *Feind in meinem Kopf*. Und so denken wir uns den Stress, holen die Kampfarenen direkt in unseren Lebensfilm – und da geht es dann immer ums Ganze. Denn das ist ja nun einmal das Wesen der unteren limbischen Ebenen: Die Prozesse dort finden unbewusst statt, und die nachgelagerten Reaktionen können nicht unterscheiden, ob wir gerade ein Messer am Skalp verspüren oder ein Haar in der Suppe. Hier wird nicht fein differenziert. Hier gilt: „Lebe oder stirb!“

Die Stressreaktionen müssen schnell und mit voller Kraft ausgelöst werden. Das allein bringt den Überlebensvorteil. Und so bricht der Vulkan dann aus; wir können kaum mehr eingreifen, haben wenig bis keine Kontrolle mehr, und das ganze Ausmaß des Ausbruchs und der Zerstörung wird uns erst hinterher bewusst, wenn sich der Nebel wieder legt, wenn es evtl. zu spät ist. Dann ist Aufräumen angesagt – wenn wir überlebt haben, was im Falle eines verbalen Handgemenges in der Supermarktschlange oder im Anmeldebereich unserer Praxis eher wahrscheinlich ist.

7

► **Antizipatorische Stressantwort** Vor einigen Jahren hat unsere New Yorker Arbeitsgruppe einmal das Konzept der *antizipatorischen Stressantwort* beschrieben, um deutlich zu machen, dass Stress und die Stressphysiologie in viel mehr Bereichen und Vorgängen enthalten ist, als wir vielleicht zunächst glauben. Oder wer denkt schon bei der Liebe und dem Verliebtsein als Erstes an Stress? Er taucht dort aber auf, ganz massiv sogar, denn er hilft uns beispielsweise, die Angst vor dem Fremden oder vor Zurückweisung zu überwinden, lässt uns kaum eine Wahl – wir gehen auf Angriff und tun Dinge, die wir uns selbst möglicherweise *unter normalen Umständen* gar nicht zugetraut hätten. Das ist ja die Aufgabe der Stressreaktion. Aber schon hier wird die Nähe zur limbischen Belohnungsphysiologie wieder allzu deutlich. Waren Sie auch schon einmal *liebestrunken*? Na bitte.

Antizipatorischer Stress meint auch, dass wir eine bestimmte Reaktion, ein bestimmtes Ergebnis erwarten, evtl. gar erzwingen wollen, und die ganze Physiologie, schon in Vorwegnahme, auf das entsprechende Gleis setzen. Und die „Reise“ beginnt dann ggf. mit der mühsamen Anfahrt und dem Stress *davor*, dem Stress, den wir uns selbst machen – unnötigerweise oftmals. Aber doch nicht *unsinniger*weise, denn dahinter steht wohl erneut ein biologisches Prinzip. Manches erschließt sich dabei erst auf den 2. Blick: So berichten z. B. viele Menschen, die zum ersten Mal mit Entspannungsübungen zur Stressbewältigung „konfrontiert" werden, dass das „nichts für sie" sei, dass es sie „ganz unruhig und kribbelig" machen und „eher stressen" würde. Schaut man genauer hin, dann kann man feststellen, dass tatsächlich manche (viele?) Menschen mit „Stress" auf diese zunächst ungewohnte Übung und Herausforderung des Stillsitzens und „Nichtdenkens" reagieren. Man muss aus dem Trott heraus, etwas Ungewohntes tun – eine echte Herausforderung.

Aber noch subversiver – und dennoch vielleicht einleuchtend – ist auch folgende Erklärung: Anthropologen und Archäologen legen heute den Schluss nahe, dass schon unsere frühesten Vorfahren, die ersten Vertreter des *Homo sapiens sapiens*, so etwas wie Meditations- und Entspannungsverfahren kannten und rituell praktizierten. Beim Entspannen, das wissen wir heute ganz gut (in den ausgehenden 1970er-Jahren hat, angefangen von Herbert Benson an der Harvard Medical School in Boston, eine regelrechte Wissenschaft der Meditation und Entspannung eingesetzt), wird über das Gehirn eine sog. *Entspannungsantwort* (Relaxation Response) ausgelöst, die eine physiologische Gegenreaktion bzw. der natürliche Gegenspieler der oben geschilderten biologischen Stressantwort ist. Auch hier finden wir, ähnlich den Stresshormonen, eigene Überträgerstoffe und Effektoren. Offensichtlich kommt es im Stressverlauf (oder in der Meditationspraxis) zu einem selbstregulierenden und stressbegrenzenden Entspannungszustand, der gewissermaßen die „Scherben und Zerstörungen" nach dem „Vulkanausbruch" wieder wegzukehren hilft (vgl. Regeneration und Restitution) und den Hippokampus „auffordert", eine eben noch erfolgreiche Kampfstrategie (unbewusst) abzuspeichern, d. h. aus dem Erlebten zu lernen. Auch das Immunsystem und die sonstigen körperlich-geistigen Stressreaktionen werden wieder eingefangen und auf das Normalmaß gebracht oder kurzzeitig gar darunter. Und es besteht sogar die Möglichkeit, dass Geist und Körper durch aktives Training und eine gewisse Regelmäßigkeit bei der Ausübung solcher Entspannungstechniken – und durch die dahinterstehenden physiologischen Reaktionen – bereits *vor* dem Stress lernen, mit ihm effektiver umzugehen, Stressreaktionen schneller und gezielter wieder abzukürzen oder zu beenden und insgesamt kontrollierter oder flexibler auf Herausforderungen zu reagieren – wie gesagt, durch regelmäßiges, quasi „prophylaktisches" Training. Da kommt dann wieder die antizipatorische Stressantwort ins Spiel: Wenn es schon eine Grundfähigkeit und gängige Praxis unserer Vorfahren war, regelmäßig zum Entspannen oder Meditieren zusammenzukommen, so war es vielleicht genauso wichtig sicherzustellen, dass im Moment der Ausübung dieses Rituals Ort und Zeitpunkt geeignet waren, d. h. gut gewählt und sicher, also auch kein feindlich gesonnener Neandertaler und insbesondere kein Raubtier in der Nähe. Und wie macht(-e) das Gehirn das? Wie werden wir alarmiert, aufgefordert, unsere Umgebung auf Sicherheitslücken zu untersuchen und zu „screenen"? Indem wir unsere Wachsamkeit kurzzeitig – antizipatorisch – hochfahren und durch eine kleine, initiale Stressreaktion alle Systeme kurzfristig besonders sensibel und alarmbereit machen. Lautet die Antwort dann „sicher", d. h., es ist eine *gute Zeit* und ein *guter Ort* zur inneren Einkehr, wird die Stressantwort überwunden, der kleine physiologische Berg, der mit innerer Unruhe und gar Unwohlsein einhergehen kann, wird überschritten, und es steht dem Abgleiten in die wohlige Entspannungsreaktion nichts mehr im Wege. Durch eine regelmäßige Praxis – und dann auch eine entsprechende emotionale Konditionierung – sowie durch die Kontextbildung im Sinne eines *sicheren Ortes* und eines *sicheren Zeitpunkts* wird mit der Zeit die geschilderte kurzfristige und antizipatorische Aktivierung immer kürzer und weniger heftig oder unangenehm ausfallen. Und neben dem „Auftanken" und dem „Systeme-wieder-auf-normal-Bringen" hat jene biologische Entspannungsfähigkeit vielleicht noch die Funktion, unsere vegetative Regulationsfähigkeit zu trainieren, die physiologische Autoregulation. Allerdings gehen wir hier deutlich in den Bereich des Spekulativen.

► **Zwei Stresssignalwege** Wenn unsere Sinne eine reale oder erdachte Stresssituation bemerken oder antizipieren, dann ist es wichtig, dass schnellstens auf die vermeintliche Gefahr reagiert wird und alle Systeme auf Alarm geschaltet werden. Dazu nutzt und aktiviert das Gehirn 2 zentrale Signalwege. Der *eine* verläuft über den Hypothalamus (der seine Impulse, wie gehört, aus kortikalen, subkortikalen, limbischen und Hirnstammarealen erhält) in die Hypophyse, von wo Vorläuferhormone in das Blut sezerniert werden, die dann wiederum in der Nebennierenrinde u.a. zum Ausstoß von Kortisol, einem der beiden wichtigen Stresshormone, führen. Kortisol ist insbesondere für die Bereitstellung von Energie für Kampf und Flucht zuständig (Stoffwechsel). Das Blut ist hier also das Medium, mit dem letztlich die Effekte übertragen werden. Der *andere* Weg nutzt die Aktivierung des sympathischen autonomen Nervensystems, des Sympathikus, indem über zentrale vegetative Bahnen – auch hier spielt der Hypothalamus, vor allem aber der Hirnstamm und die dortigen Katecholaminsysteme z.B. im Locus coeruleus (s. Tab. 7.**1**), eine große Rolle – Nervenimpulse auf die peripheren Organe und das Nebennierenmark übermittelt werden. Von diesem aus gerät dann das Stresshormon Adrenalin (bzw. Noradrenalin) in die Umlaufbahn. Dieser 2. Weg ist der schnellere, unmittelbarere, und er beeinflusst besonders die Kreislauf- und Organfunktionen.

Die beiden Stresssysteme und Wege sind weit verzweigt und ergänzen einander physiologisch, aber sie lassen sich dennoch in Bezug auf Schnelligkeit und zeitlichen Verlauf, die daran beteiligten Übertragungswege (innerhalb der Systeme, aber gerade auch innerhalb der Zielzellen), die Rezeptoren usw. eindeutig voneinander abgrenzen, weswegen in der Stressphysiologie von den 2 *Achsen*, einerseits der hypothalamisch-hypophysär-adrenalen oder -adrenokortikalen Achse (lat.: adren = Nebenniere) und andererseits von der sympathoadrenomedullären Achse (lat.: medulla = Mark) gesprochen wird.

Stressreaktionen werden also vom Gehirn initiiert (und kontrolliert), wirken aber im ganzen Körper. Situativer Ausgangspunkt ist immer etwas Ungewöhnliches, Fremdes oder Unangenehmes, das uns passiert oder dessen Auftreten wir erwarten und uns unbewusst – oder auch bewusst – vorstellen und auf das wir uns physiologisch vorbereiten. Die Schaltzentrale hierfür ist der Hypothalamus, so oder so, der auch für alle anderen autonomen und autoregulativ-vegetativen Reaktionen des Organismus zuständig ist, zumindest für jene, die von *zentraler Bedeutung* sind. Der Hypothalamus bekommt dafür Eingänge und Informationen aus dem Körper (und dem Gehirn) und ist wiederum selbst mit seinen Ausgängen direkt oder indirekt mit praktisch jeder Zelle unseres Körpers verbunden. Ein „Entkommen" ist kaum möglich. Signalisiert die Amygdala beispielsweise Gefahr, dann rollt die gewaltige Kampf-oder-Flucht-Lawine an. Einmal losgetreten, ist sie kaum mehr zu steuern (bzw. zu stoppen). Das müsste dann schon *vorher* passieren – was man aber zum Teil trainieren kann.

Beide hormonellen Effektoren des Stresses – Kortisol und Adrenalin – haben auch noch weitere interessante Wirkungen auf das Gehirn selbst. In physiologischen und „gesunden" Konzentrationen erhöht Kortisol beispielsweise die Fähigkeit, Informationen zu speichern. Das ist u. a. seinem Einfluss auf den stressempfindlichen Hippokampus geschuldet, der ja bekanntlich eine wichtige Funktion bei der Gedächtnisbildung hat. Und Sinn macht es auch: Denn wenn wir Stress haben oder hatten, dann sollen Informationen über die Art und Charakteristik des Auslösers und seiner Niederringung unbedingt abgespeichert werden – auch die zugehörigen Kontexte. Allerdings geht es dabei nicht so sehr um die neuen Algorithmen oder Vokabeln, die man gerade lernen wollte, als das Stressereignis (Streit, Computerspiel, Quartalszahlen, Prüfungsangst usw.) eintrat, oder um eine philosophische These, die einen vielleicht gerade zuvor noch beschäftigte. Stress fokussiert nun einmal unsere Aufmerksamkeit und unser Gedächtnis auf das *Wesentliche*, auf das *Überlebenswichtige*. Zu viel davon kann, wie gehört, sogar zu Vergesslichkeit und einer abnehmenden Merkfähigkeit führen, zumindest für Neues oder zu Lernendes in Schule, Studium oder Beruf. Wir erinnern uns: Zu viel Stress kann sogar zu einer *Degeneration* im Hippokampus führen.

Sonia Lupien aus Montreal und Bruce McEwen aus New York, einer der weltweit bekanntesten Stressforscher, Neurowissenschaftler und Neuroendokrinologen, haben die Auswirkungen von chronischem Stress („Lebenszeit-Stress") auf das Gehirn untersucht.[13] Danach führt Stress, d. h. eine chronische Exposition gegenüber Stresshormonen, *insbesondere* zu einer Beeinträchtigung von Kognition, Gedächtnis und Lernfähigkeit. Das gilt auch für Stress, der erst später im Leben (bei entsprechend hoher Dosis) „wirksam" wird. Hauptzielorte im Gehirn, im negativen Sinn, sind dabei der PFC (es kommt zu einer Verschlechterung von Emotionskontrolle und -regulation, der exekutiven Funktionen sowie des Arbeitsgedächtnisses), der Hippokampus (Verschlechterung der Lernfunktionen und der Gedächtnisbildung) sowie die Amygdala (Zunahme von Ängstlichkeit bzw. Angsterleben und „Alarmbereitschaft"). Wichtig aber ist in diesem Kontext erneut ein Verständnis der biologischen Aufgabe und Bedeutung von Stress: Negativen Auswirkungen auf der einen Seite stehen biologische Äquivalente auf der anderen Seite gegenüber, die – bei entsprechender Dauer und Dosis, der „richtigen" Form des Stresses, dem „richtigen" Ort, der „rechten" Zeit – durchaus sinnvoll und hilfreich sein können. Sonst besäßen wir schließlich nicht dieses Instrumentarium.

Eine weitere „gute" Eigenschaft hat Kortisol im Gehirn auch noch, vorausgesetzt, wir überleben den Kampf und können „in den Genuss" davon kommen: Kortisol scheint den enzymatischen Umbau von Dopamin, dem *Abenteuerhormon*, zu endogenen „Wohlfühlhormonen" (z. B. Opioidagonisten) zu unterstützen. Im Idealfall werden so bei viel Stress (also bei viel Abenteuer und viel Herausforderung) und einer erfolgreichen Bewältigung der Hindernisse und Aufgaben auf dem Weg am Ende eine große Zufriedenheit und innerliche Gelassenheit induziert. Das wäre dann ziemlich angenehm. Allerdings wissen wir das alles bisher nur aus Grundlagenexperimenten und indirekten Ableitungen. Positiv kommt jedenfalls hinzu, dass Adrenalin, richtig dosiert, auch *glücklich* machen kann, denn es erhöht u.a. die Durchblutung des Gehirns und kann, zusammen mit Kortisol, eine leistungssteigernde und evtl. stimmungsaufhellende oder gar „spaßvermittelnde" Wirkung haben – endogene Belohnung eben. Auch hier gilt allerdings wieder das Prinzip „Gift ist Dosis!".

Leichter und adäquater Stress, das haben Robert Yerkes und John Dodson schon 1908 erkannt, kann uns positiv motivieren und sich durchaus gut anfühlen. Und so wird schließlich die enge funktionelle – aber auch biologische – Beziehung der verschiedenen beschriebenen *Glückssysteme* zueinander, insbesondere der Stress- und Motivationssysteme, deutlich. Diese Beobachtung wird auch durch die Tatsache gestützt, dass die verschiedenen involvierten Instrumente und Effektoren (Überträgerstoffe) offenbar in der Evolution teilweise auseinander hervorgingen oder die gleichen Aminosäuregrundbausteine benutzen, wie z.B. im Falle von Serotonin und Melatonin (Tryptophan) oder bei den Katecholaminen: Wir kennen heute einige der verschiedenen Wege, über die u.a. aus den Bausteinen Tyramin und Tyrosin Opiate und Dopamin biochemisch miteinander verbunden sind, oder mit Noradrenalin. Und wir halten auch das nicht für einen Zufall, stehen aber mit der Erkenntnis und den Interpretationen noch ziemlich am Anfang.

7.3 Was nehmen wir mit aus Funktion, Bauplan und Plastizität des Gehirns?

Glück muss man sich nicht kaufen. Man kann es letztlich wohl auch gar nicht. Dafür haben wir aber ein endogenes Belohnungs- und Glückssystem im Gehirn, das uns adäquat entschädigt. Es benötigt Aufmerksamkeit, eine Form der *motivierten Zuwendung*, die wir den Dingen zuteilwerden lassen. Dort, wo Aufmerksamkeit ist, fließt auch die Energie hin – „Energy flows, where attention goes". Dort entstehen auch Plastizität und Anpassung, die ihrerseits sehr (be-)lohnend sein können, solange die Dosis stimmt.

Aufmerksamkeit hat viele Facetten. Da gibt es zum einen die Wachsamkeit, die wir für die Aufnahmefähigkeit und das Lernen benötigen. Eine wichtige Rolle spielt hier z.B. der Überträgerstoff Azetylcholin, insbesondere die cholinergen Projektionen aus dem subkortikalen bzw. frontalen Nucleus basalis Meynert. Dieser Kern liegt im ZNS in räumlicher Nähe zu Amygdala und Striatum und unterhält u.a. engste Verbindungen zum limbischen System, und er steht praktisch mit der gesamten Großhirnrinde in Kontakt (s. Abb. 7.2). Lernen, Belohnung und Motivation sind auf diese Weise funktionell und neurobiologisch untrennbar miteinander verbunden.

Oder denken wir an Noradrenalin, das für die Kampf-oder-Flucht-Reaktion und die Alarmbereitschaft (Arousal) von so zentraler Bedeutung ist – von den Endorphinen und endogenen Opiaten (Opioiden) mit ihrem stressmodulierenden Potenzial und der Beziehung zur Merkfähigkeit und Gedächtnisbildung ganz zu schweigen. Und natürlich denken wir an die dopaminergen, plastogenen Kernsysteme im Mittelhirn, die von dort bzw. aus den limbischen Arealen heraus „Lust machen" und das Gehirn formen, funktionell gesehen, aber mitunter eben auch strukturell. Aufmerksamkeit, Appetit, Zuwendung und Neugierde werden hier erzeugt. Unterstützt wird Dopamin dabei u. a. durch BDNF, Prolaktin und Oxytozin: Bindungshormone.

Oxytozin ist ohnehin ein Faszinosum: Von frühen Bindungserfahrungen über das Verlieben und schließlich zu festen Beziehungen oder zu guten Aushandlungsergebnissen und Vertragsabschlüssen in der Geschäftswelt oder in der Ehe, vom *Glücksschauer*, der einem den Rücken hinunterläuft, z. B. beim Anblick spektakulärer Naturereignisse oder bei ergreifenden Teamerfahrungen, bis zur Gänsehaut, die einem entsteht, wenn man Bach oder Mozart hört (schon bestimmte Akkorde lösen bei uns in der Regel diese Reaktion aus) – immer wieder Oxytozin. Dabei hat Gänsehaut eigentlich die biologische Funktion, im Rahmen der frühen Kommunikation zwischen Mutter und Kind – z. B. durch erste Schreie – sicherzustellen, dass keine unnötigen Wärmeverluste entstehen, wenn die Mutter z. B. einmal „austreten" muss. Es hat also die Aufgabe, bei kurzfristiger räumlicher Trennung zwischen den beiden nicht nur eine Brücke durch kommunikative Laute zu erzeugen, sondern eben auch eine Wärmebrücke durch das Aufstellen der Härchen in der Haut. Damit entsteht dann ein kurzzeitiges „Ersatzkleid" anstelle der sonst zärtlichen Enge und Berührung zwischen Mutter und Kind, wohlig und warm. Und richtig: Oxytozin macht's. So wird deutlich: Glück, Geborgenheit, Wohlgefühl und „knallharte" biologische Realitäten und Notwendigkeiten sind keinerlei Widersprüche. Das haben wir auch schon bei der „Nostalgie" (s. o.) gesehen.

Glück beginnt mit der *Begeisterung*, die wir unserem Leben und den Dingen und Menschen entgegenbringen, die uns begegnen. Über die emotionalen Konditionierungen und Vorerfahrungen sowie die endogenen Belohnungen (bzw. die Aussicht darauf) senden die dopaminergen „Begeisterungsneurone" aus dem limbischen System ständig ihre Nachrichten in das ganze Gehirn und nähren, wässern und beflügeln, so wie eine „Gießkanne", Wachstum, Anpassung, Spaß und Entwicklung. Und sie beeinflussen auf diese Weise auch die Form und Struktur des Gehirns. Das ist *Selbstorganisation*, und wir haben es offenbar selbst mit in der Hand (oder unsere Eltern, Freunde, Partner usw.), in welche Richtung wir uns organisieren wollen – zumindest manchmal. Nicht die eigentliche Aktivität formt, sondern die Begeisterung und Hingabe, die Aufmerksamkeit, die wir den Situationen schenken und mit denen wir daraus lernen. Begeisterung ist der „Dünger", den wir nicht erst kaufen müssen. Auch Leidenschaft gehört in diese Kategorie – und eine gewisse Unstetigkeit und „jugendliche Umtriebigkeit", gar Sprunghaftigkeit. Zu viel davon kann aber auch schaden, weswegen auch die Begeisterung letztlich einer Kontrolle unterliegen sollte.

Eine weitere wichtige Frage in diesem Kontext ist sicher, *wer* denn eigentlich festlegt und steuert, wofür sich Menschen begeistern. Und da müssen wir dann doch leider wieder etwas resignativer auftreten und fragen: Sind es die Eltern, Geschwister und Freunde? Sind es die Lehrer, Politiker oder Nachbarn? Sind es die Medien und, wenn ja, welche? Wer oder was lehrt uns, was *bedeutsam* ist für die Welt, für uns, und dass *wir* bedeutsam sind? Und haben wir darauf wirklich einen realistischen Einfluss?

Den Ärzten und Therapeuten könnte hier eine wichtige Funktion zukommen, vorausgesetzt, sie halten sich *und* ihr Gegenüber für bedeutsam und sind selbst neugierig und begeisterungsfähig, und vorausgesetzt, sie sehen Hindernisse und Probleme tendenziell als Herausforderungen und Möglichkeiten zum Wachstum, nicht prinzipiell als Belastungen und Beschwernis. Benötigt werden auch Vorbilder, positive Verhaltensbeispiele. Verhaltensweisen wie Empathie, Mitgefühl und Altruismus, Erfolg und Begeisterung, sichere und positive Beziehungsmodelle, prosoziale Aktivitäten usw. müssen erlebbar sein; sie dürfen keine rein theoretischen Ideale bleiben.

Anteilnahme, inneres Wachstum und Flexibilität sind uns eigentlich von Natur aus mitgegeben, aber sie werden durch Überforderung und Stress, d. h. massive, zur falschen Zeit auftretende oder chronische Belastungen, eingeschränkt und mitunter von jenen dominiert. Dagegen kann, ja, *müsste* man etwas tun: durch Gemeinschaft, positive Erfahrungen und „positiven Stress“, der zu innerem Wachstum anregt, weil er bewältigbar ist und zu guten Lösungen führt. All das wird biologisch belohnt. Dazu sollten wir uns gegenseitig einladen, ermutigen und inspirieren. Werden wir also kreativ, erzeugen und gestalten wir Räume, in denen wir angenommen, gesehen und gemocht werden, *so, wie wir sind.*

8 Die Neurobiologie des Glücks

8.1 Motivation und endogene Belohnung

Vieles zu den grundlegenden biologischen Mechanismen hinter Glück und Belohnung haben wir bereits besprochen. Und so wollen wir uns jetzt mehr mit der *Bedeutung* von Motivation und endogener Belohnung für den Umgang miteinander und für die therapeutische Praxis beschäftigen und das zuvor Beschriebene dabei als Gerüst nehmen, dessen Inhalt wir weiter füllen wollen. Dafür schauen wir uns nun die angesprochenen neurobiologischen Motivationssysteme noch etwas genauer an, aber möglichst mit der Brille „normaler" Menschen und Therapeuten, nicht allein aus Sicht der Theorie.

Das Prinzip: Motivations-/Belohnungskreislauf

Motivation ist Bewegung – *hin* zu etwas, genannt *Appetit*, oder *weg* von etwas, die *Aversion* – aber in keinem Fall Stillstand.

Appetit bedeutet, etwas haben zu wollen, und kommt aus dem 1. Motivationsteilsystem, der Stufe A, wie wir es vereinfachend nennen wollen. Hier geht es um Vergnügen, Lust und Sehnsucht, um positive Erwartung, Vorfreude, Abenteuer, Kreativität und Antizipation (vgl. Dopaminwirkungen; s. Kap. 7.1). Aversion dagegen heißt, von etwas Abstand nehmen zu wollen, sich in Sicherheit bringen zu wollen, Angst zu haben bzw. Bedrohung zu vermeiden, die Beine in die Hand zu nehmen, Kampf oder Flucht. Das ist Stufe B und neurobiologisch gesehen ein Teil des Stresssystems, u. a. mit Sympathikusaktivität und Adrenalin bzw. Noradrenalin als führenden Überträgerstoffen. Und die 3. Stufe C wäre dann der Zustand, in dem „alles okay" ist: nicht weg, nicht hin, nur sein – *da* sein. Das hat zwar ebenfalls etwas mit Motivation und Bewegung zu tun, ist daher auch Teil der Motivationsphysiologie, dies aber im Wesentlichen, weil wir alle dort *ankommen* wollen, biologisch gesehen, über die Zeit – zumindest immer wieder einmal dort „vorbeischauen". Es geht dann um den Weg dahin. Im Zustand C, in „Reinform", d.h. in einer tiefen und andauernden Zufriedenheit, unter Einfluss von Botenstoffen, die u.a. Gelassenheit, „inneren Frieden", Verbundenheit oder auch „Herunterregulation", d.h. ein „physiologisches Ankommen", signalisieren (z.B. Oxytozin, Azetylcholin, bestimmte Opioidagonisten usw.), abgesichert vielleicht durch ausreichend hohe Serotoninspiegel, da ist „alles gut", da erlischt quasi der Bewegungsimpuls. Den größten Teil unseres *bewegten* Lebens verbringen wir daher mehr zwischen den Polen Appetit und Aversion – auf einem Kontinuum oder eben im *Kreislauf.*

Der *Motivationskreislauf* beruht auf den Funktionselementen der endogenen Belohnung, wie sie im limbischen System angelegt sind. Wir haben jene Funktionen im vorigen Kapitel kennengelernt. Motivation kann in diesem Zusammenhang auch als Blaupause für eine zu erwartende Belohnung angesehen werden, zumindest, wenn wir von der *appetitiven Motivation* ausgehen, was wir für den Moment tun wollen. Es werden Ziele „definiert" und Verhaltensweisen belohnt, die uns näher an jene Ziele heranbringen – unbewusst natürlich zunächst. Als zentrales Element und Voraussetzung benötigen wir dafür Neugierde und Antrieb sowie Tatkraft und Aktivität, also Handlungen, die wir durchführen und dann unmittelbar endogen (d.h. ebenfalls unbewusst) evaluieren – und im günstigen Fall belohnen. Das fühlt sich gut an und macht, zumindest für den Moment, glücklich. Und so entsteht dann ein neurobiologischer Kreislauf, der von einer Idee über das Abwägen schließlich zum Entschluss führt, zum Verhalten und zu seiner Überwachung und Bewertung. Letztlich werden so Richtung und Rhythmus all unserer Entscheidungen im Leben und unseres Lebensstils insgesamt vorgegeben bzw. weiterentwickelt (Abb. 8.**1**). Damit ist auch die Bedeutung dieses Kreislaufs für die Medizin evident.

Von Kreislauf sprechen wir nicht zuletzt deswegen, weil man, auch für therapeutische Interventionen und Lebensstilmodifikationen, an unterschiedlichen Stellen dieses Kontinuums ansetzen kann und doch die anderen Elemente direkt oder indirekt miterreicht und schließlich auch beeinflusst – zumindest in der Theorie. Wir sagen manchmal auch deshalb „Kreislauf" (im Sinne von „Kreis" oder „Kreisel"), weil der limbische Kortex kreisförmig um die Hirnmitte bzw. das Zwischenhirn herumführt, gewissermaßen in der Tiefe „cruised" (Abb. 8.**2**).

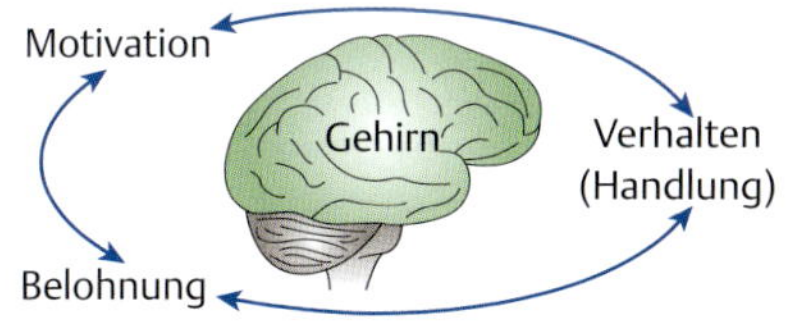

Abb. 8.**1** Das Prinzip des Motivations-/Belohnungskreislaufs.
Der dargestellte Kreislauf begründet auch das positive „Verhaltenslernen" (operante Konditionierung), nicht nur für Pädagogik und Lerntheorie, sondern gerade für die Medizin und das Glück – bzw. ein „geglücktes Leben" – von herausragender Bedeutung.

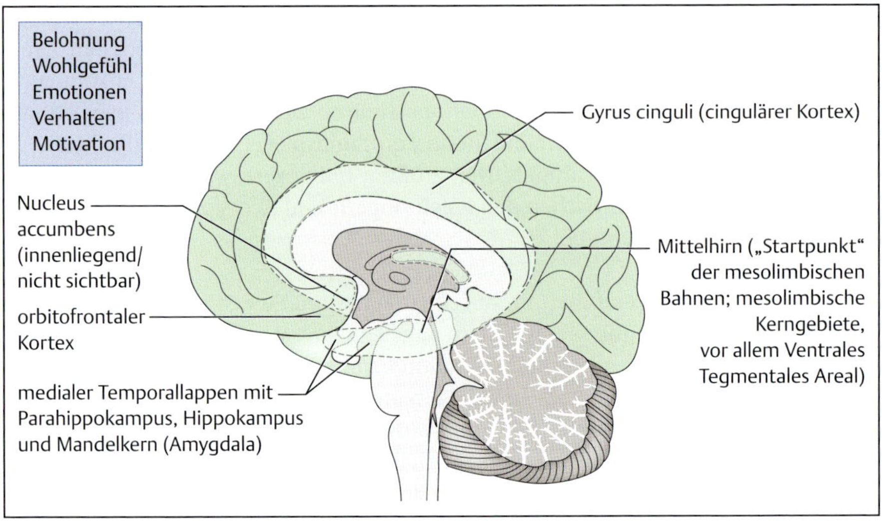

Abb. 8.**2** Die anatomische Anordnung des Motivations- und Belohnungskreislaufs (limbischer Bogen/limbisches System).

Aktivitäten und Verhaltensweisen müssen grundsätzlich Spaß bzw. Freude machen, damit wir sie ausüben, zumindest, wenn wir sie immer wieder ausüben sollen oder nachhaltig unserer „Lebensstilkomposition“ hinzufügen wollen. Und soll dort etwas geändert werden in unserem Verhaltens- und Handlungskanon, z. B. weil es „nicht gesund“ ist, dann muss die neue, zu ersetzende Verhaltensweise oder Aktivität *mindestens* so viel Spaß machen wie die alte. Sonst werden wir sie nicht zu unserem Lebensstil machen, uns *zu eigen*, zumindest nicht dauerhaft und ohne Druck.

Glück heißt in diesem Kontext, das „Richtige“ zu belohnen. Was „richtig“ ist, wird primär nicht durch den Arzt oder Therapeuten festgelegt, sondern durch unbewusste Prozesse im Gehirn. Gemeint sind in der Regel Verhaltensweisen und deren Erzeugung, Wahrnehmung und Bewertung. Das betrifft jeden selbst und hängt von einer Reihe subjektiver Faktoren ab, insbesondere von der „Passung“, d. h. unserer optimalen Ein- und Anpassung an unsere Umwelt oder unsere Bedürfnisse. Anders ausgedrückt hängt es ab von der Widerspruchsfreiheit zwischen dem, was wir tun, und dem, was wir wollen, und dem, was unser Umfeld dazu sagt, falls das für uns relevant ist. Genauer gesagt geht es also beim Glück im Kontext von Motivation und Belohnung um die *Bewegung hin* zur Passung: die Passung des Verhaltens, des Gehirns, des Körpers usw. zur momentanen Lage. Das nennen wir dann auch Konsistenz.

Wie wir schon gehört haben, wird unsere Lage, die „Situation“, nicht nur von äußeren Faktoren und Bedingungen bestimmt, sondern auch von unserer inneren Stimmung und Befindlichkeit (State) und natürlich von biologischen, lebensgeschichtlichen, aber auch genetischen Faktoren und Grundvoraussetzungen (Traits). Viele dieser Faktoren lassen sich modulieren, mit Training und Geduld –

allerdings nicht alle. Aber man kann meist *irgendetwas* machen. Die Dinge hängen miteinander zusammen: Wer will in einem Kreisdiagramm sagen, was Ursache, was Wirkung ist?

Motivation führt zu Bewegung. Glück belohnt Bewegung. Das Ergebnis können „Hochmomente" sein (Peak oder Mastery Moments), wie sie der Typ-A-Motivation unter einem starken Einfluss von Dopamin entsprechen mögen. Das betrifft dann vielleicht besonders Jugendliche oder neugierige Menschen, die immer auf der Suche nach Herausforderungen und Achievements sind (der deutsche Begriff „Errungenschaften" trifft leider nicht genau die Bedeutung). Oder die Bewegung führt, eher langfristig, in Richtung einer grundsätzlichen Harmonie und Einstimmung, einer „Einbettung" und tiefen Zufriedenheit (Typ C). Wie auch immer: ohne Bewegung kein Glück und ohne Belohnung (und Glück) keine Bewegung. Wozu sollte man sich sonst die Mühe machen?

Eine Besonderheit von uns Menschen ist (wenngleich sicher nicht einzigartig im Tierreich, aber doch von uns zur „Meisterschaft" gebracht), dass wir Glück bewusst „auf die lange Bank" schieben können. Wir sind in der Lage, uns Belohnungen *vorzustellen*. Wir können über Erfahrungen und Konditionierungen (aus der Vergangenheit) den Wert einer zu erwartenden Belohnung einschätzen und unter Umständen eine unmittelbar bevorstehende „Ausschüttung" zugunsten einer späteren, dann aber vermeintlich größeren, höher verzinsten, absagen oder verschieben. Wir können Glück und Belohnung antizipieren – „Vorfreude ist die schönste Freude!" Oder wir können sie imaginieren, ganz so wie beim Stress, nur genau andersherum: Biologisch sind beide Konzepte – nicht ganz überraschend – miteinander eng verzahnt; zum Teil sind sie sogar natürliche Antagonisten. Wir sprachen schon darüber: Wir Menschen sind sogar in der Lage, Stress, Schmerz und Mangel bewusst in Kauf zu nehmen, um am Ende – hoffentlich – einen Ertrag für diesen Einsatz zu ernten. Nicht nur der Marathonläufer, sondern fast jeder, dessen Wecker morgens *viel zu früh* klingelt, kennt das. Und das lässt sich auch therapeutisch nutzen. Denken wir nur an den Einsatz von Suggestionen, Imaginationen oder Traumreisen im Kontext von Hypnose und Entspannung, nicht nur, aber ganz wesentlich auch zur Stressreduktion oder Stressbewältigung. Auch hier: sicher kein Zufall.

Das Element der Kontrolle

Ein wesentliches Element im Motivations-/Belohnungskreislauf ist die Kontrolle. Je mehr ich *selbst* verantwortlich bin und Einfluss habe auf die zu belohnende Handlung, desto größer wird, bei Erfolg, die Belohnung ausfallen. Damit sich dieses „Ich-hab's-gemacht"-Gefühl einstellen kann, ist Kontrolle unabdingbar. Und um Kontrolle zu haben und ausüben zu können, muss man anwesend sein, im Sinne der Aufmerksamkeit und Wahrnehmung, d.h. „bei Sinnen" – nicht dagegen bewusst*los* oder besinnungs*los*. Bewusstsein meint hier – im besten Wortsinn – „Selbstbewusstsein", und wir können es vereinfachend mit dem Begriff der „Achtsamkeit" oder des „Gewahrseins" gleichsetzen. Auch der bewusste Genuss gehört in diese Kategorie und ist damit für Glück und Gesundheit, d.h. für einen gesunden *und* angenehmen Lebensstil (bzw. für entsprechende Lebensstilmodifikationen), eine wichtige Einflussgröße. Die Genuss*fähigkeit* scheint gar eine Voraussetzung.

Das Gegenteil von dieser gefühlten (subjektiven) oder *intrinsischen Kontrolle* – Psychologen sprechen auch von der endogenen oder intrinsischen Kontrollüberzeugung (Attribution), wie auch von der intrinsischen Motivation – ist das Gefühl der Ohnmacht oder des Ausgeliefertseins, der Außenbestimmtheit, also der *extrinsischen Kontrolle*. Auch wenn sich das auf der neurobiologischen bzw. -molekularen Ebene vielleicht nicht immer 1 : 1 nachvollziehen lässt, so „fühlt es sich doch an" (bei Vorherrschen einer vornehmlich extrinsischen Kontrollüberzeugung), als wäre man ohne eigenes Zutun und völlig hilflos in eine Situation hineingeraten und quasi „fremdgesteuert", als handele man im Leben automatisch, wie der Hund bei den Experimenten des russischen Forschers Pawlow; man „kann nichts dafür". Auf dieser vermeintlich unbewussten Ebene sind bewusste Entscheidungen für oder gegen eine bestimmte Verhaltensweise, z.B. in Medizin oder Verhaltenstherapie, nur schwer vorstellbar. Die Lösung eines Problems sowie Anreiz und Belohnung für die Lösung müssen in diesem behavioristischen bzw. verhaltensbiologischen Modell von außen kommen. Aber das ist eben nur die halbe Wahrheit: Zum Glück kann Glück, wie gesehen, „verhandelt" werden, zwischen dem „Ich" und dem „Selbst", wenn man so will, oder aber zwischen Arzt bzw. Therapeut und Patient bzw. Klient usw., also zwischen 2 oder mehreren Menschen – oder innerhalb unserer selbst. Wir können uns „verabreden" und Abmachungen treffen, mit anderen oder mit uns selbst, die am Ende Belohnung versprechen, gleich welcher Art (und sei es die soziale Anerkennung). Zielvereinbarungen, Bewertungen und Belohnungen können extrinsisch und intrinsisch vorgenommen werden. Das alles erlaubt uns die Motivationsphysiologie.

Zwischenfazit

Fassen wir bis hierher zusammen: Motivation und endogene Belohnung sind auf einem Kontinuum mit unserem Verhalten verbunden. Unser Verhalten steht immer im Kontext, niemals im leeren Raum. Dabei stellt die Beteiligung oder „Teilhabe" des bewussten („achtsamen") Selbst, von unseren Affekten und Gefühlen, auch den emotionalen Konditionierungen und Kontexten, die wir spüren, wahrnehmen und denen wir mit unserer Aufmerksamkeit nachgehen, gewissermaßen eine Brücke dar zwischen den angesprochenen Bereichen, auch der extrinsischen und intrinsischen Kontrolle. Jene Bereiche gehen ineinander über. Alle 3 limbischen Funktionsebenen sind hier gefordert und einbezogen. Dabei basiert das Selbstbewusstsein bzw. eine positive Selbstsicherheit auf einem positiven Selbstvertrauen („Urvertrauen"), das wiederum auf positiven Vorerfahrungen fußt. Liebe, begünstigende Bindungserfahrungen, Phasen des Glücks, der Zufriedenheit und Ausgewogenheit, also „Positivität" im besten Sinne, gehören dazu, wie auch die grundsätzliche biologische oder genetische Fähigkeit zum Glücklichsein. Dazu bedarf es mindestens eines funktionierenden neuronalen Systems der Botenstoffe und Übertragungswege für Glück und Belohnung, inklusive der ausreichenden Zahl und Funktion der Andockstellen (Rezeptoren) für die Effektoren der Glücksphysiologie, d.h. eines insgesamt funktionierenden Motivations- und Belohnungskreislaufs (bzw. -systems).

In jedem Fall steuert eine tatsächlich erfolgte oder kognitiv vorgestellte (oder schlicht *intuitiv* antizipierte) Belohnung unsere Motivation und unser Verhalten. Dieser Prozess kann zeitlich von uns – oder vom Therapeuten – innerhalb gewisser Grenzen moduliert werden, denn wir Menschen sind in der Lage, „auszuhalten", uns Belohnungen vorzustellen, uns „ködern" zu lassen oder dies auch selbst zu tun. Kontrolle kann hier sehr nützlich sein, genauer die *Überzeugung*, selbst Kontrolle zu haben. Allerdings ist für diesen Weg ein Grad an Bewusstheit vonnöten, zumindest hilfreich, der uns im Alltag und ohne weiteres Training scheinbar nur selten zur Verfügung steht, oft nur schwerlich gelingt. Wir sind, wie es den Anschein hat, häufig im Autopilotmodus auf den Autobahnen unseres Lebens unterwegs, und unsere Verhaltensweisen und ihre Beeinflussbarkeit sind uns nicht bewusst oder so nicht ohne Weiteres zugänglich.

Hier kann ein professioneller Begleiter bzw. Trainer oder Berater, eben ein Arzt oder Therapeut, manchmal sehr hilfreich sein. Ärzte, Psychologen, Gesundheitstrainer, Lebensstilberater, Seelsorger, Pädagogen usw. können unsere Selbsthilfekompetenz fördern. Das kann auch ein „guter Freund" sein, am rechten Ort, zur rechten Zeit. Man muss das allerdings selbst wollen und den Wert erkennen – oder ihn konditionieren (lassen). Das gilt auch für unser Befinden insgesamt, das ja auch zwischen 2 Polen, zwischen *gesund* und *krank*, auf einem Kontinuum hin und her wandert und sich allzu oft nicht mehr ohne Hilfe von außen dazu bewegen lässt, in eine bestimmte, „gewünschte" Richtung zu gehen, dabei auch einmal ausgetretene Pfade zu verlassen und etwas Neues zu probieren. Das ist aber manchmal erforderlich. Denn, wie Jon Goddard, ein Freund aus Boston, sagt: „If we always do, what we've always done, we will always get what we've always got." Im Deutschen würden wir dazu vielleicht sagen: „Du erntest immer, was du säst." Darum lassen Sie uns hin und wieder „Neues und Gutes" säen (oder das Positive um uns herum wieder einmal bewusst wahrnehmen). Dann hat unser Belohnungssystem etwas zu tun. Keine Sorge – wir müssen das Negative damit keinesfalls ignorieren.

8

▸ **Ein Beispiel** *Sommer in Kroatien. Familie K. macht Urlaub, Vater, Mutter, Sohn und Tochter. Dazu haben sie ihr Campingzelt unter Pinien nahe einer malerischen Bucht aufgeschlagen. Hierher segeln auch die Großeltern mit ihrem 25 Jahre alten Segelboot und gehen vor Anker. Nach dem fröhlichen und von den Kindern besonders herbeigesehnten Zusammentreffen mit den Großeltern versammeln sich alle mittels Beiboot auf dem Segler. Man hält „Kaffeestündchen", geht baden, genießt das ruhige Leben – Urlaubsidylle. Ein warmer Nachmittag, leichte Brise, ablandig. In der weiten Ferne ein paar dunkle Wolken, die vielleicht zum Abend den blauen Himmel etwas eintrüben könnten, nicht weiter der Rede wert. Dennoch beschließt die junge Familie schließlich, sich vom Boot zu verabschieden und das Zelt für die Nacht regenklar zu machen, denn man weiß ja nie. Außerdem möchte man das gemeinsame Abendbrot im Pinienwald vorbereiten. Doch alles kommt anders.*

An Land angekommen, sind die Wolken schon zur schwarzen Wand geworden; es beginnt zu regnen, bald heftig zu stürmen: Bora-Alarm. Von der Idylle zum bedrohlichen Abenteuer: Die Eltern fliehen mit den Kindern ins Zelt, spannen Sturmleinen, stellen Töpfe zum Auffangen des Regenwassers auf. Stress liegt in der Luft. Draußen hört man die Schreie anderer Camperfamilien, hektische Betriebsamkeit, umherfliegende Gegenstände, knarrende Bäume, Blitz und Donner. Menschen fliehen in ihre Autos. Die Kinder sind verängstigt. Der 4-jährige Sohn zittert am ganzen Körper, schläft schließlich erschöpft ein, taucht ab. Kurz darauf schläft auch die 8-jährige Tochter.

Der Vater läuft, weil sowieso nass, in Badehose zum Ufer, um nach dem Boot der Großeltern zu sehen. Brechende Wellen. Das Boot ist manövrierunfähig, der Anker lässt sich nicht lichten und mit jedem Brecher wird es näher an die Felsküste gedrückt – nur noch wenige Meter bis zum Aufprall. Selbst „volle Kraft voraus" schafft es der marode Dieselmotor nicht, das Absehbare abzuwenden und das Boot von den Klippen fernzuhalten. Zudem geht der Treibstoff zur Neige. Großvater steht mit Ölsachen in Gischt und Regen; er hält die Ruderpinne fest, eher verzweifelt als entschlossen. Großmutter packt die wichtigsten Dokumente für den Untergang in Plastiktüten, die sie mit Isolierband unzählige Male umwickelt. Was sonst kann sie tun? Ein Dialog um „Hilfe holen" wird zwischen Großvater und Vater in den Wind geschrien.

Von krachenden Wellen überspült löst der Vater noch eine verbliebene Heckleine vom Felsen am Ufer. Er rennt umher auf der Suche nach Hilfe und erfährt: An Taucher zum Lösen des verhakten Ankers sei nicht vor dem nächsten Morgen zu denken; auch Rettungsschiffe seien bei dem Seegang nicht zu bekommen – zudem könne der Sturm noch „bis zu einigen Tagen" anhalten. Großvater hatte „noch maximal eine halbe Stunde" gerufen, davon waren schon mindestens 10 Minuten um. Sein Echolot hatte zudem nur noch wenige Zentimeter Wasser unter dem Kiel angegeben, in den Wellentälern. Das Zerschellen des Bootes ist nur noch eine Frage kurzer Zeit. Hilflos nimmt Vater erst einmal eine warme Dusche im Waschhaus des Zeltplatzes, an dem er gerade vorbeigerannt war: kurze Auszeit. Und dann zurück zum Zelt.

Mutter geht beim Anblick ihres Mannes vom Kinderbeschützer- in den Großelternretter-Modus. Sie lässt ihn bei den Kindern stehen und springt aus dem Zelt. Eine Lösung muss her, Handeln ist gefragt. Der Anblick des Bootes ist ein Bild des Jammers, das sie wohl nicht vergessen wird. Ohne lang nachzudenken, läuft sie auf die mehr im Windschatten gelegene andere Seite der Landzunge, zur dort gelegenen Marina. Sie nervt, schreit den „residierenden", phlegmatischen und alkoholisierten Hafenkapitän an, sich etwas einfallen zu lassen. Als der schließlich merkt, dass er sie so leicht nicht wieder los wird (obwohl er „gar nicht zuständig ist"), fragt er telefonisch Hilfe über Emergency Croatia von „ganz oben" an – immerhin. Mutter rennt zurück zur Bucht, um den Großeltern die Aussicht auf Rettung zuzurufen. Doch in der Bucht sind nur noch Wellen zu sehen, aber kein Boot mehr. Herzstillstand.

Mit ihrem letzten Versuch, den Anker zu heben, war es den Großeltern gerade noch gelungen, auf einer sich aufbäumenden Welle das Boot frei zu bekommen. In Windeseile waren sie auf das offene Meer geflüchtet, nur weg von der Felsenküste! Eine Stunde später flaut der Sturm etwas ab, dann noch mehr, nur noch heftiger Regen. Vom Ufer aus sieht man das zurückgekehrte Boot im Halbdunkel des Abends wie ein Geisterschiff in der Mitte der Bucht, vor Anker zwar, aber mit geöffnetem Verdeck. Kein Mensch zu sehen, es regnet ins Boot, keine Bewegung an Bord, nur das Wanken des Mastes, das Schlagen der Wanten. Das Boot dreht sich langsam um die Ankerkette. Totenstille. Der Mond ist inzwischen aufgegangen, er scheint von vorn durch die geöffnete Bugluke in das Boot – was man vom Ufer aus, von hinten, durch die geöffnete Kajütentür, immer dann sehen kann, wenn sich das Boot mit dem Heck zum Ufer dreht. Gespenstisch. Unter Deck liegen die Großeltern, jetzt in Sicherheit, im „Schlafkoma". Noch leicht beunruhigt, aber doch irgendwie glücklich, schläft bald auch der Rest der Familie im Zelt.

Diese reale Geschichte beschreibt zwar nur einen Zeitraum von wenigen Stunden, sie enthält aber alles, was wir zur Veranschaulichung von Motivation, Belohnung und den dahinterstehenden neurobiologischen Prozessen brauchen. Da ist zum einen die zeitliche Abfolge der Motivationsstufen A–C. Dies gilt für die Gesamtsituation und tendenziell für alle Protagonisten. Aus der Urlaubsidylle wird erst ein kleines Abenteuer (Typ A) – für den einen früher, für den anderen später, je nach Persönlichkeit und Erfahrung, beginnend vielleicht schon mit dem Anblick dunkler Wolken. Es folgen für alle der bedrohliche Sturm, schließlich massive Anspannung und Stress (Typ B). Für die Großeltern stellt sich gar die „Überlebensfrage". Ganz am Ende stehen der sichere Hafen, die „Erlösung", das Gefühl einer „glückseligen" Erleichterung für alle (Typ C). Es war geschafft, vorüber.

Auch in den Personen sehen wir die jeweils unterschiedlichen Zustände und ihren Verlauf, gewissermaßen in Analogie zur Lebensspanne: Die Toleranz für „Abenteuer" ist am Lebensanfang noch gering. Der 4-jährige Sohn, sonst immer der Ansager, rutscht als Erster von Stufe A in Stufe B, d. h., er hat Stress, reagiert aber auch sehr gesund: Er schläft ein – „Ich bin dann mal weg". Die Tochter leidet noch etwas länger, ist ja auch schon älter, doch dann schläft auch sie ein. Sie überspringt gewissermaßen elegant die zehrende Phase B. Das kann sie sich ja auch leisten, denn von ihr wird ja keine Lösung erwartet. Vom Vater schon eher, der anfangs noch ganz „jugendlich" die Geschichte mehr als Abenteuer auffasst, mit ihm als Retter – Tarzan in Badehose. Doch in Stufe B fällt ihm dann auch nur noch die Flucht (Flight) zur Familie ein, mit dem Umweg über die warme Dusche.

Die Mutter nimmt den Kampf (Fight) an – auf ihre Weise, weniger martialisch als strategisch, bohrender, nachhakender. Mit Erfolg. Und die Großeltern? Die kommen aus Stufe C (Naturerleben, Idylle, Zeit mit den Enkelkindern, das Leben als Urlaub), dem Grundmodus in ihrem Fall, und werden in Stufe B – den Stress – geworfen, eingesogen, massiv sogar, gleich am Anfang, bis hin zur Erstarrung (Freeze). Das liegt sicher daran, dass sie auf dem Schiff am meisten bedroht sind, aber vielleicht auch daran, dass im Alter die Übung für die Stufen A (Abenteuer) und B (Stress) mitunter fehlt, man sich häufiger in Stufe C (Zufriedenheit) befindet, theoretisch. Flexibilität wurde auf dem Weg bis hierher eingebüßt, was ganz normal ist.

Irgendwann an diesem Nachmittag waren alle „resonant" gestresst in Stufe B gewesen, am Ende aber zufrieden und glücklich in Stufe C – spätestens beim Sonnenaufgang am nächsten Morgen, über einer ruhigen, türkisblauen See. Da berichtet der Großvater:

„Als das Boot schließlich freikam, überkam mich ein solches Triumphgefühl, unglaublich! Die Angst und der ganze Stress waren plötzlich verflogen, dagegen innerlicher Jubel, so unwirklich: Was für ein Moment! Danach war erst einmal alles andere unbedeutend und unwichtig. Und dann kam die Leere, totale Leere. Erschöpfung, Entspannung, Schlaf – unabwendbar."

Die Motivationssysteme und ihre Bedeutung für ein „gesundes Leben"

Wir haben schon mehrfach die verschiedenen Stufen (A–C) der Motivation angeführt und die physiologischen Systeme dahinter besprochen. Aber was ist das zentrale Merkmal, der eigentliche biologische Hintergrund?

▸ **Entwicklung des Motivationssystems** Zur Beantwortung dieser Frage müssen wir noch einmal „kurz zurück" in die Evolution gehen und aktuelle Erkenntnisse der Evolutionsbiologie einfügen. Unser Team um George B. Stefano in New York hat dazu z. B. das Folgende festgestellt: Frühe Lebewesen entwickelten motorische Aktivitäten zunächst mehr oder weniger wohl nach dem „Zufallsprinzip": Sie konnten sich plötzlich bewegen und taten es halt, anfangs eher ungerichtet – allein schon „Lebendigkeit" und Wärme führen zu Bewegung. Jene Aktivität wurde alsbald gekoppelt an ein System für Wahrnehmung und Erfahrung (Sensorik und Gedächtnis), das seinerseits an neuronale Kreisläufe angeschlossen war, die nun über Belohnung und *Reinforcement* genau die Aktivitäten verstärkten und motivational erscheinen ließen, die im Sinne einer Verbesserung der Überlebenswahrscheinlichkeit hilfreich waren, weil sie mit Verhaltensweisen rund um die Nahrungsaufnahme oder die Reproduktion verbunden waren. Durch diesen Mechanismus konnte die Effektivität gesteigert und letztlich Energie gespart werden. Jene Energieersparnis aber machte in der Folge aus der lohnenswerten – früher vermeintlich zufälligen – Aktivität etwas *Sinnvolles.*

Später kam zu diesem primär körperlichen Geschehen noch ein emotionales hinzu: Zu der motorischen bzw. rationalen Komponente gesellte sich in höheren Lebewesen eine emotionale, die es nun erlaubte, durch die Schranken (und die gelegentliche Gefahr) der vermeintlichen Rationalität durchzubrechen, d. h. auch einmal „spontane" oder „intuitive" Entscheidungen zu treffen, die nicht rein kognitiv oder rational begründbar waren, also gewissermaßen eine *motivationale Abkürzung* darstellten. Spannend erscheint uns in diesem Kontext, dass die einzelnen Komponenten dieses Motivationssystems – bzw. später der Motivationssysteme – offenbar durch die gleichen (oder sehr ähnlichen) chemischen Botenstoffe gesteuert wurden und werden (Dopamin als Katecholamin-*Precursor* oder -prototyp schon bei den Pflanzen, Noradrenalin ab dem Stadium der Wirbellosen, später bei den Wirbeltieren dazu das Adrenalin und schließlich das aus Dopamin gebildete Morphium, das man ebenfalls schon bei den Pflanzen findet). Diese Boten gingen zum Teil chemisch jeweils auseinander hervor und scheinen damit ein erfolgreiches biologisches Prinzip darzustellen, das in der Evolution konserviert und integriert, in seinen Funktionen aber sehr wohl an die wachsenden Anforderungen und Komplexitätsgrade im Laufe der Entwicklung (Phylogenese) angepasst wurde.

George B. Stefano geht heute sogar noch einen Schritt weiter: Möglicherweise stand ganz am Anfang der geschilderten „evolutiven Reihe" die Produktion von endogenem Morphium bzw. von Opiaten als Signalmolekülen im Vordergrund, gewissermaßen als „Ziel", und Dopamin war vielleicht ein Zwischenprodukt auf dem Weg dorthin. Das würde auch erklären, warum man beispielsweise Morphium als Überträgerstoff schon in Pflanzen findet, in denen Dopamin nur eine Vorstufenfunktion für ebenjene Opiate zu haben scheint. Später dann „besann" sich die Biologie – auch angesichts eines zunehmenden Diversifikationsdrucks – dieses Mechanismus und machte aus den Katecholaminen eigene Botenstoffe mit primären Funktionen. Für diese These spricht auch, dass man Neurone findet, die den ganzen enzymatischen Apparat für die endogene Opiatherstellung besitzen, ohne dabei Dopamin als Überträgerstoff explizit auszuweisen; d.h., sie sind nicht zwingend dopaminerg.

▸ **Dopamin und Morphium** Dopamin und Morphium, um die beiden noch einmal herauszugreifen, haben biologisch unterschiedliche Funktionen. Dopamin steht eher in Verbindung mit (Hyper-)Aktivität und „Aufbruch", Morphium bzw. die Opiatalkaloide mit Herunterregulierung und „Entspannung". Ein biphasischer Mechanismus, der beide Funktionen in einer zeitlichen Abfolge einschließt, würde biologisch in bestimmten Situationen Sinn machen: erst erfolgreiche Aktivität, ggf. „Stress", dann Belohnung und Entspannung. Es wäre vorteilhaft für einen Organismus, generell im Zustand einer gewissen Wachsamkeit zu sein, wie er durch dopaminerge (und adrenerge) Prozesse erzeugt und reguliert werden könnte. Damit wäre das Individuum „immer" bereit für ein unerwartetes und potenziell lebensbedrohliches Ereignis. Wenn jedoch der Organismus einmal die Situation als sicher und die potenzielle Bedrohung als nicht mehr existent oder als nicht so gefährlich einschätzt, würde automatisch die Entspannung (und die Belohnung) einsetzen, z.B. durch die über Dopamin gebildeten Opiate, die ihrerseits u.a. das (gefäß-)relaxierende und „antiadrenerge" NO (Stickstoffmonoxid) freisetzen bzw. dessen Level erhöhen. Wichtig scheint hier der Hinweis, dass irgendwann diese Phase der Erholung und Regeneration ohnehin einsetzen *muss*. Fortwährende Alarmbereitschaft oder chronischer Stress bzw. dauerhaft angehobene Stresshormonspiegel können die Überführung von Dopamin in andere Botenstoffe stören bzw. den Katecholaminstoffwechsel empfindlich verändern – ein solcher Zustand wäre aus biologischer Sicht auf Dauer nicht wünschenswert, er würde nicht ohne Weiteres „toleriert" und sicher nicht ohne Folgen bleiben.

▸ **Reifung und Anpassung** Das biologische „Ziel" von Motivation und Belohnung sind daher Reifung *und* Anpassung (Abb. 8.3). Es handelt sich hier um ein natürliches Prinzip: Geboren mit dem größtmöglichen Freiheits- und Anpassungs*potenzial*, aber

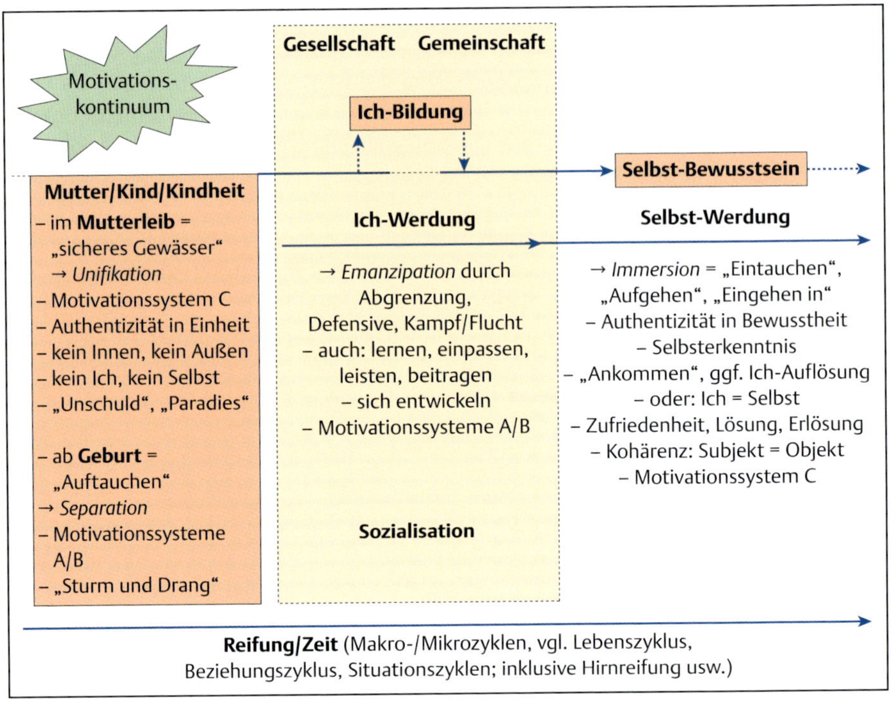

Abb. 8.**3** Der „gesunde“ individuelle Reifungsprozess in Bezug zur Motivation und zu den neurobiologischen Motivationssystemen (Modell).
Von der Einheit zur Einheit: Der Prozess der Ich-Werdung entspricht einem Wachstum heraus aus einer abhängigen und vermeintlich unbewussten Verbundenheit (Mutter-Kind) in eine weitgehende Autonomie, wobei das Ziel – im Idealfall – durch einen Zustand der „selbstbewussten Verbundenheit“ charakterisiert wird, bei dem auch höhere Bedürfnisse gestillt werden (vgl. Bedürfnispyramide); d. h., jenseits der Grundbedürfnisse gibt es z. B. ein spirituelles oder geistiges „Glück“. Weitere Erläuterungen s. Text.

einem unreifen und auf die vielen konkreten, unterschiedlichen Herausforderungen des Lebens nur unzureichend vorbereiteten Gehirn, geht es ab dem ersten Auftritt auf der Bühne des Lebens darum, möglichst schnell die (neue) Umwelt und das soziale Umfeld so wahrzunehmen, dass man sie sich „einverleiben“ und „internalisieren“ kann, d. h. Anteil hat und selbst Teil wird, dass man sich also möglichst optimal aus der (unbewussten) Authentizität im Mutterleib auf die Gesellschaft und die Anforderungen der eigenen – möglichst selbstständigen – Existenz einstellt: Autonomie, Freiheit und Wachstum, ohne dabei eine schützende und nährende Verbundenheit völlig aufgeben zu müssen. So werden wir über die Lebenszeit zunächst immer „schneller“ bzw. effektiver, d. h., wir werden zunehmend zu „Experten“ für das *eigene* Leben. Ein Preis, den wir dafür biologisch in Kauf nehmen, ist eine allmähliche Reduktion von Potenzialen, genauer, von unentdeckten, unbearbeiteten oder unkonditionierten „Landschaften“. Dafür kennen wir uns „vor der eigenen Haustür“ aber immer besser und detaillierter aus. Auch muss jene Abnahme von biologischer Flexibilität nicht zwingend irreversibel bzw. die Plastizität *grundsätzlich* eingebüßt werden, wie beschrieben. So oder so: Motivation, Anpassung und Flexibilität werden über Erfahrungen gesteuert und reguliert. Dazu müssen wir aber aufmerksam sein und *eigene* Erfahrungen machen, immer wieder – nicht im Kino, Fernsehen oder am Computer usw., sondern echte, sinnliche, mit Haut und Haaren. Dann machen wir uns die Welt untertan und werden gleichzeitig selbst zum Untertan. Beides ist sinnvoll – es ist eine zwingende Notwendigkeit und Voraussetzung für ein „gelungenes Leben", dass wir die Fähigkeit besitzen, uns über die Erfahrung und das Tun optimal einzupassen, d. h. *im* Tun bzw. in Echtzeit zu wachsen und uns gleichzeitig fortwährend zu „optimieren". Denn das Leben ist, so der Kollege Volker Rausch, „keine Generalprobe, sondern bereits die Aufführung"[14].

▸ **„Ich-Bildung"** Irgendwo zwischendrin auf dem „Lebensweg" scheint es noch einmal eine besonders wichtige Weiche zu geben: Zwischen „Sturm und Drang" zu Beginn bzw. im 1. Drittel des Lebens und der vermeintlichen späteren „Selbst-Bestimmung" im letzten Drittel dieser Entwicklung (ausgenommen sei dabei die letzte prämordiale Phase) gibt es, vielleicht aufgrund fehlender Möglichkeiten der „Selbst-Werdung" oder des bewussten *Ankommens bei sich selbst* („Selbst-Bewusstsein"), auch als Konsequenz aus sozialem Druck und Einengung bei der Einpassung (Sozialisation), nicht immer den direkten Zugang zu dieser „authentischen" Form des „bewussten Seins" und tiefer, *sich selbst genügender* Zufriedenheit. Um dennoch zu überleben und (vermeintlich) glücklich zu sein oder zu werden, d. h. belohnt zu werden für die Mühen des Daseins, wird ein Ausweg gebraucht und gewählt.

Das ist dann vielleicht der Weg der „Ich-Bildung". Auch das ist ganz normal und die „Ich-Werdung" sicher Teil der natürlichen und gesunden Entwicklung und Reifung des Menschen. Normalerweise handelt es sich hier um ein Zwischenstadium, das noch stärker genährt wird von äußeren Anreizen, Bildern und Erwartungen und recht instabil und vulnerabel sein kann, das noch nicht selbstgenügend und selbstversichernd ist und auf Bedrohung (Stress) vielleicht mit Aggression, Kampf oder Flucht reagiert. Es ist ein Stadium, das – vom Wesen her – auch ständig bedroht *ist*, ganz real. Das kann anstrengend sein und auf Dauer evtl. „ungesund", rein medizinisch gesehen – ungesund nicht nur für das Individuum, sondern auch für das Umfeld und die Gesellschaft, zumal die *Gemeinschaft*: Zu viel „Ich" bzw. zu viele „Individualisten" mit ihren ausgeprägten Bedürfnissen (und dem immerwährenden Drang nach Konsum, Befriedigung und Verteidigung) bekommt jener nicht gut.

▸ **Balance zwischen „Ich" und „Selbst"** Es geht also bestenfalls, wie immer dort, wo Leben ist und „gedeiht", um eine Form der Balance. So stehen „Ich" und „Selbst" ja auch nicht im Gegensatz zueinander. Beide sind „sinnvoll" und, zur rechten Zeit, am rechten Ort, fraglos vonnöten. Und natürlich ist diese Trennung auch ziemlich akademisch. Aber genau um dieses Auseinanderdriften geht es ja schließlich: Ein allzu aufgeblähtes Ich, das dann auch immer genährt und verteidigt werden muss, kann mitunter den Blick auf das Selbst verstellen und damit den Ausweg aus dem „Hamsterrad", den Weg zur „Erlösung" und zur Möglichkeit, am Ende *nichts mehr zu wollen und dennoch glücklich* zu sein – wunschlos glücklich. Das wäre dann womöglich genau jener Moment, an dem Ich und Selbst „eins" sind und es tatsächlich keinen Unterschied mehr gibt.

Buddhisten würden das vielleicht „Ichlosigkeit" oder „Erleuchtung" nennen; vielleicht ist es aber, weniger spektakulär, der Moment der bewussten Erkenntnis, dass das Ich, das mit dem Selbst identisch ist, alles hat (bzw. gar nichts hat, d.h. nichts *besitzt*), nirgendwo mehr hinmuss (weil es ja schon da ist). Es kann nun eine große Erleichterung entstehen, da die Bürde des ständigen Kampfes und der Verteidigung (und des Aufbruchs und „ewigen Umherziehens") – zumindest für den Moment – genommen wurde. Das bewusste, achtsame Selbst ist so immer und prinzipiell im Hier und Jetzt und dort weder gut noch schlecht. Auch muss es nichts verteidigen, da nichts weiter da ist außer dem, was ohnehin ist und bleibt. Ein Besucher einer Fotoausstellung, in der ausschließlich Bilder von 100-Jährigen zu sehen waren, sagte dazu: „Vielleicht gibt es im Leben irgendwann einen Punkt, an dem alles gesagt ist. Vielleicht ist das dann der Moment tiefster Zufriedenheit, an dem es nur noch festzuhalten gilt."

Auf der anderen Seite brauchen wir aber auch ein Ich im Leben, ganz sicher – etwas, für das wir „kämpfen" und das nach vorn und oben strebt, nach Wachstum, nach Expansion, das im Mittelpunkt unseres eigenen „Sonnensystems" steht, etwas, dessen wir uns mehr oder minder sicher sein können und von dem wir erst einmal ausgehen können; das Ziele formuliert und selbige angeht. Sonst gibt es kaum eine positive Entwicklung. Spaß *und* Entwicklung sind aber wichtig – für den Einzelnen und die Gesellschaft. Wären wir alle immer nur zufriedene „Selbste", wäre der Mensch dann jemals zum Mond geflogen? Der Trick lautet wohl: „Alles zu seiner Zeit." So, wie die primär äußerlichen Motivatoren in der Jugend und im jungen Erwachsenenalter sinnvoll sind (das können im Übrigen auch Vorbilder und/oder Eltern sein) und es nicht nur biologisch notwendig ist, Wünsche zu haben, expansiv zu sein, etwas *zu wollen* (z.B. Essen, einen Partner, Einkommen, Kinder usw.), so sind auch eine gewisse Unzufriedenheit sowie die vorherrschende *appetitive Motivation* in dieser Phase des Lebens und der Entwicklung letztlich nur Anstoß, sich auf den Weg zu machen, den eigenen möglichst, um alsbald Neugierde in Wachstum zu überführen und neue Erfahrungen (und Lösungen) in Wissen – und in Struktur. Und um schlicht „auf die Reise" zu gehen, ganz progressiv, wie „Hänschen klein".

Das nützt dann allen: Äußere Belohnungen und das Stillen der Bedürfnisse über externale Wege sind immanenter Teil der biologischen Evolution, sie bedingen Wachstum, das Erschaffen, Überleben, Fortpflanzen, ja, auch den Wissenserwerb und Fortschritt auf übergeordneten Ebenen. Wie bei dem Esel, der die Karotte ohne Mühen bzw. ohne einen Schritt nach vorn bekommt, würde ohne die *Bewegung nach vorn* ein allgemeiner Stillstand, eine Erstarrung die Folge sein, Regression. Und so sind wir zum Glück alle *auch* Jäger und Sammler, irgendwann einmal im Leben, und immer in Bewegung, die einen mehr, die anderen weniger: Im Schnitt sitzt man heute bei uns etwa 4 Stunden täglich vor dem Fernseher, d.h. 2 Monate nonstop pro Jahr zusammengenommen – Tendenz steigend. Dabei „hängen", entgegen der allgemeinen Vorstellung, gerade die Älteren und nicht die Kinder besonders lang „vor der Glotze". Allerdings ist jene für die Kinder, nicht nur aus neurobiologischer Sicht, besonders „gefährlich" bzw. eben „eindrücklich", weil sie nicht „selbst gemacht" ist und auch nicht „selbst erlebt" und nicht körperlich aktiv, wenngleich der ganze

Stress, die geschilderten Motivationsstufen, in kurzer Abfolge *real* durchlebt werden, denn auf der limbischen Ebene, zumindest den unteren, kann das Gehirn kaum unterscheiden zwischen selbst erlebt und selbst gesehen.

So wird vor dem Fernseher Biologie *erprobt*, aber möglicherweise ohne relevante bzw. sinnvolle Konsequenz für das eigene Leben. Neben den durchaus gefährlichen physiologischen Effekten der mangelnden Bewegung, oft in Verbindung mit Fehlernährung und Stress (Stress ist Stress, auch wenn er im Fernsehen „miterlebt" wird), birgt das auch die Gefahr der Gewöhnung und Abnutzung der Belohnungsphysiologie sowie des damit verbundenen Einbüßens von Kreativität, Flexibilität und Potenzialen. Es droht der Verlust von Beweglichkeit, körperlich wie geistig, und von der Möglichkeit, *eigene* Lösungen für *eigene* Probleme zu finden und sich selbst dafür dann gebührend zu belohnen – und das alles im eigenen Tempo, im eigenen Rhythmus. Jener ist meistens langsamer als das Fernsehen. Dabei ist das Fernsehen per se überhaupt nicht das Problem, nur der dadurch möglicherweise beschleunigte Mangel an eigenen „Träumen und Abenteuern", in der realen Welt „da draußen", und auch der Mangel an Aktivität und einer allgemeinen Notwendigkeit zur Veränderung.

► **„Altersweisheit"** Später im Leben ist es sicher sinnvoll, auch biologisch, weniger „Ansprüche" zu haben, weniger Wünsche, auch einen „geringeren Verbrauch", evtl. eine „höhere Effizienz", und trotzdem glücklich zu sein, vielleicht mehr „von innen". Zufriedenheit hieße hier, „konservativer" zu werden, im besten Wortsinn, auch biologisch: bewahren und erhalten statt erweitern; vernetzen und zusammenführen statt expandieren. Das bezieht sich auch auf das Wissen – des Einzelnen *und* der Gemeinschaft –, gelegentlich auch mit „Altersweisheit" tituliert. Auch vermag der ältere Mensch vielleicht nicht mehr all seine (körperlichen) Bedürfnisse selbst zu stillen, er wird wieder „bedürftiger". Jetzt geht es nicht mehr um das „Aus-dem-Hafen-Auslaufen", sondern eher um das Ankommen und Festmachen, auch um die Weitergabe gemachter Erfahrungen, vielleicht nicht mehr als aktiver Teil der *biologischen* Evolution, dafür aber als wichtiger Teil des kulturellen Erbes, der kulturellen Evolution (vgl. *Generativität*) – „Staffelstabträger" eben. Dazu passt auch, dass aktuelle Studien z. B. aus Berlin, Erlangen-Nürnberg und Zürich zeigen, dass eine „realistische" Einschätzung der zukünftigen Zufriedenheit auch eine Schutzfunktion haben könnte – *hin* zu einem bedachteren und vermeintlich gesünderen Lebensstil. Überschwänglicher Optimismus im Alter ist offenbar einem langen Leben nicht automatisch zuträglich. Risikoverhalten ist ein Kennzeichen vor allem der Jugend.

Und während der „dopamingesteuerte" jugendliche Abenteurer vielleicht immer auf der Suche nach Neuem und Risiko ist, auch weil sich sonst ein Gewöhnungseffekt einstellt und das, was eben noch aufregend war, beim 3. oder 4. Mal nicht mehr den gleichen Kick und Dopaminausstoß verspricht, ist der ältere, vermeintlich „weisere" Mensch der Gefahr der Gewöhnung – und damit der biologischen Notwendigkeit einer Entwöhnung – weit weniger ausgesetzt: Idealerweise ist er eingepasst und braucht sich nicht mehr „einzuwohnen". Er möchte vielleicht auch gar nicht mehr in die „weite Welt", hat „alles schon gesehen", ist möglicherweise „optimal angepasst", biologisch gesehen (warum sollte er dann weg – und wohin?). Er hat das dazu passende Gehirn (das er aber auch weiterhin nutzen muss – „use it or lose it") und realisiert vielleicht, dass, wie es der Musiker Van Morrison einst besang, man das „ganze Leben" auf der Reise und Suche nach etwas war, was längst schon da war, genau dort, wo man herkam: In den „heimischen Gassen", in einem selbst. Aber „damals" konnte man das nicht sehen, hatte dafür keinen Sinn, kein Bewusstsein. Man musste hinaus in die Welt, zu *sich* kommen.

Erst am Ende der langen Wanderschaft kommt man, ganz so wie „Hänschen" (jetzt „Hans"), vielleicht wieder zu Hause an und sieht sich selbst zufrieden im Spiegel. Denn das ist wohl die vorgegebene biologische Richtung: vom „oberflächlichen" bzw. kurzen und heftigen Glück, d.h. vom Hochmoment, geprägt vom Wollen oder vom Stress und Glück des Bekommens (und vom Niederringen der Konkurrenz und der Gefahren auf dem Weg dorthin), von den „Peak Moments" der Jugend also, die uns auch schon mal aus der Kurve tragen können, hin zur tieferen Ruhe und Zufriedenheit, zur Gelassenheit und zur Selbsterkenntnis (Abb. 8.**4**); und zu der Erfahrung, so berichten Ältere immer wieder, dass der „Schein nicht das Sein" ist, die sichtbare Oberfläche nicht das eigentliche Selbst. Hierzu passen auch Untersuchungen u.a. von Ute Kunzmann an der Universität Leipzig: Anders, als uns oftmals suggeriert wird, sind ältere Menschen mitnichten gefühlsmäßig „flacher" oder stets „griesgrämig"

8

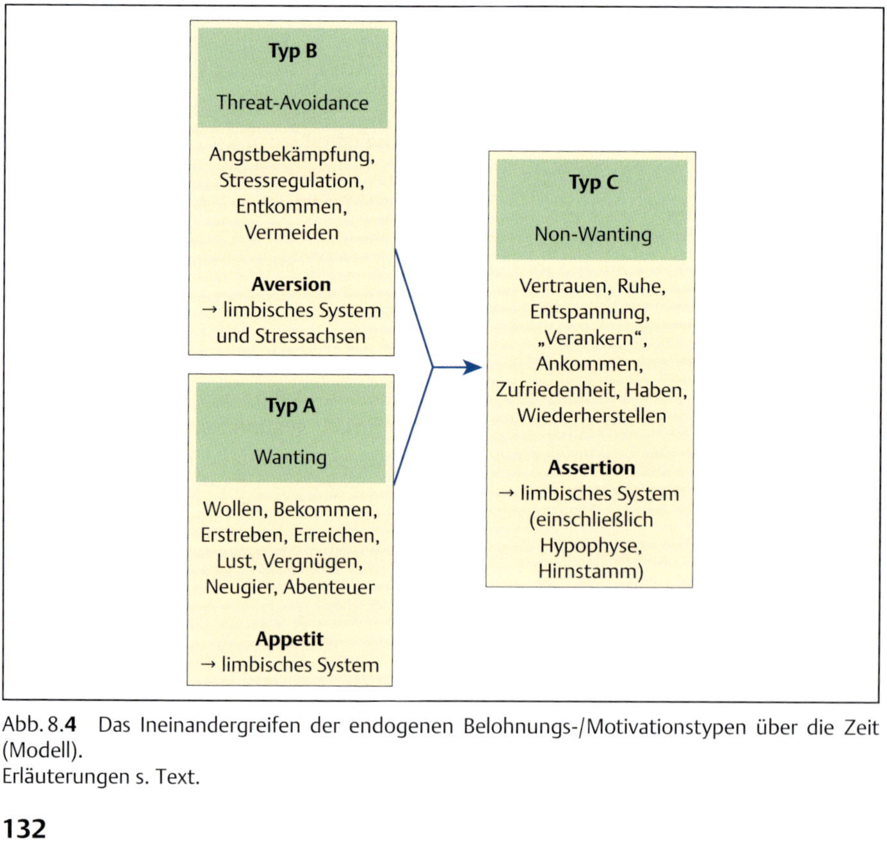

Abb. 8.**4** Das Ineinandergreifen der endogenen Belohnungs-/Motivationstypen über die Zeit (Modell).
Erläuterungen s. Text.

bzw. emotional unbeteiligter – sie reagieren nur weniger auf negative Ereignisse und Impulse von außen, dafür aber, relativ gesehen, umso stärker auf positive (wie das Lächeln eines Kindes). Sie sind „gelassener“ und gegenüber Negativem evtl. „resistenter“; sie haben vielleicht einfach gelernt, mit schwierigen Gefühlen besser umzugehen, sie ggf. „auszuhalten“, und sich schlicht auf das Positive, wenn es denn existiert und ihnen erscheint, zu fokussieren. Auch das wurde in diesem Kontext wissenschaftlich erhoben: Fragt man ältere Menschen nach ihren zentralen Lebensmotiven, so kann man aus den Antworten einen gemeinsamen Nenner bilden, der aus 2 verbliebenen „Zielen“ besteht: etwas *weitergeben* zu können und *inneren Frieden* zu erlangen.

Das Wissen um dieses motivationale Kontinuum und um einen strukturbedingten, biologischen Wettstreit zwischen dem Ego und dem Selbst, zumindest für den größten Teil eines normalen, gewöhnlichen Lebens, kann auch persönlich für Ärzte, Therapeuten, Pädagogen usw. eine Bereicherung sein, eine „schöne Aussicht“ gewissermaßen. Das Erkennen der unterschiedlichen Zustände und Bedürfnisse *in den Patienten* bzw. in unserem Gegenüber kann darüber hinaus vielleicht eine wichtige Hilfe bei der täglichen Arbeit sein. Denn ihnen geht es nicht anders: „Wherever you go, there you are“ – „Egal, wo du hingehst, du bist (schon) da“ (Kabat-Zinn 2005[15]). Aber sagen Sie das mal einem 15-Jährigen!

Die Dynamik der Motivation

Wir brauchen ein innerliches System (oder mehrere), das uns motiviert, schnell und beherzt neue Erfahrungen zu machen, Herausforderungen zu suchen und anzunehmen, uns etwas zuzutrauen, gerade als Kinder, Jugendliche und junge Erwachsene – nicht zu viel, aber auch nicht zu wenig. Wir benötigen etwas, das uns auffordert, Ziele zu haben und an jenen zu wachsen, immer in Abstimmung mit den Bezugspersonen, wenn vorhanden, aber auch einmal unter Inkaufnahme von Beulen und angestoßenen Nasen, solange es nicht mehr ist. Spaß und Freude übertönen dann vielleicht den kleinen Schmerz. Die gemachten Erfahrungen, Misserfolge und Erfolge übersetzen wir physiologisch in Struktur, in Hirnstruktur, wozu es der Plastizität der beteiligten neuronalen Strukturen bedarf. Und wir brauchen dazu ein Gedächtnis, das intakt ist und sich besonders gern an Positivem „erfreut“, möglichst gekoppelt an ebensolche Emotionen als „Lernhilfe“ (und als Wiedererkennungsmerkmal).

Folglich werden wir zunächst angetrieben, aus eher zufällig auftretenden, vielleicht aus einer Neugierde heraus entstandenen oder von außen angeregten Verhaltensweisen und Aktivitäten „Geeignetes“ auszuwählen. Belohnungen sind dabei zugleich Motor, Ziel und Ansporn („Magneten“) sowie die Leitplanken. „Aus der Breite in die Tiefe“, so wachsen wir und verwurzeln uns gleichzeitig. Wir bewerten, überprüfen und bestärken uns selbst. Wir konditionieren, lernen und verstärken jenes Verhalten, das sich eben noch gut anfühlte (und in der Regel auf irgendeine Weise auch gut für uns war) oder das dann in der Zukunft erneute Belohnung verspricht, wenn wir – später in unserer Entwicklung – auch zu solch *verzögerten Belohnungs-*

erwartungen (d.h. einem bewussten Belohnungsaufschub) fähig sind. Und wir lernen, Stress zu vermeiden: Abenteuer ja, Stress nein, zumindest nicht auf Dauer, denn wir wollen ja überleben. Unser Hirn motiviert uns, aus dem „Schatten der Mutter" heraus in den Prozess der „individuellen Menschwerdung" einzutreten und das *eigene* Leben aufzubauen, dieses möglichst gesund bzw. stabil, und es zu leben, bis wir „da" sind (s. Abb. 8.**3**).

Ganz allmählich, wie wir so durchs Leben gehen, wird unsere Neugierde dann wieder kleiner, da wir unsere Bedürfnisse und Wünsche mithilfe unseres immer besser angepassten Gehirns „kostengünstig und effizient" gestillt bekommen haben. Wir kommen näher zum vermeintlichen Ziel, durch die Rituale, die wir uns angeeignet haben, und durch das soziale Umfeld, auf das wir uns optimal eingestellt haben. Man nennt das Sozialisation. Wir erfüllen unseren „Zweck" und, mit etwas Glück, auch unsere „Bestimmung". Dazu muss das System im Hintergrund (d.h. die Motivationssysteme) auch noch einen Mechanismus bereithalten, der uns signalisiert, dass wir jetzt da sind und dass es jetzt „gut" ist – und genau das ist der Fall (Tab. 8.**1**).

Tabelle 8.**1** Die funktionelle Einteilung der Motivationssysteme (Synopse).

Kurztitel	**Typ A**	**Typ B**	**Typ C**
Untertitel	Wanting-System Leistungssystem mesolimbisches Belohnungssystem	Threat-Avoidance-System Kampf-Flucht-Furcht-System (Stresssystem)	Non-Wanting-System Affiliationssystem Fürsorgesystem
Funktion	appetitive Motivation *Wollen* Bewegung: *hin*	aversive Motivation *Vermeiden* Bewegung: *weg*	assertive Motivation *Haben* Bewegung: *bleiben*
Charakteristik	Kennzeichen der Jugend, des Aufbruchs und des Wachstums Herausforderungen positiv empfinden sich stimulieren lassen Vorfreude empfinden sich erfolgreich ein- und anpassen	Kennzeichen der Jugend und des (jungen) Erwachsenenalters an die Grenzen stoßen neue Wege finden Gefahren abwenden überleben, sich behaupten	Kennzeichen des Kindes- bzw. Säuglingsalters sowie der späteren Lebensphasen (ab- bzw. zu-)sichern, *sein* Sicherheit fühlen sich verbinden, berühren positive Beziehungen
Glücksbezug	Peak Moments/Hochmomente („kurz und heftig") Befriedigung Glück *erstreben* Glück *erwarten* Glück *suchen* Pleasure, *Lust*	Angstbeherrschung innere Stärke fühlen Glück *(gehabt) haben* Unglück *abwenden* (Trauma bewältigen) *Luck (Good Luck)*	Zufriedenheit (tief und anhaltend), Gewissheit Liebe, Affiliation Kohärenz glücklich *sein* zufrieden *sein* *Happiness, Satisfaction* *Joy, Well-Being*

Tabelle 8.**1** (Fortsetzung).

Kurztitel	Typ A	Typ B	Typ C
Schlagwörter	Jugendlichkeit, Expression, Kreativität Gespanntheit, Abenteuer, Neugierde körperliche, erobernde Liebe (Erotik) Lust, Begierde, Erregung *(Sucht)* Leichtsinn, Waghalsigkeit, Expansion Neues wagen *(wagen und gewinnen)* zielgerichtete Aufmerksamkeit Leistungsorientierung, Zielerreichung Plastizität (Hirn und Verhalten) Zutrauen, Glaube (an sich selbst, an spirituelle Quellen, „Kräfte“ usw.), Religiosität verminderte Skepsis ggf. verminderte Angst positive Erwartungen Hoffnung (unbewusst) externale Kontrolle, Belohnungen „Heraufregulation“ Zusammenspiel mit Typ B	Bedrohung, Angst Verdrängung Stress(-vermeidung) Anspannung Suche nach Sicherheit bzw. Schutz Zutrauen (in Stärke) Alarm (Fight or Flight) Schmerz(-modulation) fokussierte Wachheit Aggressivität, Wut Kraft, Energie Aufmerksamkeitstunnel („Tunnelblick“) Zusammenspiel mit Typ A bei Überforderung: Zunahme der Angst (Burn- bzw. Blackout, Freeze)	Aufmerksamkeit *im Moment*, Einstimmung Bewusstheit, Präsenz Achtsamkeit Ruhe, Entspannung Vertrauen, Gelassenheit internale Kontrolle Verbundenheit, verbinden Dankbarkeit (internal) Wertschätzung, *liebevoll* Mitgefühl, Empathie Angenommensein Stimmungsaufhellung Schmerzreduktion Stress- bzw. Angstlösung Aggressionshemmung Regeneration „Herunterregulation“ Hoffnung (bewusst)
Botenstoffe[1] (führend)	Dopamin, Orexin[2], Opioidpeptide (Endorphine), (Nor-)Adrenalin, ggf. Endocannabinoide	Kortisol, (Nor-)Adrenalin, Opioidpeptide, ggf. Orexin ggf. Vasopressin	Oxytozin, Azetylcholin, endogene Opiate, (NO), Serotonin, ggf. Endocannabinoide
Hirnstrukturen	limbischer Bogen, mesolimbische Belohnungsstrukturen: Mittelhirn, Nucleus accumbens (mesokortikale Bahnen)	Amygdala, Hypothalamus (Hypophyse) (Locus coeruleus, Hirnstamm)	Mittelhirn, Vagusareale (Cingulum, Hippokampus, ventrales Striatum) (Hypothalamus, Hypophyse)

[1] teilweise spekulativ
[2] Beispiel für ein hypothalamisches Neuropeptidhormon

So ergibt sich natürlicherweise eine Dynamik, gesteuert von unseren Motivationssystemen, eine Bewegung von der „Einheit zur Einheit" (s. Abb. 8.**3**). Am Ende wird der Ausschnitt auf unserem „Navigationssystem des Lebens" immer detailreicher – und kleiner. Diese Geschichte hat allerdings einen Haken: Unsere heutigen Umwelten sind gar nicht mehr so stabil, unser soziales Umfeld ebenfalls nicht, nicht im Betrieb, nicht in der Praxis, nicht zu Hause – in den Patchwork-Familien, die auch schon lange keine Großfamilien mehr sind und nur noch selten generationenübergreifend. Und auch unsere „späteren Beziehungen" erlangen vielleicht nur noch selten die gleiche Selbstverständlichkeit, Verlässlichkeit, Leichtigkeit *und* Tiefe wie frühe familiäre Bindungen oder die Intensität unserer ersten „großen Liebe". Wir wollen also gar nicht mehr „die Hände in den Schoß legen". Und so bedarf es wohl weiter der fortwährenden Anpassungsfähigkeit und des Erhalts von Plastizität und Flexibilität über die Lebensspanne, auch weil das Gehirn schließlich dafür „gemacht" ist und dem Organismus auf diese Weise signalisiert, dass die „Endstufe" noch nicht erreicht ist, es also Sinn macht, weiter Appetit zu haben und an Erfahrungen, Beziehungen und Erwartungen zu „basteln"; ggf. auch weiter zu „wachsen". Und das geschieht durch die stetige Einbindung von Bewegung, Motivation und endogener Belohnung: eine Komposition und ein Ineinandergreifen der verschiedenen Belohnungsarten (s. Abb. 8.**4**). Dafür müssen wir sorgen – oder die Gesellschaft, in der wir leben.

Die Motivations- und Belohnungsphysiologie gleicht einer Sinfonie, die von einem Orchester mit verschiedenen Instrumenten gespielt wird, z. B. dem Blech und den Streichern, in unterschiedlichen Tonarten und Klangfarben, mit mehreren Sätzen, mal schnell, mal langsam, in einem Kontinuum, in einem Spannungsbogen; möglicherweise mit einer Solokadenz am Ende. Es kommt auf den Gesamtklang an, bei dem mal das eine, mal das andere Instrument führt, mal in Dur, mal in Moll. Aber alle spielen zusammen. Dopamin und Adrenalin würden hier eher für ein blechernes Allegro furioso stehen, Oxytozin, Azetylcholin oder Opiate für ein gestrichenes Largo oder Adagio, mit allen Abstufungen – und am Ende der Schlussakkord: Applaus, Erleichterung. „Erfüllung" in diesem Kontext ist dann vielleicht genau jener Zustand, der sich einstellt, wenn alle Klangfarben, alle „Geschmacksrichtungen" bedient worden sind, wenn kein Wunsch oder Bedürfnis – in diesem Moment – mehr offen ist. Eine solche Komposition begegnet uns auch beim Flow-Phänomen oder etwa in der Meditation (s. Kap. „Kleiner Exkurs zur Neurobiologie von Meditation und Mitgefühl und ihr Bezug zur Schmerzregulation", S. 140). Wir fühlen uns „ganz angefüllt", ja, „satt", erleben uns vielleicht als „widerspruchsfrei" und, in dem Sinn, als „authentisch" oder „stimmig" – evtl. als verbunden miteinander oder mit „etwas Größerem". Das sind zumindest Schilderungen von Menschen, die wir befragt haben in solchen „heiligen Momenten", nach ihren Gefühlen, Eindrücken und Stimmungen. „Fülle" wird hier erlebt als ein Einklang, auch zwischen „außen" und „innen", als das zeitlich eng aufeinanderfolgende bzw. arrangierte „Feuerwerk" all jener eingangs beschriebenen „Glückszustände" und „Färbungen". In solch „vollkommenen Augenblicken" (vgl. Kairos) ist Unglück kaum möglich (bzw. wird nicht empfunden); auch ein gefühltes Übermaß an Stress ist kaum denkbar. Es existiert eine „natürliche Balance" z. B. zwischen *hedonistischen* und *eudaimonischen* Glücksanteilen; das rechte Maß stellt sich ein, ganz von allein. Wir werden darauf noch zurückkommen.

Woher kommt das Glück?

Wenngleich die äußerlichen, strukturellen Bedingungen fraglos einen wesentlichen Einfluss auf unsere gesellschaftlichen, aber auch die individuellen Möglichkeiten und Chancen zum „Glücklichsein" haben, inklusive der Erfüllung unserer Grundbedürfnisse, so fängt Glück doch *auch* bei einem jeden selbst an. Und man kann es innerhalb gewisser Grenzen trainieren, wie wir noch sehen werden. Das legen z. B. Arbeiten von Sonja Lyubomirsky, Barbara Fredrickson, Rick Hanson, Martin Seligman, Willibald Ruch und anderen – auch unsere eigenen Forschungen – nahe. Das sollte aber nicht mit „Schuld" (bei Unglück) oder einer Leugnung von Unrecht oder Missständen, auch strukturellen, in der Welt „da draußen" verwechselt werden. Schon die WHO und andere bevölkerungsbezogene Gesundheitsorganisationen wie auch komplexere Modelle von Gesundheit und Gesundheitsförderung haben das „Sowohl-als-auch" (und *nicht* das „Entweder-oder") in diesem Zusammenhang stets betont. Auch ist es wichtig, die theoretische Tatsache, dass es ein *endogenes Potenzial für Glück* gibt, nicht zu verwechseln mit der Frage, ob *wer, wann, wieso* davon Gebrauch macht oder machen „sollte". Es erscheint widersinnig, diese unterschiedlichen Aspekte „in einen Topf" zu werfen und, was gelegentlich in der öffentlichen Diskussion geschieht, miteinander zu verwechseln oder gar gegeneinander auszuspielen. Und genau aus diesem Grund braucht es eben auch begleitend zur „nüchternen naturwissenschaftlichen Forschung" rund um das Glücksthema (wie auch sonst vielleicht) eine Geisteswissenschaft bzw. einen ethischen Rahmen und Diskurs sowie eine Diskussion sozialer und politischer Aspekte von Relevanz. Genau das hat z. B. die WHO von Anbeginn an eingeschlossen, indem sie neben den individuellen Ressourcen immer auch die gesellschaftlichen und politischen Bedingungen von Gesundheit betont und in die grundlegenden Modelle integriert hat. Und dennoch: Es gibt eben *auch* ein intrinsisches, individuelles biologisches Potenzial zu Glück und Zufriedenheit *trotz* einer Welt, die Glück vielleicht nicht immer befördert. Auch hier gilt: Die Dinge hängen miteinander zusammen und stehen nicht zwingend im Gegensatz zueinander (Abb. 8.**5**).

Die „Glücksforschung" lehrt uns auch, dass wir uns nicht ständig mit anderen, vermeintlich glücklicheren Menschen vergleichen sollten. Der Vergleich allein ist oftmals schon der beste Weg ins Unglück: Es gibt immer irgendjemanden, der glücklicher ist oder scheint. So ist sicher nicht „vollkommenes Glück" das Ziel, sondern der Weg in eine positive Richtung auf dem Glücks-/Belohnungs-/Motivationskontinuum – das Ausnützen unserer biologischen Möglichkeiten, getreu dem Motto, das schon Siddharta Gautama vor über 2500 Jahren so benannt haben soll: „There is no way to happiness, happiness is the way." Man weiß heute, dass Anerkennung und Wertschätzung glücklich machen können, und gesund sind sie auch. Genauer gesagt lehrt uns z. B. Johannes Siegrist aus Düsseldorf mit seinem Gratifikationsmodell, dass das *Fehlen* von Belohnungen, gemeint sind hier zunächst einmal die exogenen Gratifikationen, ungesund ist (s. Abb. 8.**5**), auch weil nicht jeder selbst das „alles" wieder endogen „wettmachen" kann. Oder es fehlt uns, durch einen Mangel an Wertschätzung in Beruf, Gesellschaft und Familie, eine der wichtigsten Quellen für Resilienz und Stressreduktion, für geistig-seelische Beweglichkeit und das Gefühl von Ko-

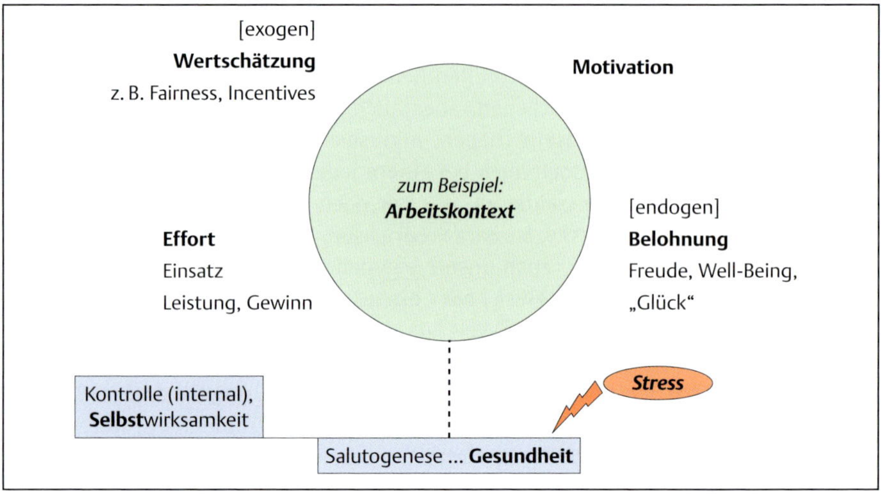

Abb. 8.**5** Synergistischer Zusammenhang zwischen den Bereichen Motivation – Belohnung – Gesundheit – Arbeit.
Für die Gesundheit (und das „Glück“) sind neben exogenen Faktoren auch endogene verantwortlich. Dabei beinhaltet der äußerliche Bereich nicht nur die Verhältnisse bzw. die harten Umweltfaktoren (vgl. Arbeitsschutz, Unfallverhütung usw.), sondern auch „weiche“ Faktoren wie Wertschätzung, Fairness oder exogene Belohnungen (Incentives, Lohn usw.). Wissenschaftliche Studien zeigen, dass sich jene Aspekte (Gratifikationen) auf die Arbeitszufriedenheit und -fähigkeit, das individuelle Stresserleben, aber auch auf den persönlichen Einsatz und das Betriebsergebnis insgesamt positiv auswirken können. Ist jedoch auf der anderen Seite der „Apparat“ zur endogenen Belohnung nicht „intakt“ bzw. jene Fähigkeit eingeschränkt (z. B. bei Vorliegen einer Depression oder aus anderen, auch biologischen Gründen) oder herrscht ein „chronischer Mangel“ an endogenen Belohnungserfahrungen (vgl. „Burn-out“, „chronisches Unglück“, chronischer Stress), so kann der gezeigte Kreislauf auch an jener Stelle unterbrochen sein; d. h., Gesundheit, Glück und Zufriedenheit sind nun bedroht, *obwohl* die äußeren Verhältnisse vielleicht „erfolgreich“ gesundheitsförderlich (und „glückstiftend“) organisiert worden sind. Sind dagegen die gezeigten Aspekte in einem „harmonischen Einklang“, kann auf physiologischer, psychologischer, neurobiologischer und medizinischer Ebene auch ein Potenzial zur Stressreduktion festgestellt werden. Weitere Erläuterungen s. Text.

härenz und Ausgeglichenheit. Es besteht dann ein Gratifikations*defizit* bzw. eine *Effort-Reward-Imbalance.*

Jeder kennt das: Endogene Belohnung ist manchmal schwer zu bekommen, ist auch nicht zu erzwingen („Lach doch mal!“) – da verlassen wir uns mitunter lieber auf exogene Quellen. Wenn es nicht Suchtmittel (oder Schokolade?) sein sollen, dann können wir uns für die gesuchte Aufmunterung vielleicht (wie im Arbeitskontext inzwischen recht gut beschrieben) mit äußerlichen Belohnungen behelfen bzw. mit den bekannten „Gratifikationsdeterminanten“ helfen *lassen*, sofern wir darauf Zugriff haben: ausreichend Geld und Entlohnung, d. h. genügend materielle Mittel, dazu die Möglichkeit zum Aufstieg auf der sozialen Leiter (Promotionsperspektive), gepaart mit Arbeitsplatz- und Beziehungssicherheit und, last but not least, mit sozialer Anerkennung und Lob. Wichtig ist dabei offenbar, dass die Bilanz stimmt, *insgesamt* also am Ende kein Minus ausgewiesen wird. Defizite bei einzelnen Determinanten können wir, wie Forschungen nahelegen, innerhalb gewisser Grenzen tolerieren und wohl auch kompensieren. Damit Gratifikation aber „wirksam" werden kann, muss die Endabrechnung *positiv* stimmen.

Altruismus und *prosoziales Verhalten*, d.h. etwas *für andere* zu tun, ohne dafür eine Gegenleistung einzufordern, können ebenfalls „belohnend" wirken und motiviert bzw. trainiert werden (s. Kap. 10.2). Sie sind potenziell in allen Motivationsstufen möglich, d.h. immanent. Wir brauchen schließlich andere Menschen – nicht nur für liebevolle Berührungen und Beziehungen. Hilfe tut manchmal einfach gut – und auch not, sei es beim Erreichen gesteckter Ziele, beim Bestehen von Abenteuern und Herausforderungen oder beim Entkommen aus schwierigen, schier ausweglosen Situationen. Und gemeinsam ist der „Lohn" meistens höher. Nur muss man die Motivationssysteme eben entsprechend positiv nutzen. Sie sind keine Einbahnstraßen, kein Automatismus auf dem Weg zum Glück. Sie lassen sich problemlos auch „antisozial" einsetzen.

Bei altruistischem Handeln und positiven Bindungserfahrungen wird über eine Aktivierung des Fürsorge- bzw. Affiliationssystems auf beiden Seiten, d.h. bei *Sender* und *Empfänger*, Angst reduziert, ganz biologisch, denn z.B. Oxytozin als Botenstoff in diesem System kann die Amygdala (unser Angstzentrum) augenscheinlich herunterregeln. Endogene Opiate, experimentell ebenfalls diesem System zuzuordnen, regulieren ggf. das Immunsystem herunter oder reduzieren Stress auf physiologischer Ebene. Auch Azetylcholin „nutzt" diesen Mechanismus: Die konstitutive Ausschüttung von NO wird angeregt, das wiederum antiinflammatorisch wirkt oder den Blutdruck senkt. NO bzw. die aktivierten „stickoxidergen Neurone" antagonisieren Stress auf der molekularen Ebene, z.B. über ihren hemmenden Einfluss auf die adrenerge Übertragung, also auf adrenerge Neurone und Rezeptoren, sowie über eine Stabilisierung inhibierender nukleärer Transkriptionsfaktoren.

Ähnliches gilt für das Nervensystem insgesamt. Es wird endogen „aufgeräumt". Dieser Effekt wird vermutlich auch durch Serotonin unterstützt, das u.a. ebenfalls einen Einfluss auf die NO-Regulation hat (s. Tab. 8.1). Beruhigung, Aggressionshemmung, innerer Ausgleich: „Herunterkommen" nach Abenteuer oder Stress durch eine natürliche Autoregulation; oder gar nicht erst überschießend reagieren bei Stress und Aufregung – z.B. durch regelmäßiges prophylaktisches Training (s. Kap. „Kleiner Exkurs zur Neurobiologie von Meditation und Mitgefühl und ihr Bezug zur Schmerzregulation", S. 140). Kein Wunder, dass diese autoregulatorischen Signalwege heute eine große Aufmerksamkeit erregen, auch in der medizinischen Forschung, z.B. zu den Entspannungs- und Meditationstechniken. Sie schlagen eine Brücke zwischen den Neurowissenschaften, der Psychologie und Medizin und der Biochemie, aber auch zwischen Spiegelneuronen, Gesundheitsförderung, Salutogenese, Achtsamkeit, Empathie und Stressbewältigung.

Kleiner Exkurs zur Neurobiologie von Meditation und Mitgefühl und ihr Bezug zur Schmerzregulation

Meditative Erfahrungen, wie z. B. die verschiedenen Formen der „Achtsamkeitsmeditation" und ihre zu beobachtenden klinischen Effekte, haben Entsprechungen im Gehirn in Arealen und Netzwerken, die u. a. mit Aufmerksamkeit und Gedächtnis, Interozeption und sensorischer Verarbeitung sowie mit Selbst- und Autoregulation zusammenhängen. Dazu gehören auch die Kontrolle von Emotionen und Stress sowie die genannten endogenen Belohnungsmechanismen.

Auf der Ebene der molekularen Steuerung ist eine Beteiligung von Dopamin und Melatonin (Erhöhung) sowie von Kortisol und Noradrenalin (Erniedrigung) nachgewiesen. Spekulativ dagegen sind noch Erhöhungen der Spiegel von Serotonin, NO, Azetylcholin und endogenen Opiaten (Morphium?), was nicht zuletzt mit der komplexen Messmethodik (vgl. Echtzeitmessungen) zusammenhängt. Hier müssen noch weitere Forschungen, u. a. mit verbessertem Instrumentarium, erfolgen. In jedem Fall aber sind die Befunde schon jetzt für die Medizin interessant, gerade vor dem Hintergrund therapeutischer Verhaltens- und Lebensstilmodifikationen sowie in der Suchtbehandlung (einschließlich der Rückfallprävention). Auch zur Beurteilung von „Risiken und Nebenwirkungen" der Meditation können sie herangezogen werden.

Achtsamkeit führt, im übertragenen Sinn, zu einer Zunahme von Freiheitsgraden, d. h., es werden Flexibilität, „Realismus", Kontrollerleben, Selbstwirksamkeit und -management gestärkt. Neurobiologisch drückt sich das im Gehirn u. a. in einer Zunahme von „Asymmetrien" im Bereich der EEG-Ableitung oder in funktionellen MRT-Befunden aus: Das bedeutet, man erkennt in der neurologischen Bildgebung z. B. asymmetrische Verschiebungen und Lateralisationen (tendenziell auch eine „Anteriorisierung")[16]. Vor allem aber sieht man die Aktivierung von relevanten Netzwerken: Dahinter stecken letztlich Potenziale – sowohl zu Wachstum, aber auch zu Akzeptanz, Verbundenheit und Glück bzw. zu tiefer innerer Zufriedenheit.

In diesem Bereich wird heute viel geforscht, nicht nur in der Achtsamkeitsforschung, sondern auch hinsichtlich der neuronalen Basis von Mitgefühl, das seinerseits Bestandteil vieler meditativer Techniken, Traditionen und Rituale ist (s. auch Kap. 10). Man kann jetzt beispielsweise „live" dabei sein, etwa mithilfe von EEG oder funktionellem MRT, wenn Stress infolge der experimentellen Verabreichung eines Nasensprays mit Oxytozin abnimmt und Empathie oder Mitgefühl zunehmen oder wenn Beziehungskonflikte abnehmen, ein Streit über finanzielle Fragen etwa viel harmloser verläuft oder ganz ausfällt, Vertrauen und Glaube stattdessen zunehmen. Letzteres ist übrigens auch bei einer experimentell induzierten Erhöhung endogener Dopaminspiegel zu beobachten. Der Stress (Typ B) wird dann gewissermaßen „umzingelt". An der Universität Zürich wird Oxytozin z. B. wissenschaftlich als „Medikament" untersucht. Keine Sorge: Das ist psychologische bzw. neurobiologische Grundlagenforschung – nicht mehr, aber auch nicht weniger. Man will mehr über uns Menschen und unser Zusammenleben erfahren, unsere Motivationen. Und wir sehen: Fürsorge und Mitgefühl, auch wenn sie experimentell ausgelöst werden, drosseln nicht nur Angst und Stress, sondern auch das Schmerzempfinden. Hier lässt sich im Übrigen auch eine direkte Brücke zum Placeboeffekt bzw. zu einer positiven „Therapie-Fürsorge-Erwartung“ schlagen. Die Wissenschaft in diesem Bereich, auch zu den grundlegenden molekularen Mechanismen, hat in den letzten Jahren enorm an Fahrt gewonnen.

Wir gehen heute davon aus, dass die beschriebenen Effekte u.a. über eine Einbeziehung der endogenen Opioidsignaltransduktion laufen. Auch finden wir beispielsweise eine physiologische Kopplung von Oxytozin und Serotonin sowie eine neurobiologische und regionale Beziehung beider zu Orten der endogenen Opiatproduktion bzw. -speicherung, soweit bekannt, z.B. im Mittelhirn bzw. im limbischen System. Beim Menschen ist der genaue topografische Bezug (weniger der funktionelle) noch eher spekulativ, denn der direkte Nachweis derartiger molekularer Strukturen und Zusammenhänge an funktionsfähigem Hirngewebe ist schwierig. Aber Hirnstamm und limbisches System der Ratte unterscheiden sich kaum von den entsprechenden Strukturen des Menschen. Das mag enttäuschend für den einen oder anderen sein, hat aber Vorteile für die Wissenschaft, kurzum: Wir finden Morphium in genau jenen Hirnstrukturen, die uns im Rahmen der Betrachtungen zu den Motivations- und Belohnungssystemen – hier zum Affiliationssystem – bereits begegnet sind (Abb. 8.**6**).

Schmerz- und Stressreduktion durch Berührung und Verbundenheit – klingt das nicht wunderbar? Und richtig: Früher war der Begriff „Behandlung“ viel mehr als nur eine Bezeichnung für Diagnostik, Zifferneingabe, Rezeptausstellung und Abrechnung. Die therapeutische Berührung war zentraler Teil der Behandlung. Dabei geht es in diesem Zusammenhang, z.B. der Schmerzreduktion, wohl weniger um periphere oder „vordergründig“ somatische Effekte, sondern um *zentrale*. Und zudem geht es sicher nicht allein um die Exterozeption im somatosensorischen Kortex, d.h. um primäre, physische, vermeintlich objektive Schmerzrepräsentationen, sondern vielmehr um die subjektive Schmerzwahrnehmung, um den *Umgang* damit, den „inneren Schmerz“, die Modulation und Bewertung, neurobiologisch ausgedrückt also um unsere Interozeption (s. Tab. 7.**1**). Heute verstehen wir auch besser, warum der Einfluss anderer Menschen – oder auch einer innerlichen Einstimmung (wie bei der Achtsamkeit bzw. der Achtsamkeitsmeditation beschrieben; s.o.) – wirksam bei der Schmerzmodulation sein kann.

Jon Kabat-Zinn konnte diesen Effekt beispielsweise nachweisen, indem er die Schmerztoleranz in 2 Untersuchungsgruppen beim Eintauchen eines Armes in Eiswasser mit und ohne Achtsamkeitspraxis verglich. Die Toleranz war deutlich höher mit bewusster, achtsamer Wahrnehmung des Schmerzes – ganz erstaunlich und doch so einfach. Der Schmerz im Arm, d.h. die Effekte der eintretenden Unterkühlung, waren sicher noch da. Aber die Probanden „standen darüber“, obwohl sie sich ganz gezielt der Wahrnehmung des Schmerzes zuwandten. Nicht der objektive Schmerz entscheidet hier offenbar, sondern die subjektive Perzeption und Bewertung: Schmerz und Leid sind eben nicht das Gleiche. Und da können der Wille und vor allem die Unterstützung durch andere Menschen (oder der Glaube an etwas, an

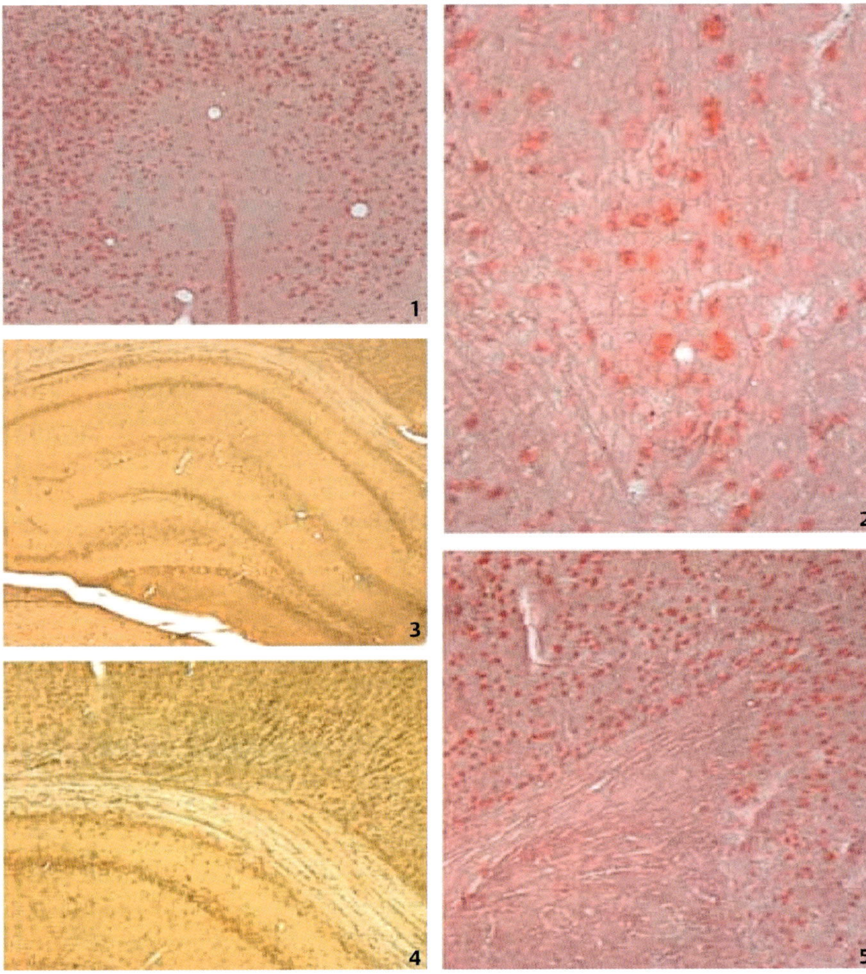

Abb. 8.**6** Immunohistochemischer Nachweis von Morphium im limbischen System und Hirnstamm. Immunoreaktive Neurone sind im Nagetiergehirn nachweisbar im Periaquäduktalen Grau (1), in der Raphe (2), im Hippokampus (3, 4) und im Gyrus cinguli (5). Die Hirnschnittbilder 1, 2 und 5 wurden aus koronaren Paraffinsektaten gewonnen, die mittels der immunoenzymatischen Alkalische-Phosphatase-Methode eingefärbt wurden. In den Bildern 3 und 4 wurde die Peroxidase-Antiperoxidase-Methode an Vibratomsektaten angewandt. Es wurde purifiziertes (affinitätpurifiziertes) Anti-Morphium-Immunglobulin G eingesetzt, das eine minimale Kreuzreaktivität mit Kodein und anderen Peptiden besitzt (Esch et al. 2004[17]).

Gott, an Papa oder Mama, an uns selbst usw.) manchmal „wahre Wunder“ bewirken. Zur wissenschaftlichen Wahrheit gehört aber auch, dass unsere eigene Arbeitsgruppe die bekannten Effekte der Achtsamkeitsmeditation auf die Schmerzmodulation, wie auch Fadel Zeidan[18] sie wiederholt berichtet hat, bisher nicht reproduzieren konnte. Es muss also auch noch andere relevante Einflussgrößen geben, seien sie kulturell oder auch molekular. Wir stehen wissenschaftlich noch am Anfang einer aufregenden Reise.

Von der Flüchtigkeit des Glücks

Glück ist vergänglich, z. B. weil es der Autoregulation unterliegt. Es wird endogen kontrolliert, denn es hat ja einen Zweck – es soll uns für bestimmte Verhaltensweisen motivieren. Wenn wir die durchgeführt haben, dann wird endogen evaluiert und ggf. belohnt. Und dann sollen die gewonnenen Erkenntnisse und Erfahrungen verarbeitet, bewertet, konditioniert und abgespeichert werden. Die Physiologie strebt in diesem kontinuierlichen Prozess immer wieder zum Ausgangspunkt, zum Gleichgewicht zurück – normalerweise, wenn man sie lässt. Daher ist Glück für den größten Teil unseres Lebens nicht von langer Dauer, zumindest nicht in der Jugend, und das ist wohl auch gut so.

Glück vergeht also, aber die Erinnerung bleibt. „Man muss die Feste feiern, wie sie fallen", sagt der Volksmund. Abschied und Neubeginn sind immanente Bestandteile des Glückserlebens. Leider können auch viele Drogen „naturgemäß" diesen Zustand simulieren. Auch können das, im Einzelfall, andere Menschen, Situationen oder Verhaltensweisen sein, z. B. wenn „Abhängigkeiten" bestehen. Wir sprechen hier von „motivationaler Toxizität". Dann geht es für uns allzu schnell nur noch um das Festhalten bzw. das Wiedererlangen dieses Zustands ohne – oder mit möglichst geringer – Bewegung. Die Folge kann „Entrückung" sein, d. h. Lähmung, Stillstand, Apathie oder, später, Entzug. Und daher ist es von der Biologie nicht ohne Grund so „eingerichtet" worden, dass wir, nach einer Phase des „Ankommens auf der Welt", für die meiste Zeit unseres Lebens nur selten, wenn überhaupt, tiefe und *dauerhafte* Glückszustände durchleben. Allerdings muss dieses Erleben fein austariert werden, denn zu wenig davon lässt uns auch wieder frustriert und „depressiv" zurück.

Glück ist instabil: Selbst vermeintlich „Erleuchtete" müssen nach ihrer „Erweckung" wieder in den Alltag zurück, einkaufen gehen, Wäsche waschen, arbeiten – so sie denn noch einen „Alltag" haben. „After the ecstasy, the laundry", nennt der amerikanische Psychologe Jack Kornfield (2000[19]) diesen Prozess. Irdisches Leben ist Alltagsleben. Und damit dort nicht Stillstand ist, lässt die Natur Glück wieder vergehen. Als Ausgleich sind die einzelnen Glücksmomente vielleicht besonders eindrücklich und (be-)merkenswert. Nur so ist Alltag möglich, das tägliche Aufraffen beim Erschallen des Weckers, das Überstehen von Enge, Lärm und Zeitdruck auf dem Weg zur Arbeit (oder zur Kita, Schule usw.), beim Einkauf oder auch „nur" beim Hausputz und ebenso beim Durchschleusen unzähliger Patienten durch Praxis oder Klinik: Man muss sich auch auf das, was *danach* kommt, freuen können, auf den Lohn für all die Mühen. Und man sollte eine Ahnung davon haben, wofür man das alles auf sich nimmt, was einen inspiriert, antreibt, stark macht, wofür man „brennt", wofür man lebt. All das wird daher in den kurzen Glücksmomenten „geprobt".

Tiefe und *stabile* Zufriedenheit ist im Alltag den meisten von uns nur selten vergönnt. Die gute Nachricht, wie gehört: Das ist ganz normal und biologisch wohl auch so „gewollt". Vielleicht kommt die Zufriedenheit dann ja mit dem Alter, nach „getaner Arbeit" sozusagen. Die WHO definierte seinerzeit Gesundheit auch als einen Zustand des „vollständigen körperlichen, geistigen und sozialen Wohlergehens und nicht nur das Fehlen von Krankheit oder Gebrechen" (1946). Setzen wir Wohlergehen mit Wohlbefinden gleich und beide mit „subjektiver Gesundheit" bzw. Zufriedenheit (Glück), im besprochenen Sinn, dann sollten wir alle auf unserem persönlichen Kontinuum im Lebensverlauf tendenziell in Richtung Zufriedenheit *und* Gesundheit wandern. Ist das realistisch? Deckt es sich mit Ihren bisherigen Erfahrungen? Welche „Gesundheit" wäre hier gemeint und welches „Glück"?

Versuch einer neurobiologischen Topografie und funktionellen Systematik des Glücks

Neurobiologisch sind die verschiedenen Erscheinungsformen bzw. „Typen" von Glück, Motivation und Belohnung eng miteinander verzahnt. Topografisch lassen sie sich zum Teil konkreten Strukturen zuordnen, d.h. „organisch verorten", und bedingt voneinander abgrenzen, trotz funktioneller Überschneidungen und unter Inkaufnahme einer gewissen künstlichen Unschärfe und Vereinfachung (Abb. 8.7).

Funktionell geht es beim Typ A z.B. um das Suchen (und ein wenig auch um das Finden), um Erfolg, die schnelle Belohnung, die „Lust am Leben": „Getting where and what you want". Dafür ist u.a. der N. accumbens zuständig bzw. der limbische Bogen und die mesolimbischen Bahnen. Beim Typ B geht es um das Bestehen, um den Wett-

8

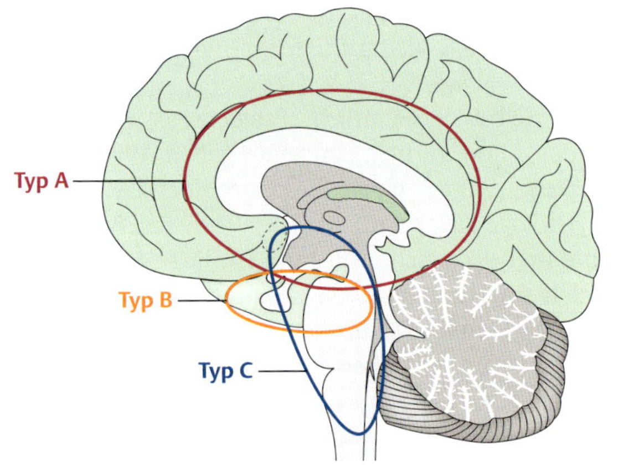

Abb. 8.**7** Topografie der Belohnung. Funktionelle Gliederung (A–C) der Motivations- und Belohnungssysteme (stark vereinfachende, modellhafte Darstellung, vgl. Tab. 8.**1**).
Hinweise: Die dargestellte Zuordnung dient als Orientierungshilfe – tatsächlich sind die einzelnen Systeme funktionell miteinander verwoben. Ebenso können Bildungsorte der Neurotransmitter sowie deren Wirkungsorte und Rezeptoren, wie im Text beschrieben, räumlich voneinander entfernt liegen, sodass eine zuordnende Topografie letztlich unscharf bleibt. Beispielsweise können für den Bereich der „inneren Einkehr" oder Entspannung (Motivationssystem C) zusätzlich Areale des „Leerlaufsystems" des Gehirns (*Resting State Network* oder *Default Mode/Task Negative Network*) einbezogen werden, die – über spontane, kohärente neuronale Oszillationen – u.a. Hippokampus, Parahippokampus, cingulären Kortex und das hintere Aufmerksamkeitssystem (s. Text) funktionell miteinander verbinden.

bewerb und um Erleichterung, Druck und Druckabbau, um Vermeidung, das Weglaufen bzw. das erfolgreiche Entkommen aus kritischen Situationen und die Belohnung dafür: „Avoiding what you don't want" – „kein Stress mehr". Dafür sind die Stress- und Alarmsysteme zusammen mit der Amygdala zuständig. Hier darf man nicht mal „Fünfe gerade sein lassen" – zwanghafte Genauigkeit ist angesagt, denn kleinste Fehler können „mit dem Leben bezahlt" werden. Das ist dann eine eher „minimalistische" bzw. indirekte Form von Belohnung: das Nichteintreten des „Sterbefalls"! Typ C dagegen meint Vertrauen und Kooperation, „in Verbindung treten", Belohnung durch das Sein *und* das Finden: „Just be!"; Belohnungen zu bekommen, ohne zu wollen bzw. „strategisch" zu suchen, einfach nur zu finden, hier und jetzt, am liebsten gemeinsam: Dafür sorgen die Affiliationsareale vor allem in Mittelhirn und Hirnstamm.

Nicht nur topografisch, sondern auch in Bezug auf die verschiedenen zu motivierenden Verhaltensweisen und zugrunde liegenden („auslösenden") Situationen lassen sich die genannten Systeme unterscheiden:

▸ **Typ-A-Glück** Das Typ-A-Glück ist das Antizipieren und Erreichen von dem, was man sich vorgenommen hat, das Verbessern von Fähigkeiten, eigenen Voraussetzungen und Kompetenzen; Wachstum, „Wohlstand" und Entwicklung, begleitet von Spaß und Erfolg – Spaß *am* Erfolg. Dieser Typ umfasst auch das Lösen von Problemen und Aufgaben, auch intellektueller Art, z. B. durch das Verstehen und Erkennen von Mustern und Regeln, also auch durch Erkenntnis und Wissenserwerb (möglichst verbunden mit einem Gefühl von „Ich hab's gemacht"). Das „Ego" oder „Ich" wird hier gebildet und genährt.

8

▸ **Typ-B-Glück** Dieser Glückstyp ist Sicherheit und Schutz bzw. die Vermeidung von Angst und Stress und damit Erleichterung. Dazu gehört auch die Aktivierung der Stressphysiologie mit den endogenen Stressreaktionen und einer anschließenden, möglichst effektiven Deaktivierung und Begrenzung nach getaner Arbeit. Hier werden die Stressbewältigungskompetenzen geschult und ihre Verbesserung belohnt. Das Überleben, das erfolgreiche Lösen von Problemen und Herausforderungen, insbesondere körperlicher Natur, wird erspürt, erfahrbar – und trainiert. Dabei können uns durchaus Techniken der kognitiven Verhaltenstherapie unterstützen, da wir uns den meisten Stress ohnehin selbst *im Kopf* machen. Gemeint sind u. a. therapeutisch wirksame Verhaltenselemente, z. B. aus einem professionellen Stressmanagementprogramm oder der Positiven Psychologie (s. Kap. 11): Reframe, Restructure – d. h. das Finden anderer Zugänge und Lösungswege, das Ausprobieren neuer „Fluchtwege", effektiverer Kampf- und Überlebensstrategien, das Bestärken „positiver" Verhaltensmuster. Druck soll gemindert werden, z. B. durch „kontrolliertes Dampfablassen". Bei Erfolg stellt sich ein „Glücksgefühl" ein, eher eine Entlastung oder Entspannung, u. a., weil die zügelnden Einflüsse der Amygdala auf die Belohnungsmaschinerie nun gelockert werden. Stress fällt ab, Glücks- bzw. Entspannungshormone werden freigegeben: Wir bemerken ein „Abfallen der Last". Eine enge Beziehung zwischen der Typ-A- und der Typ-B-Motivation wird deutlich. Und beide sind gewissermaßen eine Voraussetzung für Typ C.

▸ **Typ-C-Glück** Typ-C-Glück ist Verbundenheit und Affiliation, d. h. Kooperation und Gemeinschaft, die Bildung sozialer Netzwerke. Dadurch entsteht ein Zusammenhang im Hier und Jetzt, ggf. auch die Neigung zu altruistischer (weil das Glück mehrender) Fürsorge, zu Mitgefühl und Empathie. Meist wohl erst später im Leben gehört auch dazu, nicht mehr prinzipiell „gegen den Strom" schwimmen zu müssen. Damit ist nicht Selbstlosigkeit gemeint, sondern eher eine höhere Stufe der „inneren Reife", eine Haltung der Akzeptanz gegenüber dem, was ist oder kommt. Das „gipfelt" dann mitunter in einem Gefühl der anhaltenden Zufriedenheit „mit sich und der Welt". Diese Stufe findet sich eher, aber nicht ausschließlich, in höheren Lebensaltern, u. a., weil sie von der Lebens*erfahrung* abhängt und auch vom zuvor durchlebten Stress (s. Kap. 7 und Kap. „Das Prinzip: Motivations-/Belohnungskreislauf", S. 118).

So, wie sich bei der Topografie Überschneidungen ergeben haben, soll auch hier nicht der Eindruck erweckt werden, als ließen sich die unterschiedlichen Charakteristiken und vermeintlichen Aufgaben der „Glückstypen" im „wahren Leben" exakt unterscheiden oder auch experimentell einfach auseinanderhalten. Die explizite Abfolge soll nur als eine mehr oder minder artifizielle Hilfe dienen, um ein besseres Verständnis für das zu erhalten, was an Potenzialen in uns offensichtlich angelegt ist, eine Ahnung von dem, was biologisch möglich erscheint. Der amerikanische Gesundheitspsychologe Rick Hanson nutzt für seine Arbeit im Kontext eines von ihm entwickelten „Glückstrainings" und dessen neurowissenschaftlicher Basis eine analoge Dreiteilung (wie viele andere Psychologen auch, zum Teil jedoch mit unterschiedlichen Oberbegriffen, weswegen ich hier, etwas trocken vielleicht, nur von „A–C" spreche – nicht zuletzt um Missverständnisse und assoziative „Schubladen" zu vermeiden). Dabei arrangiert er seine englischen Bezeichnungen (die 3 Typen bzw. grundlegenden Verhaltensweisen und Motivationen: Approach, Avoid, Attach) in einem „Dreieck der Zufriedenheit". Aber das sind nur unterschiedliche Arten der Darstellung; wichtig ist vor allem das gemeinsame Verständnis einer Verwobenheit bzw. „Integralität".

Am Beispiel von Neugierde und Kreativität kann man diese biologische Interkonnektivität vielleicht besonders gut verdeutlichen. Shelley Carson, Harvard-Psychologin und Neurowissenschaftlerin, hat untersucht, unter welchen Umständen das Gehirn besonders kreativ ist. Und die Antwort, nicht ganz überraschend, war: wenn es Spaß hat (bzw. erwartet) und unter starkem Dopamineinfluss aus dem Belohnungszentrum steht. Zufriedenheit dagegen ist hier wohl eher kontraproduktiv, zumindest, wenn es um Kreativität geht. Die besten Liedtexte oder Gedichte sind wohl auch nicht im Wellness-Bereich eines 5-Sterne-Hotels oder – satt und zufrieden – nach einem opulenten Mahl entstanden. Kummer, Mangel und Leid dagegen haben immer schon auch Kreativität, Inspiration (bzw. die Suche danach) und Kunst beflügelt, nicht zuletzt, weil Lösungen und Alternativen gebraucht wurden: Anpassung, Wachstum und Bewältigung waren gefragt (vgl. Typ A bzw. B). Und das hat dann wiederum dem Künstler (und vielleicht dem Betrachter der Kunst) Hochmomente beschert.

Der kreative Geist, so Carson, ist ein jugendlicher, ein unzufriedener, hungriger Geist. Er will mehr, sucht nach Lösungen und Erlösung, auch intellektuell. Bekommt er sie, dann gibt es einen Glücksschauer – ebenjene beschriebene endogene Belohnung. Im *Flow-Zustand*, d.h. in der kreativen „Versenkung", kann man mitunter auch die richtigen Lösungen finden; sie fallen einem dann einfach „wie in den Schoß". Offenbar spielen hier Dopamin und das von ihm getriggerte Anreiz- und Belohnungsgefühl ebenfalls eine entscheidende Rolle, selbst wenn die Person in einem solchen Zustand evtl. gar nicht bewusst wahrnimmt, dass sie kreativ und glücklich ist (laut Carson). Aber das Belohnungszentrum veranlasst jene Person dennoch, ihr Verhalten in die (vor-)bestimmte Richtung zu lenken.

Auf der anderen Seite benötigen wir aber ganz offensichtlich auch Phasen der Ruhe und Reflexion, der „Kontemplation" und Entspannung, auch von Schlaf und Traum, um eine einmal gefundene Lösung zu „verdauen" und ggf. mit anderen Gedächtnisinhalten abzugleichen (zu vernetzen) und an der richtigen Stelle im Gehirn abzulegen, evtl. versehen mit einem emotionalen „Stempel" oder „Aktenzeichen" zum späteren Wiederauffinden. Das Arbeitsgedächtnis im PFC (s. Tab. 7.**1**) muss wieder geleert werden, ein „frischer Geist" muss erweckt werden. So etwas passiert u.a. im Schlaf, wenn er „gesund" ist, oder auch bei einer mittäglichen kurzen Siesta, beim „Wegdösen", wenn unser Resting State Network anspringt (s. Abb. 8.**7**). Auch das ist Teil des kreativen Prozesses und eines Lernvorgangs, der notwendig ist für künstlerisches oder intellektuelles Wachstum. Kreativität mindert darüber hinaus Stress, ganz physiologisch. Andererseits kann Stress, insbesondere, wenn er massiv oder chronisch auftritt, Kreativität, Innovationsfähigkeit, Wachstum, Flow und das Finden neuer Wege oder Lösungen stark einschränken. Viele Studien konnten das mittlerweile zeigen. Kreative Aktivitäten bei älteren Menschen, so konnte ebenfalls gezeigt werden, sind assoziiert mit reduzierten Demenzraten und, bei aller Vorsicht bezüglich der wissenschaftlichen Interpretation, mit einer längeren Lebensspanne. So können Glück, Hochmomente, Flow, aber auch Zufriedenheit im Sinne einer geistigen „Verdauung", mit Kreativität einhergehen und uns plastisch vor Augen führen, dass alles in einem sinnvollen Zusammenhang steht und die Motivationsaspekte fließend ineinander übergehen, wie sie auch funktionell und topografisch untrennbar miteinander verwoben sind. Und so schließt sich ein Kreis.

8.2 Flow, Gemeinschaft und Glück

Das „Flow-Phänomen" begegnet uns an vielen Stellen im Kontext von Glück, Motivation, Bewegung und Sport, aber auch bei der „Leistungsoptimierung", „Teambildung" oder „Arbeitsfunktionalität". Und auch in diesem Buch kam der Flow schon mehrfach zur Sprache, oft im Kontext von Verbundenheit und Gemeinschaft. Was hat es damit auf sich?

Vom Flow-Erleben und von dem beglückenden Gefühl des Dazugehörens und des Ankommens

Wir alle befinden uns, wie gehört, auf einer Reise, gemeinsam, ob wir wollen oder nicht, wissentlich oder nicht. Wir sind „Lebe-Wesen", das allein schon verbindet uns, und wir haben alle das gleiche Ziel, die gleiche Bestimmung – u. a. wollen (und sollen) wir als Menschen glücklich und zufrieden sein. „Der Sinn des Menschen ist seine Suche nach Glück – und er soll es auch erlangen", sagt dazu der Theologe und Mediziner Matthias Beck von der Universität Wien und beruft sich dabei auf Thomas von Aquin bzw. letztlich auf Aristoteles.

Große Ausschläge im Verhalten, weite und schnell wechselnde Destinationen sind Ausdruck einer Suche, Neugierde, des Ausprobierens, auch der Beeinflussbarkeit von außen, durch Eindrücke und Erlebnisse, eben der Reise an sich. Das ist weder gut noch schlecht. Ein „unsteter Lebenswandel" spricht auch für Wandelbarkeit und Flexibilität, aber eben auch für fehlende Konstanz. Je näher wir jedoch unserem „eigentlichen Ziel" kommen, desto geringer werden vielleicht diese Ausschläge und Abweichungen.

Ältere Menschen können tatsächlich unflexibel und unbeweglich sein, körperlich wie geistig. Auch das ist u. a. biologisch erklärbar. Aber es kann *genauso* sein, dass sie einfach angekommen und *da* sind, zufrieden sind. Man muss schon genau hinschauen: Was bewegt sie? Was treibt sie an? Was ist ggf. blockiert? Wie sieht die Route aus? Jeder Mensch ist ein Einzelfall: Jeder von uns ist auf seinem eigenen Weg, der individuellen Route folgend, mal geglückter, mal weniger, mal vermeintlich gesünder, mal weniger, aber am Ende wollen wir alle *da* sein, ankommen, glücklich und zufrieden. Unsere hirnbezogene Motivationsphysiologie steuert uns in diese Richtung, die vermeintlich „richtige". Ob wir jemals ankommen, das steht auf einem anderen Blatt. *Allein* wird das jedoch schwer.

► **„Innere Heimat" und Verbundenheit** Die Wissenschaft bestätigt uns heute, dass es wichtig und gesund zu sein scheint, eine Identität zu haben, eine „innere Heimat". Man muss wissen, wo man herkommt, wo man hingehört. Dabei werden unsere Vorstellungen von „Heimat" kulturell und biologisch geprägt, vor allem äußerlich, z. B. von Landschaften, Natur, Gerüchen und der „Umgebung" und von Menschen, Mitmenschen und deren Eigenarten. Das verbindet – wir haben es *gemeinsam* – und hat viel mit Resonanz bzw., neurobiologisch gesehen, mit „tiefen" Prozessen im Gehirn zu tun. Erinnern wir uns z. B. an das Spiegelneuronensystem und die verschiedenen limbischen Ebenen. „Blindes Verständnis", sagt der Volksmund. Und diese Verbundenheit, wenn vorhanden und erfahren, kann glücklich machen – oder unglücklich, wenn sie fehlt. Nur wissen wir das nicht immer; wir merken es evtl. nicht: Menschen, die kulturell entwurzelt wurden (und noch nicht wieder „neu" angekommen sind), werden oftmals geplagt von vielen „Wehwehchen", die manchmal in jener fehlenden Bodenhaftung und der vermeintlichen Suche danach zu wurzeln scheinen. Nur ist das schwer zu beweisen.

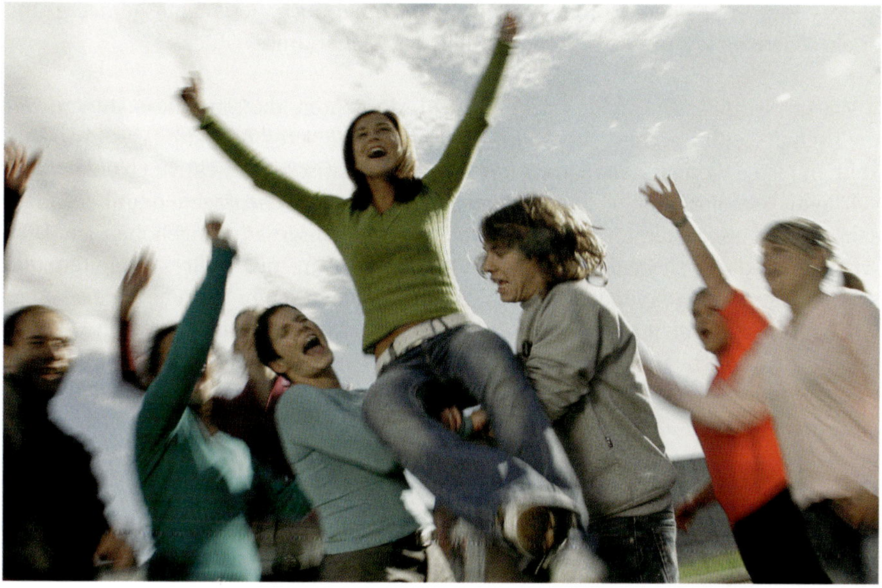

Abb. 8.**8** Gemeinschaftserleben von Begeisterung: Examen bestanden! Foto: Alexander Fischer

Dagegen ist der umgekehrte Fall leichter zu sehen, wenngleich er nicht allzu oft auftritt – da muss einiges zusammenkommen. Aber im Falle einer gemeinschaftlichen, quasi „organischen" Vernetzung von Gruppen, größeren Menschenansammlungen oder gar Nationen, in einem Verschmelzungs- und „Einheitserleben", wie man es z.B. bei großen Sportereignissen (Fußballweltmeisterschaften usw.), aber auch bei Naturkatastrophen und anderen Ereignissen, die „alles andere in den Hintergrund stellen", beobachten kann (z.B. „11. September", „Jahrhundertflut"), neigen Menschen dazu, die eigenen evtl. egoistischen Bedürfnisse und Verhaltensweisen zugunsten prosozialer oder altruistischer Taten hinten anzustellen; für die Gemeinschaft, besser: das Gemeinschafts*erleben* (Abb. 8.**8**). Das Erstaunliche dabei ist, dass jenes Verhalten, die *Hilfe für die anderen*, offenbar eine Quelle tiefster Zufriedenheit und Glücksempfindungen auf beiden Seiten sein kann: „Wir haben's geschafft, gemeinsam!". Und das ist dann auch irgendwie gesund.

Hinzu kommt, dass Menschen in solchen Momenten alle das gleiche Thema haben, sich „ohne Worte" einig sind, sich also wirklich „blind verstehen". Fernsehsendungen in den 1970er- und 1980er-Jahren, die gerade am „Samstagabend" (Inbegriff ebenjener gemeinsam geteilten Erlebniswelt) von „allen" gesehen wurden, waren deshalb „Straßenfeger", weil es die soziale Norm war, zu diesem Zeitpunkt fernzusehen – wofür man sich *in diesem Moment* auch nicht entschuldigen oder rechtfertigen musste: Ohne Worte war einem bewusst, dass auch der Nachbar *jetzt* genau das Gleiche tat und die gleiche Erfahrung und Wahrnehmung hatte und teilte. Und darüber konnte man sich dann am nächsten Morgen beim Einkauf, auf der Arbeit oder in der Schule austauschen. Das fühlte sich gut an. Alle waren miteinander verbunden, für einen Augenblick, zeitlos bzw. „im Fluss": Man war am „richtigen Ort", musste nirgendwo anders hin. In solchen Momenten wird manchmal auch Geschichte gemacht und erlebt – denken wir nur an den Fall der Berliner Mauer: pures Glück.

Warum ist das so? Fraglos erleben wir in Momenten, die mit einem starken Gemeinschaftsgefühl einhergehen, eine Aktivierung unseres Affiliationssystems. Wir können also davon ausgehen, dass der gruppenspezifische „kollektive Oxytozinspiegel" beim gemeinsamen Singen von Chorälen, z.B. auf Kirchentagen, oder bei Fangesängen im Fußballstadion oder in Musikkonzerten insgesamt angehoben ist, auch wenn man das bisher nicht direkt untersuchen kann, nur indirekt ableiten und schlussfolgern – eine wissenschaftlich nicht wirklich brillante Vorgehensweise. Aber wir haben nun einmal in solchen Fällen, zumindest in der experimentellen Wissenschaft, nur recht begrenzte Möglichkeiten. Wir wissen heute jedoch, dass Fürsorge- und Verbundenheitssysteme im Gehirn aktiv werden, wenn wir an etwas glauben oder gemeinsam Stärke erleben, auch bei „spirituellem Erleben" in einer Glaubensgemeinschaft oder Gemeinde. Die Erwartung bzw. Neugierde auf ebenjenes Erleben spielt offenbar auch eine Rolle, weswegen wir zusätzlich von einer Dopaminbeteiligung in solchen Momenten und „Ereignisketten" ausgehen können. Auch die Freisetzung endogener Opiate im Verlauf wäre biologisch erklärbar. Vieles erinnert also an den Placeboeffekt (s. Kap. 5).

8

Es ist vorstellbar, solche „Einheitserlebnisse" auch allein zu haben, wenn z.B. eine erlebte Verbundenheit sich auf etwas „Übersinnliches", „Göttliches" oder „Nichtpersonales" bezieht (vgl. *Non-Dualität*). Das kann auch eine Idee sein oder ein Idol, imaginierte Vorbilder, auch ein besonders anziehendes Ziel, ein Anblick, mit dem eine Verschmelzung gesucht oder tatsächlich erfahren wird. Hier kann sich eine richtige „Sogwirkung" entfalten, die uns, da sie meist unterbewusst abläuft (zumindest nicht *primär* kognitiv), mitunter auch haltlos machen kann. Wir verlieren gewissermaßen das „Ich" in dem Moment, gehen in der Gemeinschaft auf, was für Menschen, deren „Verfassung" gerade nicht darauf eingestimmt bzw. eingestellt ist, befremdlich wirken kann, wie „fremdbestimmt". Und gesund muss das auch nicht immer sein. Solches Einheitserleben ist aber zunächst einmal eine biologische Kompetenz, die an sich weder gut noch schlecht ist. Das gilt auch, können wir wohl annehmen, bei politischen Ereignissen und Szenarien: Denken wir nur an die „Yes-we-can"-Rhetorik eines Barack Obama im amerikanischen Präsidentschaftswahlkampf oder an Martin Luther King, die 1968er-Revolte, den „arabischen Frühling" usw. Wir müssen jedoch nicht weit schauen, auch in der eigenen Geschichte: Wir finden auch Fundamentalismus und Nationalismus. Solche übersteigerten Motivationen lassen sich auch missbrauchen.

Auch Angst und Druck von außen können Menschen „zusammenschweißen", sie u.a. religiöser, konservativer in ihren Meinungen und Ansichten machen – auch an der Wahlurne. Studien z.B. vom MIT (Massachusetts Institute of Technology) oder der Harvard University in Boston sowie weitere Arbeiten zum Komplex der „Neurobiologie von Glauben, Religiosität und Spiritualität" machen das eindrücklich deutlich. Dabei sind das limbische System mit seinen 3 Ebenen, insbesondere der oberen mit den engen Verbindungen zum inneren „Referenzsystem" und den orbitofrontalen „Moral- und Vernunftarealen“ (s. Kap. „Limbisches System“, S. 93), und einige Bereiche im Temporallappen von herausragender Bedeutung. In der Fähigkeit zur Affiliation und ihrer Verbindung zur Belohnungsphysiologie liegen folglich positive Potenziale für den Einzelnen, besonders aber für die Gruppe und die soziale Gemeinschaft begründet. Allerdings offenbaren jene Potenziale auch eine enge Nachbarschaft zu Fundamentalismus und Gefahren von Gleichmacherei und fehlender *individueller* Verwirklichung. Gut also, wenn die Jugend hier nicht zu früh (und allzu stark) „verführt“ wird.

► **Überlebensvorteil durch Verbundenheit** Biologisch steht hinter all dem ein ziemlich nüchterner Aspekt – ein Überlebensvorteil. Gemeinsam sind wir stärker, „intelligenter“, d. h., die „kollektive Kapazität“ ist erhöht. Und rein statistisch ist auch die Wahrscheinlichkeit geringer, dass es ausgerechnet *uns* trifft, wenn wir z. B. angegriffen werden und uns vorher „zusammenrotten“. Denn wenn wir nicht allein oder zu zweit, sondern vielleicht zu Hunderten einem Gegner gegenüberstehen, dann muss der uns erst einmal finden, um *uns* zu treffen. Gemeinschaft schützt. Und immer geht es auch darum, dass biologisch sinnvolle und günstige Verhaltensweisen belohnt werden, d. h. „beglückend“ sein können. Vom Zuckerkonsum bzw. „Jieper“ auf hochkalorische Kost (Stichwort: Schokolade, Fast Food), der biologisch sinnvoll ist, wenn wir kämpfen oder fliehen müssen und schnell Energie benötigen, der daher gerade in „stressigen Zeiten“ besonders glücklich macht, bis hin zum „Flow-Erleben“ in funktionierenden Teams: Angewandte Biologie kann „Spaß“ machen!

Hat das nicht etwas, wenn man in einem Hupkonzert – als *aktiver* Teilnehmer – durch die Straßen fährt? In solchen Momenten sind wir von den kleinen Problemen unseres Alltags abgelenkt, von unseren Alltagssorgen und dem damit möglicherweise verbundenen Stress. Es gibt etwas, das „größer“ ist als wir und unsere eigenen Probleme, einen Fokus, der unsere Aufmerksamkeit und Konzentration bündelt. Das *kann* auch gesund sein, wie wir heute wissen. Eine messbare Stressreduktion findet dann insbesondere im „schädlichsten“ Bereich unseres Stresserlebens statt, nämlich bei dem Stress, den wir uns selbst machen oder gegenseitig zufügen – beim *psychosozialen* Stress. Aber von nichts kommt nichts. Am Anfang steht immer das Tun, die Aktion, ggf. eine Herausforderung. Dann kommt die innere Bewertung, auch unbewusst, und erst dann, im *positiven* Fall, die Belohnung. Und die fällt besonders groß aus bei einem Gefühl von innerer Widerspruchsfreiheit bzw. Konsistenz; und sie ist vielleicht auch leichter zu empfinden, wenn man sich nicht ausschließlich mit sich selbst und dem „Kleinklein“ des Alltags beschäftigt. Unser Glück steigt gar in ungeahnte Höhen, wenn wir andere (und uns selbst) als authentisch erleben, als verstehbar, wenn wir Sinn erkennen bzw. Sinnzusammenhänge sehen und das Gefühl haben, beteiligt zu sein (vgl. Kohärenz; s. Kap. 10.1).

Es geht nicht um *gut* oder *schlecht*. Diese Kategorien sind in Medizin und Psychologie ohnehin höchst problematisch. Können Menschen als solche, anders als ihre Taten und Handlungen, wirklich *grundsätzlich schlecht* sein? Es geht um das Verstehen, um Verständnis füreinander, und manchmal auch um eine gewisse Bescheidenheit. Unser Affiliationssystem lehrt uns, lehrt mich, dass es Dinge gibt, die ich nicht kaufen kann, nicht erzwingen, die ich nicht allein hinbekomme, denn ich brauche mein Umfeld und meine Mitmenschen dafür, meine *Peer Group*, oder auch die Gemeinschaft der Fremden, die um mich herum wohnen, arbeiten und leben. Behandeln wir *uns* besser gut.

▸ **Was ist Flow?** Der Kulturjournalist und Fernsehmoderator Dieter Moor beschreibt dazu folgende Szene rund um eine Gruppe, die sich für eine gemeinsame Heuernte zusammengefunden hat (aus dem Buch „Was wir nicht haben, brauchen Sie nicht“, erschienen bei Rowohlt 2009 – mit freundlicher Genehmigung):

„Mit wohlig schmerzenden Gliedern, pochenden Muskeln und zerstochenen Armen versammelte sich am Abend unserer ersten Heuernte die ganze Heu-Bande um zwei zusammengeschobene Tische im Garten. Das Gewitter hatte sich verzogen, die Sonne warf ihr rotes Abendlicht flach über die leergeerntete Wiese, aus der Scheune wehte uns der Heuduft in die Nasen. Wir schlemmten Wildschwein und Bratkartoffeln und frischen Salat und dunkles Brot und Alpenkäse... es war paradiesisch. Jeder erzählte von seinen Heu-Heldentaten, es wurde viel gelacht, und für diesen einen Abend waren all diese völlig verschiedenen Menschen aus verschiedenen Ländern, mit verschiedenen Berufen und Mentalitäten eine eingeschworene Gemeinschaft. [...] Mir wird... heimelig. Ich weiß, das klingt komisch, aber das Gefühl, das in mir aufsteigt... Ich kenn einfach kein passenderes Wort. Da ist ‚Heim‘ drin, ‚zu Hause‘, das klingt nach Entspannung, nach ‚alles ist gut‘, nach Geborgenheit.“

8

Wir nennen so etwas auch „Flow“. Wissenschaftlich untersucht und entsprechend tituliert hat dieses Phänomen als Erster der aus Ungarn stammende amerikanische Psychologe Mihaly Csikszentmihalyi, der zusammen mit Martin Seligman den Begriff der „Positiven Psychologie“ gleich miterfand (beide bezogen sich dabei explizit auf Vorarbeiten u.a. von Abraham Maslow). Aber auch in der Stressforschung haben Robert Yerkes und John Dodson schon ca. 80 Jahre zuvor dieses Phänomen beschrieben, nur anders genannt. Es geht um einen Zustand, in dem wir optimal funktionieren, weil Anforderungen und Können, weil Stress und Leistung in einem optimalen Verhältnis zueinander stehen (Abb. 8.**9**). Dieser Zustand fühlt sich gut an und wird endogen belohnt. Wir bekommen das Signal: „Weiter so!“

Beim Flow-Phänomen kommt exemplarisch alles zusammen, was wir schon im Zusammenhang mit den verschiedenen Motivationsformen und ihrer Regulation besprochen haben. Auch die zeitliche Abfolge: Wir brauchen einen positiven Antrieb und auch ein gewisses Maß an Fantasie, Neugier und Lust, um uns etwas vorzunehmen, möglichst aus freien Stücken, das uns herausfordert. Zusammen mit der positiven Erwartung, dass wir es schaffen werden, obwohl ein „Quäntchen“ Unsicherheit bleibt (das auch notwendig ist), kommt es im Verlauf tatsächlich zu einer erfolgreichen Bewältigung und, daran gekoppelt, zu einer endogenen Belohnung. Das stärkt das Selbstvertrauen – ein positiver Kreislauf von Motivation und Belohnung. Und der ist das Gegenteil von einem Teufelskreis, bei dem Belastung und Angst vielleicht zu Vermeidung führen, die dann eine negative Erwartung oder Vorahnung nur bestätigt (Selffulfilling Prophecy), was über die gescheiterte Bewältigung schließlich Selbst-

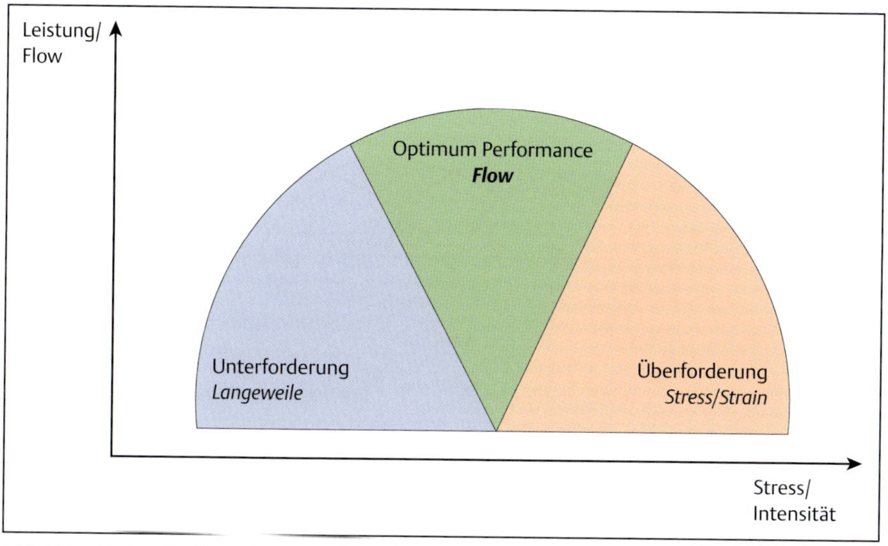

Abb. 8.**9** Yerkes-Dodson-Gesetz und tätigkeitsbezogenes Flow-Erleben.

zweifel und Frustration nährt: Involution und Blockade statt Wachstum und „Glück". Motivation kann aber grundsätzlich in beide Richtungen gehen.

Flow ist dagegen die *günstige*, zeitlich eng getaktete – d.h. aufeinander direkt bezogene – Abfolge der verschiedenen Motivationsstufen. Nehmen wir als Beispiel einen Marathonlauf oder ein anderes Ereignis, auf das wir hinarbeiten, ja, „hinfiebern", dessen Ausgang wir antizipieren, aber noch nicht kennen (Abb. 8.**10**). Warum nicht auch eine „Marathonoperation", die wir durchführen, als Teil eines Operationsteams? Es geht um ein Ereignis, das uns alles abverlangt, mit Haut und Haaren. Wir müssen alles geben, müssen voll da sein, vielleicht sogar über uns hinauswachsen, den „inneren Schweinehund" überwinden. Es beginnt evtl. mit einem gewissen Maß an Stress und Aufregung; dann kommen die Vorfreude, der Kick, das Abenteuer. Es geht an den Start: Startschuss. Dann, irgendwann, wird es vielleicht zäh und lang, wir müssen alles mobilisieren, alle Kräfte, auch Schmerz und Fluchttendenzen überwinden, nur nicht aufgeben. Standen anfangs die Stresshormone und Dopamin im Vordergrund, so kommen jetzt die Endorphine und endogenen Opioide ins Spiel. Flow deutet sich an: Wir funktionieren, *es läuft*. Aber erst bei der Ankunft, beim geglückten Zieleinlauf, dem „Home Run", beim völlig erschöpften, aber zutiefst befriedigenden Ankommen (und dem vermeintlichen Erfolg), stellen sich wirklich Flow und Ekstase ein, Dauergrinsen, „Opiumdusche". So könnte es sein. Je mehr Dopamin am Anfang, je mehr Abenteuer und Aufregung, desto mehr „Rausch" vielleicht am Ende – ganz physiologisch. Denn Dopamin kann enzymatisch z. B. in Opioidagonisten überführt werden. Unser New Yorker Labor hat die entsprechende Kaskade bereits vor Jahren dargestellt. Und dann folgt das „innere Aufräumen", die Regeneration, wozu auch gehört, dass das aufgeputschte Immunsystem (z.B. infolge der Aktivierung proinflammatorischer Peptide *während* der herausfordernden Tätigkeit) wieder

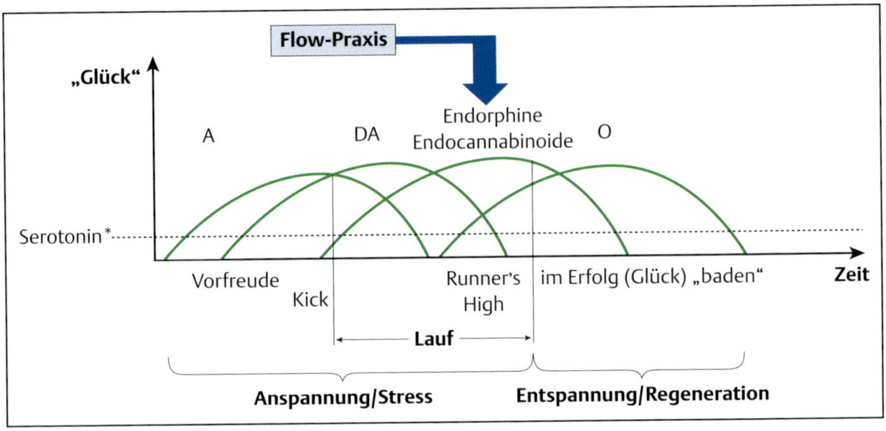

Abb. 8.**10** Das Flow-Erleben (Flow-Praxis) im zeitlichen Verlauf bei anstrengenden und andauernden Tätigkeiten – hier am Beispiel eines fiktiven Marathonlaufs (Modell).
Schematische Darstellung (nach Esch u. Stefano 2010[20]).
* Zutrauen, Angsthemmung, Umsetzung
A = Adrenalin
DA = Dopamin
O = Opiate/Opioide

auf das Normalmaß gebracht wird, kurzzeitig sogar darunter (z. B. durch eine „überschießende" antiinflammatorische Opiatausschüttung). Das würde dann auch erklären, warum am Tag nach derartigen Maximalleistungen die „Teilnehmer" zwar glücklich und zufrieden sind, aber womöglich mit Erkältungszeichen krank im Bett liegen.

8

Aber auch viel weniger aufregende oder herausfordernde Tätigkeiten können uns in den „Fluss" bringen. Bei der Gartenarbeit, beim Musizieren, auch bei der stundenlangen Lektüre eines fesselnden Buches, kann es passieren, dass wir „hineingesogen" werden, nur noch im Moment sind, in der Aktivität, zu 100 %, alles andere ausblenden, maximal fokussiert und anwesend. Wir sind genau bei *dem*, mit „Hingabe", was wir gerade tun. Und müssten wir nicht einmal zwischendurch etwas essen oder trinken bzw. die Toilette aufsuchen (was wir oft erst spät wahrnehmen), würden wir „nie mehr" aufhören. Denn genau das signalisiert uns das Gehirn im Flow-Zustand: „Mach nur weiter, ich bin ganz bei Dir, bin optimal eingestellt und komme voll auf meine Kosten, ich möchte nirgendwo anders hin, nichts anderes tun, nichts anderes denken." Dieser Zustand macht glücklich, denn alles scheint plötzlich leicht, „wie von selbst" zu gehen. Wir glauben an die eigenen Fähigkeiten, an den guten Ausgang, haben Zutrauen. Stress haben wir genau in dem Maße, das notwendig ist, damit wir die für die Lösung einer Aufgabe notwendigen Ressourcen mobilisieren – keinen Hauch zu viel (und auch nicht zu wenig). Und zusätzlichen Stress machen wir uns keinen, wir denken nicht nach, wir *tun* einfach. Dieses fehlende Nachdenken oder Abwägen ist möglicherweise auch einer der Gründe, so wird spekuliert, warum Menschen in Krisensituationen (Kriege, reale Bedrohungsszenarien usw.) unmittelbar weniger Depressionen entwickeln – sie haben dafür im Moment schlicht „keine Zeit". Sie funktionieren einfach, und es gibt nur ein Ziel: das Überleben.

Dabei funktioniert Flow besonders gut – und schnell – im Team, wenn jenes sich gefunden und „eingependelt“ hat, wenn es „resonant“ miteinander wird, wenn jedes Teammitglied seine Rolle und Aufgabe hat, man sich „blind“ aufeinander verlassen kann, Hand in Hand arbeitet. Im Flow ist jeder Beteiligte Teil eines Größeren, jeder hat Anteil, erst das gemeinsame Tun ergibt das Ganze, und man kann gar nicht mehr genau sagen, wer mit welcher Rollenbeschreibung und welcher genauen Aufgabe was zum Gelingen beigetragen hat. Und es spielt auch keine Rolle: Das Resultat zählt! Flow darf man dabei nicht verwechseln mit langweiliger Routine. Auch wenn Gartenarbeit oder andere Tätigkeiten, die uns möglicherweise leicht von der Hand gehen, routiniert ausgeführt werden, quasi automatisch ablaufen, so ist doch ein besonderes Niveau der Aufmerksamkeit und Wachheit vonnöten, weil ein falscher Handgriff fatale Folgen haben kann. Für unsere Hand, für eine ungewollt abgeschnittene Pflanze – oder für das Team, dessen Teil wir sind, das aber in solchen Momenten jäh aus seiner organischen Einheit gerissen wird und urplötzlich wieder in die Einzelteile zerfällt. Jeder Griff muss sitzen, auch an der Kletterwand, die gern für Studien zum Flow-Phänomen herangezogen wird. Es sieht nach Routine aus, aber ohne ein hohes Maß an Konzentration und eine gewisse Anspannung geht es nicht.

Neuropsychologisch steht hinter dem Flow-Phänomen eine Verschmelzung des Aufmerksamkeitskorridors („Taschenlampenkegel des Bewusstseins“) mit der Gegenwart, d. h. mit dem gegenwärtigen Erleben. Kommt noch die Achtsamkeit hinzu, dann ist der Kegel besonders hell: Unser Bewusstsein „rastet ein“ in der Gegenwart. Dabei scheint von wesentlicher Bedeutung zu sein, dass unser Erleben unmittelbar stattfindet – ungefiltert, unkommentiert und unbewertet. Das ist nah dran an der *Definition* von Achtsamkeit: das unmittelbare und gegenwärtige Erfahren dessen, was ist, ohne es zu bewerten – „nicht wertende Aufmerksamkeit“. Und so finden wir faszinierende Überschneidungen zwischen dem, was Csikszentmihalyi mit seinem Flow-Begriff beschreibt, was Psychologen, Neurobiologen oder Stressforscher kennen, und dem, was in jahrtausendealten Anleitungen zur Meditations- und Lebenspraxis zu lesen ist.

▸ **Vorteile und Risiken des Flow-Erlebens** Im Flow-Zustand arbeiten wir sehr effektiv. Bei geringstmöglichem Energieverbrauch und ohne ein „störendes“ Nachdenken zwischenzuschalten, bringen wir mit hoher Geschwindigkeit und Präzision optimale Leistung. Diese nicht-rationale, nicht-kognitive „Abkürzung“ und Unmittelbarkeit ist eine wichtige Voraussetzung für das Gefühl, „im Fluss“ zu sein. Musiker beispielsweise wären ohne diesen Zustand gar nicht in der Lage, ein mitreißendes Solo auf die Bühne bringen. Ohne das Gefühl, voll einzutauchen, voll bei der Sache zu sein (ohne dabei bewusst zu denken), mit nur minimalen Reibungs- und „Abnutzungseffekten“, wäre auch kaum Platz für den „künstlerischen Ausdruck“. Voraussetzung ist allerdings, dass die Tätigkeit, um die es geht, bereits im Vorfeld und meist unter Einbezug der kognitiven Ebene erlernt, erprobt und beherrscht wurde. Dann erst kann man „loslassen“.

Ungebremst durch „grüblerische“ kognitive Impulse fahren wir im Flow auf unserem Handlungsgleis, immer in eine Richtung. Wir sind allerdings auch nur schwer zu stoppen, und genau jenes Fehlen eines aktiv-reflexiven Suchens nach Alternativen oder das fehlende Anpassen der Route (des gewählten Gleises) kann wiederum zu einem Problem werden, wenn z. B. plötzlich Analyse und Kognition (Richtungsänderung?) gefragt sein sollten: Wir sind eben im Flow, voll *darin*, nicht nur dabei. Menschen rennen im Flow gar in ihr Verderben oder können ihr Land in selbiges stürzen – oder auch eine Revolution starten. Handeln ist gefragt, kein Abwägen. Teilnehmer einer Studie zum Flow-Phänomen (Kletterer) beschreiben: „Angst und Stress fallen ab, ich muss mich gar nicht mehr auf die Bewegung konzentrieren, es läuft ganz von alleine", „Ich muss nicht mehr denken, ich lass mich einfach fallen, innerlich", „Es ist ein besonderes Gefühl, ein Kick, danach muss ich einfach nur noch grinsen, es ist alles irgendwie so schön egal".

Studien zeigen darüber hinaus, dass Flow labil ist, auch weil er an der feinen Grenze zwischen Herausforderung und Ansporn (d. h. *Nicht*überforderung) einerseits und Überlast (Überforderung) oder Langeweile (Unterforderung) andererseits entsteht. Und er ist sehr dynamisch: Der Psychologe Falko Rheinberg und andere „Flow-Forscher" konnten beispielsweise beobachten, dass Kletterer, die mit der Verbesserung ihrer Kletterkünste über die Zeit durch die entstehende Routine immer weniger Herausforderung bei der Bewältigung eines bestimmten Parcours empfanden, im gleichen Maße auch immer weniger Glück (Flow) erlebten. Erst wenn sie wieder an die beschriebene Grenze gebracht wurden, z. B. durch Erhöhung des Schwierigkeitsgrads, an den Punkt also, wo die Herausforderung so eben gerade noch zu schaffen war, stiegen Flow- und Glückserleben wieder an. War die Aufgabe dagegen zu schwer, blockierte der auftretende, jetzt zu große Stress den „Genuss" beim Klettern, und die Angst dominierte schließlich. Wenn wir das Flow-Phänomen also für uns und unser Team positiv nutzen wollen, dann sollten wir uns vielleicht merken, dass Aufgaben prinzipiell gut beherrschbar und bewältigbar sein müssen und die „Teilnehmer" dennoch fordern sollten. Und die Tasks sollten immer an den Lernerfolg und die Fähigkeiten angepasst werden (des Einzelnen *und* des Teams – ein „lernendes System"). Wird hier nicht spezifisch *und* dynamisch vorgegangen, so können Bore-out (chronische Unterforderung und Langeweile, ggf. „Depressivität") oder Burn-out (im akuten Überforderungsfall auch „Black-out") die Folge sein.

Um das Anforderungs- und Anspruchsniveau z. B. der eigenen Mitarbeiter möglichst individuell herauszufinden und dennoch innerhalb der Gruppe eine Integration zu erreichen, ist es hilfreich, Zielkorridore und Gruppenvereinbarungen zu treffen, d. h. eine Aufgabe für das Team bewältigbar und fassbar zu machen (und die Erreichung zu belohnen). Gleichzeitig sollte man die einzelnen Mitglieder und Anteile der Gruppe wirklich kennen, ihre Stärken und Schwächen, Vorlieben und Abneigungen, ihre „Tempi" und „Rhythmen" wahrnehmen und individuell fördern und sie auch *fordern*, d. h. herausfordern: Jedes Gruppenmitglied muss sich hier eingeladen fühlen, inspiriert und ermutigt, jeder nach seinen Möglichkeiten, für das Ganze, das Gemeinsame. Das nennt sich dann z. B. „ressourcenorientierte Führung" und gilt nicht nur für das Personalmanagement in Wirtschaftsunternehmen. Anderswo nennen wir es z. B. „Salutogenese".

Flow, soziale Unterstützung, Erfolg und Gesundheit

Das Feiern von Festen und Erfolgen wird oftmals gleichgesetzt mit einem hedonistisch-ungesunden Lebensstil – verständlicherweise. Das Gegenteil ist aber oft der Fall, zumindest, wenn wir mit dem „Feiern" das Einlösen oder Erlangen einer Belohnung meinen, die in erster Linie von innen kommt, als Auszeichnung für etwas Positives, das wir geleistet haben, das wir uns vorgenommen haben, weil wir meinten, dass es gut für uns sei, und das wir dann auch erreicht haben. Dabei entspricht dieses Feiern neurobiologisch auch dem Regenerationsteil, d.h. dem physiologisch nachgeschalteten Akt nach stressreichen Phasen und bewältigten Herausforderungen, der Phase von „innerem Aufräumen", von Autoregulation (Herunterregulation), Lernen, Verarbeiten und dem wieder Neuvorbereiten auf die nächsten, sicher bald schon kommenden Aufgaben (s. Abb. 8.**10**); aber dann mit einem kleinen Vorteil gegenüber der Zeit, als wir den letzten Erfolg noch nicht verbucht und unsere letzte Lektion noch nicht gelernt hatten.

Wie oft passiert es uns, dass wir ein Lob disqualifizieren, eine anerkennende Bemerkung, wie „Das hast Du gut gemacht" oder „Du siehst gut aus heute", mit einer einfachen Handbewegung wegschieben, evtl. auch vergessen, „danke" zu sagen. Und wie oft zollen wir anderen Menschen, auch im Alltag, Respekt und Anerkennung für das, was sie für uns und andere getan haben? Auch die kleinen Dinge zählen. Oft vergessen wir, einen „Erfolg" überhaupt wahrzunehmen und als solchen anzuerkennen. Haben wir gemerkt, dass der Satz unseres Patienten eben („Herr Doktor, schlimmer ist's nicht geworden!") eigentlich als Kompliment gemeint war? Dass er unsere Arbeit tatsächlich gelobt hat? Oder haben wir uns selbst für den „richtigen Riecher", den wir hatten, z.B. einen Therapieerfolg, gratuliert? Haben wir das dankbare Lächeln im Gesicht der jungen Mutter gesehen, deren schreiendes Kind nun zur Ruhe gekommen ist, weil wir vielleicht geholfen haben, den Schmerz zu lindern?

Wenn wir schon *während* unseres Marathons oder gleich im Ziel frustriert auf die Laufzeit schauen, hinterherlaufen, auch weil das gesteckte Ziel von vornherein nicht zu erreichen war, zu fern und unrealistisch, und dann demotiviert (und *ohne* innere Belohnung) die nächsten schlauchenden Trainingseinheiten planen, dann machen wir etwas falsch. Zumindest berauben wir uns einer wichtigen Erfahrung. Denn gerade in dieser sensiblen Phase nach der Erledigung einer Aufgabe entscheidet sich auch der Erfolg *von morgen*. Dort werden „Sieger" gemacht. Dort wird regeneriert, gelernt, geplant, bestätigt, belohnt, gelenkt, erneut motiviert, innere Stärke geschaffen, auch die Resilienz. Plastizität und Durchhaltevermögen werden hier erst ermöglicht und in *Kompetenzen* übersetzt.

Flow ist ein Gefühl, das oft in Verbindung mit Tätigkeiten auftritt, die wir gemeinsam machen. Dabei ist das Gemeinschaftserleben nicht nur einfach schön, beglückend und manchmal gar „ekstatisch", sondern es kann auch lebensverlängernd sein. Viele Studien haben das belegt: Wenn Sie alt werden wollen, rein statistisch, dann bewegen Sie sich regelmäßig, essen gesund (z.B. mediterran), genießen und entspannen gelegentlich. Vor allem aber haben Sie ein intaktes, enges, positives und Vertrauen stiftendes soziales Netzwerk, ein Umfeld, in dem Sie anderen helfen und Ihnen geholfen wird. Persönliche soziale Unterstützung ist dabei das eine. Es ist wichtig, dass wir sie bekommen, wenn *wir* sie brauchen. Aber das ist nur die eine Seite. Denn die Umstände der *anderen* Mitglieder unserer Gemeinschaft betreffen uns genauso und dies nicht nur über eine direkte „Spiegelneuronenaktivität" (s. Kap. „Spiegelneuronensystem", S. 89). Es macht uns schlicht etwas aus, ob wir das Gefühl haben, in einer Gesellschaft zu leben, in der es gerecht zugeht oder man sich gegenseitig hilft. Das motiviert uns dann wiederum zu selbstlosen Akten und prosozialem Verhalten. Dan Buettner forscht dazu in den USA oder in Europa z. B. Ernst Fehr in Zürich – wir kommen darauf noch zurück.

In der *Positiven Psychologie* wird das schon lange gelehrt, z. B. vom Amerikaner Ed Diener: Hat man selbst viele Menschen, auf die man sich verlassen kann, lebt aber in einer Gesellschaft, in der sich *viele* Menschen auf *niemanden* verlassen können, dann ist man selbst nicht so glücklich. Misstrauen oder auch Neid sind echte Glücks- und Flow-Killer. Das Gleiche gilt für eine allgemeine Feindseligkeit, die sich auf Dauer geradezu tödlich auf das Herz auswirken kann, zumindest desjenigen, der in diesem Gefühl chronisch „gefangen" ist. Stabilität, Verlässlichkeit und *positives* Gemeinschaftserleben (vgl. „Lebenskultur" oder „Lebensart") sind zwar nicht linear gekoppelt an Wirtschaftskraft und Bruttoinlandsprodukt. Aber dort, wo die Menschen glücklicher und zufriedener sind und für sich und ihre Mitbürger positive Perspektiven sehen (die *auch* etwas mit der wirtschaftlichen Lage zu tun haben), leben sie tendenziell länger, trotz aller methodischen Schwächen derartiger Erhebungen und einer nur sehr eingeschränkten Vergleichbarkeit (auch ist wieder nicht sicher vorherzusagen, was hier eigentlich „Henne" und was „Ei" ist).

Wenn Flow und Zufriedenheit in einer Gemeinschaft auftreten, dann kann das jeder sofort feststellen, mitfühlen, denn das ist „ansteckend". Es tritt eine Art Einheits- oder „Unifikationserleben" auf, bei dem trotzdem jeder Einzelne relevant und bedeutsam scheint. Aber das Individuum, das „Ich", wird jetzt nicht mehr in Abgrenzung zum Gesamten erfahren. Alle Teile scheinen wichtig und haben doch unterschiedliche Rollen und Funktionen, auch wenn sie, um im Bild zu bleiben, aus dem gleichen biologischen Material bestehen und über die identische Information verfügen. Und all das geschieht im Moment: nicht gleich oder eben, nicht morgen oder gestern oder in Gedanken, sondern hier und jetzt, ganz real und für alle gleichzeitig. Nicht nur Flow ist dann ansteckend, sondern auch das „Glück" darin. Wie schon der Volksmund sagt: „Wenn Du lachst, lacht man mit Dir – weinst Du, so bleibst Du allein." Das stimmt zwar nicht ganz, weil auch das Weinen eine starke soziale Komponente hat, aber das Bild eines lachenden Menschen, der die Aufmerksamkeit anderer sofort auf sich zieht, andere zum Lachen bringt, die vielleicht nicht einmal wissen, worum es eigentlich geht, können wir uns alle vorstellen. Ja – auch Unglück kann sich in Netzwerken ausbreiten, aber im positiven Fall „ist es schöner" und springt auch, so Studien, auf Beziehungen des 2. und 3. Grades über: Bin ich glücklich, dann ist auch meine Frau etwas glücklicher und schließlich auch die Menschen, die *sie* bei der Arbeit trifft. Daher sollten wir uns immer auch um das Wohlbefinden unseres Umfelds sowie der Gesellschaft insgesamt sorgen – auch im eigenen Interesse: Es fällt auf uns zurück.

Menschen sind nicht von Natur aus selbstverliebte Narzissten und Egoisten. Und ihre biologische Aufgabe ist es auch nicht, nur zu bekommen und zu nehmen. Menschen haben *auch* das Bedürfnis, andere Menschen zu lieben und selbst zu helfen. Wenn andere sich auf einen verlassen, dann ist man selbst glücklicher – und gesünder, sagt die Wissenschaft. Kümmert man sich um andere Menschen und wird gebraucht, dann ist das zwar mitunter eine große Last, aber auf lange Sicht steigert es – *potenziell* – das eigene Glück. Menschen, die freiwillig helfen, mehr spenden und verschenken, und solche, denen andere vertrauen, diese Menschen sind glücklicher, und sie haben z.B. auch medizinisch gesündere Herzen – rein statistisch –, vorausgesetzt, es kommt nicht beim konkreten Kümmern zur Überforderung, zu subjektiv erdrückender Verantwortung oder Caregiver-Stress, was z.B. in häuslichen Pflegesituationen leider oft der Fall ist oder bei alleinerziehenden Berufstätigen.

Flow, Ziele, Vertrauen und Stress

Stichwort Vertrauen: Wir Menschen lieben Menschen, die wir *wirklich* verstehen, auch weil das, was sie sagen, zu dem passt, was wir sehen. Eindruck und Ausdruck sind kongruent bzw. widerspruchsfrei, d.h. konsistent. Das schafft Vertrauen und Vertrautheit. Wir können solche Menschen „lesen". Sie sind authentisch. Das nehmen wir uns gern zum Vorbild. Altbundeskanzler Helmut Schmidt dazu: „Vertrauen kann man nur herstellen, indem man sich selber anständig, durchsichtig und ehrlich benimmt. Vertrauen gewinnt man nicht durch Public Relations und auch nicht durch die Schaffung einer Marke. Es geht um das Vertrauen von Menschen. Und dafür gibt es seit Jahrtausenden dieselben Rezepte – sei Beispiel und Vorbild!"[21].

Solche gemeinschaftlichen Werte und Ziele bedingen grundsätzlich die Fähigkeit zur Kommunikation (engl.: to share) und zur geteilten Aufmerksamkeit (Shared Attention). Sie entsprechen auch allgemeinen Bindungserfahrungen und Wachstumsprinzipien und sind entweder eher personal ausgeprägt (z.B. bei den Säugetieren allgemein) oder eher transpersonal, wie offenbar bei den Menschen und den Menschenaffen. Dabei zeigt das neurobiologische „Wachstumsdiktat", dass unsere Gehirne nicht allein von der Vergangenheit getrieben werden, sondern dass ihre eigentliche Bestimmung die Zukunft ist, die Bewegung nach vorn („drawn" bzw. „driven by the future", wie es Martin Seligman nennt). Zukunft wird aber im Hier und Jetzt kreiert, sie beginnt im Moment, und Enthusiasmus, so Seligman, ist dafür das „Schmiermittel". Ob dabei der Enthusiasmus, die Begeisterungs*fähigkeit*, immer zur Erschaffung von etwas grundsätzlich Neuem führt, führen *muss*, oder aber zur Wiederentdeckung von etwas Verlorengegangenem, mag dahingestellt sein. Auch situativ ist das sicher ganz unterschiedlich. Ich erinnere in diesem Kontext nochmals an die Hypothese, dass wir am Lebensanfang maximale Freiheits- und Wachstumspotenziale haben, die uns dann – zusammen mit der biologischen Verbundenheit (zumindest in mittleren Lebensaltern), aber auch der Autonomie, später – irgendwie

8

abhandenkommen. Das Wiederfinden würde hier in gewisser Weise einen Zyklus schließen, auch wenn die gemachten Erfahrungen keinesfalls bloße Kopien von Vorerlebtem sind – das Entdecken von etwas, was vorher *nicht* da war, eingeschlossen. Dieser „Entdeckergeist" und die „Schätze", die wir auf unserem Weg finden, vermitteln uns oft Glücksgefühle und Flow.

Stress und seine reaktive Bewältigung – gemeint ist das Überleben – können zwar „Öl ins Feuer" gießen, aber sie selbst führen eher zur Erleichterung (im positiven Fall) denn zu Wachstum oder Flow per se. Dabei kann adäquater, anregender Stress durchaus die Plastizität und Anpassung fördern und damit ein „Sich-Hineinentwickeln" – in das Leben und die Welt. Aber chronischer Stress hemmt, ja, er bedingt gar Involution und Degeneration. Und Stress im Übermaß tötet, auch den Flow und das Glück. Wir wollen und *sollen*, wie es scheint, im Leben erfolgreich bewältigen, etwas bewirken und dabei beachtet werden und wachsen, lebendig sein, Aufgabe, Ziel und Sinn haben, irgendwie. Aber wir wollen schließlich auch ankommen.

Jon Kabat-Zinn zitiert in diesem Zusammenhang das folgende Gedicht von Derek Walcott[22]:

Love after love

The time will come
when, with elation,
you will greet yourself arriving
at your own door, in your own mirror,
and each will smile at the other's welcome
and say, sit here. Eat.
You will love again the stranger who was your self.
Give wine. Give bread. Give back your heart
to itself, to the stranger who has loved you
all your life, whom you have ignored
for another, who knows you by heart.
Take down the love letters form the bookshelf,
the photographs, the desperate notes,
peel your own image from the mirror.
Sit. Feast on your life.

8.3 Was nehmen wir mit aus der Neurobiologie von Motivation, Belohnung und Flow?

Liebe geht durch den Magen, Glück durch das Gehirn – und umgekehrt. Und beide Zustände werden nicht nur im ZNS repräsentiert, sondern dort auch erzeugt, zumindest wesentliche Anteile. Und sie funktionieren beide nicht gut ohne andere Menschen. In der richtigen Dosis können beide sehr gesund sein und Stress reduzieren – gefühlt, aber auch körperlich, physiologisch, messbar. Diese Feststellungen basieren auch auf der Tatsache, dass sich Liebe, Flow, Glück und Zufriedenheit usw. über einen gemeinsamen Mechanismus aus dem Gehirn heraus im und über den ganzen Körper ausbreiten. Zusätzlich finden wir Analogsysteme in der Peripherie, so z.B. ein Oxytozinsystem im Herzen oder ein Dopaminsystem im Magen-Darm-Trakt. Diese Systeme funktionieren normalerweise autonom, obliegen aber einer zentralen Kontrolle und Ansteuerbarkeit.

Der zentrale Mechanismus entspricht hierbei einem kybernetischen („autopoietischen") System, das seine neuronale Basis im Motivations- und Belohnungskreislauf des Gehirns hat. Deswegen haben wir uns jene Mechanismen im Vorfeld auch genauer angeschaut. Hier werden die molekularen Boten der physiologischen Wirkungen aktiviert bzw. freigesetzt oder koordiniert. Ein wichtiger Mittler und Konvergenzpunkt der zu beobachtenden Effekte, gerade auch im Rahmen der molekularen und physiologischen Stressreduktion (im Kontext oder als Folge z.B. von tiefer Zufriedenheit usw.), ist offenbar NO. Es weitet die Gefäße, erzeugt innere Wärme und „Wohligkeit", senkt den Blutdruck, entlastet das Herz und das Kreislaufsystem, bremst ein aktiviertes oder „gestresstes" Immunsystem wie auch ein hyperreagibles Nervensystem, kurzum, es fährt den Stress in Geist und Körper wieder herunter und entspannt uns. Und es hindert die Stresshormone auf Rezeptor- bzw. neuronaler Ebene daran, ihre Wirkungen in gleicher Stärke zu erzeugen oder fortzusetzen. Das ist Autoregulation!

Gebildet wird dieses „gesunde" NO über die konstitutiven NO-Synthasen, die ihrerseits wieder über zahlreiche Mechanismen aktiviert werden können. Für uns von Bedeutung ist u.a. die Erkenntnis, dass diese enzymatische NO-Bildung durch endogene Opiate, aber auch durch Azetylcholin, Oxytozin, Serotonin oder die Endocannabinoide angeregt werden kann (Abb. 8.**11**); und dies, wie es aussieht, auf einem physiologischen und autoregulativen Weg, zumindest, wenn der ganze Prozess endogen ausgelöst und gesteuert wird. So haben Glück, Zufriedenheit und Entspannung am Ende „harte Fakten" zur Konsequenz, die geradezu eine „pharmakologische" Relevanz haben: Es findet eine Veränderung der nukleären Transkription von Entzündungsmediatoren statt, das An- und Abschalten spezifischer Gene für die Regulation körperlicher und zellulärer Zustände ist zu beobachten (z.B. mithilfe moderner mikrobiologischer und gentechnischer Analyseverfahren) und, ebenfalls nur als „Blitzlicht" genannt, aktivierte Stressreaktionen in Geist und Körper werden objektiv „eingefangen" und beendet. Das „erfreut" das Gehirn, aber auch Herz und Gefäße. Heute ist einiges davon experimentell messbar, auch weil man die dahinterstehenden molekularen und enzymatischen Prozesse zum Teil entschlüsselt und verstanden hat – *teilweise*. Aber viele der hierfür benötigten Techniken sind erst in den letzten Jahren entwickelt worden. Sie sind meist noch recht teuer und für einen Einsatz im freien Feld mitunter nicht gut geeignet, d.h. am lebenden (menschlichen) Alltagsobjekt. Nicht zuletzt aus diesem Grunde bedienen wir uns, so wie ich es in diesem Buch ebenfalls tue, mehr oder minder komplexer Modelle, die aber – und sei es auf dem Boden der Grundlagenwissenschaft – einer wissenschaftlichen Überprüfung dennoch standhalten müssen.

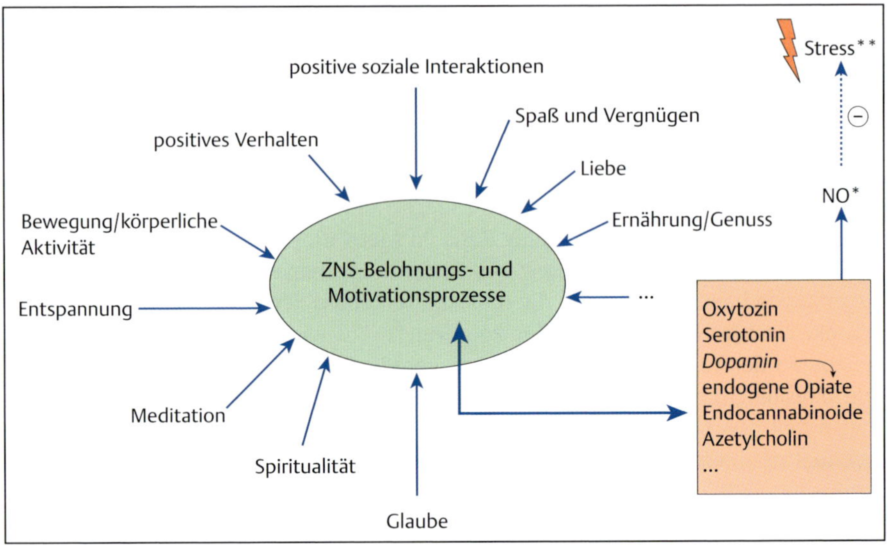

Abb. 8.**11** Modellhafter Zusammenhang zwischen positiven oder angenehmen Erfahrungen und einer physiologischen (zentralen) Stressreduktion (Esch et al. 2006[23]); Erläuterungen s. Text.
* konstitutiv gebildetes Stickstoffmonoxid
** Stressinhibition u. a. enzymatisch, neuronal, zellulär, nukleär (Hemmung proinflammatorischer Transkriptionsfaktoren)

Nicht nur die körperlichen Effekte von Glück und Zufriedenheit, wie der beschriebene Effekt einer physiologischen Stressreduktion, sondern auch die emotionalen Auswirkungen können wir nun anhand der dargestellten neurobiologischen Modelle vielleicht besser verstehen: Verhalten, Wahrnehmung und Motivation bedingen sich gegenseitig und sind u. a. über den hirneigenen Belohnungskreislauf miteinander verbunden. Dorthinein wirken auch die Erfahrungen, die wir *miteinander* machen und durchleben. Wir sind füreinander „gemacht" und für die Sorge umeinander, die gegenseitige *Fürsorge*. Wir haben für jenes Erleben zentrale (kortikale) Repräsentationen im Gehirn, wir erkennen und teilen Handlungen, Gefühle, aber auch Schmerz. Wir fühlen *mit*, im wahrsten Sinne des Wortes. In diesem Modell, wie es auch Ralph Adolphs in seinen Ausführungen zum „sozialen Gehirn" beschreibt, würde die Wahrnehmung von Emotionen dieselben neuronalen Mechanismen aktivieren, die auch für die Erzeugung von Emotionen zuständig sind. Ein solcher Mechanismus würde uns als Beobachter veranlassen, mit dem Zustand eines anderen zu resonieren, „mitzuschwingen", wenn wir in Kontakt miteinander sind. Schon allein das Erleben eines solch innigen „geistig-seelischen" Kontakts, das „In-Beziehung-Treten", erzeugt in uns potenziell intensive Emotionen, wenn wir selbst achtsam bzw. anwesend sind.

Während wir als Beobachter also jemandem z. B. beim Lächeln zuschauen, werden wir auf einer unterschwelligen Ebene dieselben Gesichtsmuskeln aktivieren, die auch an der Produktion des Lächelns beteiligt waren: Lachen steckt an! Und es erzeugt in uns – und wiederum im Gegenüber, gewissermaßen als soziobiologisches Feedback – ein Gefühl von Vertrauen, von „Verstanden-Werden" und eben von

Glück. So haben Mitgefühl, Empathie, soziale Kognition und ein daran gekoppeltes Gefühl der Zufriedenheit (oder gar der Euphorie) eine gemeinsame neurobiologische Grundlage. Derselbe sozial-kognitive Schaltkreis kann, so schlagen auch Daniel Siegel und andere vor, ebenfalls für die *intrapersonale* Resonanz der Achtsamkeit als Erklärungsmodell herangezogen und aktiv für die Praxis genutzt werden: Mitgefühl und Empathie können wir genauso für uns selbst empfinden (und das ist, wie gehört, etwas anderes als Mitleid). Dieses innerliche Einstimmen der Achtsamkeitspraxis kommt einer inneren Berührung mit uns selbst gleich, und so ist es nicht verwunderlich, dass Forscher für die hier auftretenden (in der Regel günstigen) Effekte, auch die medizinischen, in erster Linie das Affiliations- und Fürsorgesystem verantwortlich machen.[24]

Achtsamkeitspraxis, positive Emotionen und endogene Belohnungen, Flow-Erleben, motivationale „Annäherungszustände" (vgl. Appetit oder Approach bzw. Affiliation oder Attachment), Herausforderungen und deren erfolgreiche Bewältigung, Kohärenz und Konsistenz – sie alle hängen neurobiologisch zusammen. Und sie haben eine Bedeutung, die weit über die Beschreibung ihrer molekularen oder topografischen Verhältnisse hinausgeht. Sie reichen in die Medizin und das Gesundheitswesen hinein, aber auch in die Arbeitswelt und das gemeinsame „Miteinander" – allerorten und generationenübergreifend.

Daher sollen im Folgenden die bisherigen Ausführungen verstärkt durch praktische Aspekte ergänzt werden.

9 Was ist Glück? Eine medizinisch-praktische Annäherung

Und was ist jetzt Glück im *eigentlichen Sinn* und wo kommt es in der Praxis her, im „wirklichen Leben"? Nehmen wir einmal an, dass „Glück" zu ca. 50% angeboren ist, oder anders ausgedrückt: dass wir mit einer Art individuellem Glücks-Setpoint (Sollwert) auf die Welt kommen, dessen Voreinstellung unser Lebensglück etwa zur Hälfte bestimmt. Das wäre dann die „Werkseinstellung" oder „Grundausstattung" („Klaviatur des Glücks"), so z.B. Burkhard Pleger vom Max-Planck-Institut für Kognitions- und Neurowissenschaften in Leipzig. Hintergrund dieser Annahme eines Happiness-Setpoints ist u.a. die Beobachtung, dass Menschen selbst nach einschneidenden Lebensereignissen – über kurz oder lang – oftmals wieder zu ihrem individuellen „Glücksniveau" zurückfinden, im „Guten" wie im „Schlechten". Dahinter steckt dann neurobiologisch wieder der oben ausführlich beschriebene Apparat und seine Funktionsfähigkeit, die sich im Einzelfall durchaus – auch genetisch bedingt, sei es in „Nuancen" – anhand von abweichender Enzymausstattung, Rezeptorendichte und -funktion, Variationen bei den verschiedenen Typen von Glücksbotenstoffen und Signalwegen usw. unterschiedlich darstellen kann. So kommt am Ende dann die Aussage heraus, dass Glück, ähnlich etwa wie die Körpergröße, genetisch determiniert sei.

Obwohl durchaus umstritten ist, wie man das und *was* man da eigentlich misst, ist doch schon lange klar, dass Glück zwar *auch* angeboren ist (oder sehr früh erworben), es aber wesentlich über die Lebenserfahrungen und individuellen Konsequenzen daraus mitbestimmt wird. Viele Forscher, die sich in Studien u.a. mit Lebensbiografien und „Lebensglück" oder individueller Stressresilienz und deren Entwicklung über längere Lebenszeiträume beschäftigen, wie z.B. die Amerikaner George Bonanno an der Columbia University oder George E. Vaillant an der Harvard Medical School[25], betonen, dass *trotz* der genannten Voreinstellungen oder auch einer „unglücklichen Kindheit" noch immer ein „glückliches Leben" *möglich* ist. In diesem „selbstbestimmten" Bereich, der ebenfalls noch einmal ca. 50% ausmachen soll (vielleicht etwas weniger?), finden sich Anteile, die Glücksforscher wie Martin Seligman und Sonja Lyubomirsky zum größten Teil auf den Bereich verteilen, der unserer Kontrolle – und damit einer Trainierbarkeit – grundsätzlich zugänglich scheint. Etwa 40% des Glücks sollen das sein. Die *äußeren* Umstände würden demnach nur für ca. 10% unseres Glücks (oder Unglücks) verantwortlich sein. Hätten Sie das gedacht?

► **Ist Glück Zufall und ist es gesund?** Schaut man etwas hinter die Kulissen dieser Zahlen, so sieht das Bild differenzierter aus. Zwillingsstudien, wie sie z.B. der Psychologe und Verhaltensgenetiker David T. Lykken an der University of Minnesota durchführte, geben näheren Aufschluss. Danach ist mit dem 10- bis 20%igen Anteil am Glück, den die Umgebung ausmachen soll, auch der Zufall gemeint bzw. kurz zurückliegende Ereignisse oder der *momentane* Zustand (engl.: state), in dem wir uns gerade befinden. Dieser Zustand ist von Natur aus vorübergehend – d.h. passager – und abzugrenzen vom Lebensstil oder dem Charakter (engl.: trait), der durch langfristige und schwerer zu verändernde Einstellungen, Verhaltensmuster und Erfahrungen beeinflusst und überhaupt erst geschaffen wird. Aber auch jene wurden schließlich einmal erworben, waren also bei unserer Zeugung noch nicht vorhanden, im Gegensatz zu den Genen (ob sie nun 40, 50 oder 60% unseres Glücks ausmachen, sei dahingestellt), die aber ihrerseits auch eine funktionelle Plastizität offenbaren (Stichwort: Epigenetik), d.h. nicht einfach nur starr vorhanden und in ihren Effekten ohne jegliche Freiheitsgrade sind. Manche Wissenschaftler gehen sogar so weit zu behaupten, dass unsere Gene in Teilen eine strukturelle Plastizität besitzen, was Experimente mit einfachen biologischen Lebewesen auch tatsächlich nahelegen (vgl. z.B. *Cairns-Mutationen* – benannt nach John Cairns, der selbstinduzierte genetische Veränderungen und adaptive Mutationen bei Bakterien fand). Ob derartige Befunde einer „biologischen Fantasie" oder „genetischen Kreativität" allerdings auf den Menschen und sein Genom – und das daran gekoppelte Glück – übertragbar sind, ist reine Spekulation.

Wir wissen heute jedoch recht gut aus entsprechenden statistischen Erhebungen und wissenschaftlichen Ableitungen, was für *Erfahrungen* jene Menschen mit ihrem „40%igen Eigenanteil" am Glück offensichtlich gemacht und abgespeichert haben, die zu den „von Natur aus" glücklichen Charakteren gehören: Sie haben sich selbst und die Welt um sie herum offenbar als sinnhaft und kohärent wahrgenommen, d.h. auch als prinzipiell beeinflussbar und verstehbar, als „in sich schlüssig" und zusammenhängend; dazu erscheint ihnen das Leben weitgehend widerspruchsfrei und konsistent. Und sie besitzen, wie es aussieht, die Fähigkeit, mit einer gewissen Zähigkeit, Flexibilität und Elastizität (vgl. Hardiness und Resilienz) mehr oder minder erfolgreich auf den Stress des täglichen Lebens reagieren zu können und immer wieder die „eigene Mitte" zu finden. Rein statistisch gesehen.

Nach Hilke Brockmann und Jan Delhey von der Jacobs University in Bremen ruht Glück auf den 3 Säulen *Haben* (gemeint ist vor allem die materielle Existenz und ihre Sicherung), *Sein* (Gesundheit, Wachstum, Persönlichkeitsentwicklung) und *Lieben* (Verbundenheit, Partnerschaft, soziale Vernetzung). Sie nennen jene 3 Säulen auch das „Dreieck des Wohlbefindens". Das ERG-Modell von Alderfer (s. Kap. „Limbisches System", S.93) sieht die gleichen 3 Bereiche vor: Existenzsicherung, Verbundenheit und Wachstum. Die Reihenfolge der „Motivatoren" bzw. „Bedürfnisse" ist dabei wohl weniger bedeutsam, solange man diese Säulen nicht über einen neurobiologischen oder biografischen („ontogenetischen") Zugang betrachtet, so wie ich es in diesem Buch begründet habe. Natürlich müsste man hier entsprechend auch noch eine genetisch-biologische Ausgangslage als 4. Säule ergänzen, wie es z. B. Bernd Raffelhüschen von der Universität Freiburg und andere ebenfalls tun (s. oben). Dennoch zeichnet sich in der Wissenschaft deutlich ab, dass die genannten Säulen nicht 1 : 1 und „starr" bzw. gleichwertig nebeneinanderstehen, sondern hinsichtlich der Lebenszufriedenheit (und der unterschiedlichen Zeitpunkte im Lebensverlauf, in denen sie relevant werden) *unterschiedliche* Bedeutsamkeit erlangen: Glück ist dynamisch und prozesshaft.

Hunderte von Lebensläufen, die z. B. an der Harvard University bzw. Harvard Medical School im Rahmen der sog. „Grant Study" untersucht wurden, offenbaren, dass für eine hohe Resilienz und Lebenszufriedenheit, d. h. für das „Lebensglück", der Faktor *Arbeit* wichtig ist, also die Fähigkeit und Möglichkeit, etwas zu „schaffen", eine „Aufgabe" zu haben – idealerweise mit Hingabe, „Flow", Aufmerksamkeit oder Achtsamkeit. Auch ist es bedeutsam, *loslassen* zu können (was man z. B. mit kognitiver Verhaltenstherapie trainieren kann; s. Übersicht 13), *geben* zu können (vgl. Altruismus und prosoziales Verhalten) und zu *glauben*. Hier, beim „Glauben", kommt neben der „Spiritualität" auch als zentraler Faktor das *Vertrauen* ins Spiel. Gerald Hüther und andere Wissenschaftler betonen in diesem Zusammenhang, dass das Vertrauen seinerseits wieder aus mindestens 3 Komponenten besteht: *Selbstvertrauen* („Ich kann was"), *Vertrauen in das Umfeld* („Man hilft mir, steht mir bei") und Vertrauen in das *Gehaltensein in der Welt* („Es wird gut werden", „Es wird seinen Sinn haben").

George E. Vaillant zieht aus der Grant Study aber noch einen weiteren Schluss: Der wichtigste Faktor für ein „gelungenes Leben" sei demnach die *Liebe*, d. h. die Fähigkeit zu lieben, und die Annahme, selbst geliebt zu werden oder grundsätzlich liebenswert zu sein – keine Kleinigkeit, wie wir alle wissen. Was kommt dabei *von was*? Wie verhält es sich hier mit Angeborenem, frühkindlichen Erfahrungen, Elternhaus, Kindergarten, Schule, Freundeskreis, Großeltern und eigener Familie? Ist auch dieser Faktor beeinflussbar? Von wem und durch was? Auch in diesem Kontext stellt die Wissenschaft heute vermehrt fest, dass die *Erfahrungsebene* eine wichtige Rolle spielt, das Miteinander, die soziale Vernetzung. Und passend dazu fand die GfK Marktforschung in Nürnberg in einer repräsentativen Erhebung 2012[26] heraus, dass die Deutschen als Quellen ihrer häufigsten Glücksmomente in erster Linie Partnerschaft, Kinder und Freunde verantwortlich machen. Geld oder Beruf spielen eine eher unbedeutende Rolle. Woher aber kommen diese „geglückten Beziehungen", welche „Ursachen" könnten sie haben?

Natürlich wissen wir nicht, welche *konkreten* Erfahrungen solche „Glückskinder" tatsächlich gemacht haben und ob das theoretisch Beschriebene im realen Einzelfall auch wirklich so stimmt. Aber die Wissenschaft erlaubt doch heute ein relativ klares Bild, mit welchem „Blick auf die Welt" und mit welchen Stärken und Fähigkeiten (basierend vor allem auf Grunderfahrungen) diese Menschen durch das Leben gehen.

Allerdings muss auch bedacht werden, dass man genetische Voreinstellungen, Grunderfahrungen und die Art und Weise, wie das einzelne Individuum mit Erlebnissen umgeht und welche Konsequenzen es daraus zieht, d.h. auch, *wie* und *worauf* es „sich einstellt", nicht so einfach aufteilen und voneinander trennen kann. Das eine bedingt durchaus das andere. Aber, wie oben schon gesagt, die beschriebenen Eigenschaften „glücklicher Lebensläufe" gelten als weitgehend trainierbar, d.h., sie sind prinzipiell plastisch, wenn auch mitunter nur langsam und mühsam. Konsistenz bedeutet hier beispielsweise (nach Klaus Grawe) auch die *Vereinbarkeit* von Autonomie und Selbstverwirklichung einerseits mit dem Bedürfnis nach Bindung und Harmonie andererseits. Dass das grundsätzlich möglich ist und auch im Laufe des Lebens noch gelingen kann, ist sicher nicht abwegig. Aber eine wichtige Voraussetzung dafür scheint in unserer heutigen Zeit immer stärker in den Hintergrund zu geraten: das Lernen, d.h. das Reflektieren des eigenen Lebens und der gemachten Erfahrungen, und das flexible Ein- und Anpassen jener Erkenntnisse auf die aktuelle Lebenssituation (und umgekehrt). Doch dafür müssen Zeit und „Besinnung" eingeplant werden. Denn erst dann wird erfolgreich gelernt.

Die o.g. Zahlen zur Glücksätiologie passen erstaunlich gut zu Daten aus Untersuchungen, die der Ursache von Depressionen nachgehen. Nun gibt es zwar nicht *die* Depression (wie es ja auch nicht *das* Glück gibt), aber die Anteile der Gene, der Umgebung und Lebensereignisse – sowie des „Zufalls" – an der Depressionsentstehung werden zum Teil ähnlich eingeschätzt wie beim Glücksphänomen. In jedem Fall scheinen die immer wieder im Mittelpunkt von Diskussionen stehenden traumatischen Erfahrungen der frühesten Kindheit (Early Childhood Events) mit einem Anteil von nur 1–2% an der Ätiopathogenese der Depression in der allgemeinen Wahrnehmung überbewertet zu sein. Das gilt natürlich nicht für den betroffenen Einzelfall. Gerade bei der Erstmanifestation. Dagegen spielen aber chronischer Stress und Überforderung *im Allgemeinen* eine große Rolle, neben den Genen. Auch scheint es genetische „Vulnerabilitäten" zu geben. Kein Wunder: Glück und Unglück (Depression) hängen offenbar auf einem Kontinuum miteinander zusammen. Die Grenze kann fließend sein, irgendwo gibt es vielleicht einen „Umschlagpunkt", und am Ende ist alles möglicherweise eine Frage der Dosis. Wie kann man jetzt praktisch von einem sich „selbst erfüllenden Pessimismus" zum Optimismus gelangen? Geht das wirklich?

Man *kann* Glück trainieren, weil es weniger zufällig ist, als vielleicht zunächst angenommen, und weil unser Verhalten, unser Gehirn, zum Teil sogar unsere Gene, plastisch sind. Beispiele, wie das konkret gehen könnte, werden Sie zahlreich in den folgenden Kapiteln finden. Eine andere Frage aber ist: *Warum* sollte man Glück trainieren? Ist Glück wirklich „gesund"? Fest steht, dass die neurobiologischen „Potenziale zum Glücklichsein" in uns allen angelegt sind und die dargestellten autoregulativen Prozesse „harte" Konsequenzen haben können. Physiologie und Psychologie wirken sich klinisch und medizinisch aus. So führt ein hoher Kohärenzsinn zu einer etwa 30%igen Senkung der Sterblichkeit (s.Kap.10.1). Optimismus, d.h. eine stark ausgeprägte optimistische Grundhaltung, wenn einer stark pessimistischen gegenübergestellt, halbiert statistisch die allgemeine Sterblichkeit – die Herz-Kreislauf-

Sterblichkeit wird womöglich noch weit darüber hinaus gesenkt, gerade bei älteren Frauen, so eine international beachtete niederländische Studie[27]. Allerdings handelt es sich hier um Korrelationen, nicht um exakte Belege von Ursachen und Wirkung. Auch die berühmte „Nonnenstudie"[28] der Psychologin Deborah D. Danner von der University of Kentucky kann in diesem Zusammenhang angeführt werden, in der Langzeitbeobachtungen bei 180 katholischen Nonnen ausgewertet wurden, die zum Teil über 70 Jahre begleitet wurden und deren positive Grundstimmung, wenn im Alter von ca. 20 Jahren vorhanden, nicht nur eine erhebliche Senkung des späteren Sterblichkeitsrisikos bedeutete (gegenüber Nonnen mit einer negativen Gestimmtheit), sondern auch die Lebenserwartung erheblich steigerte (um bis zu 10 Jahre), also mit einer relativen Langlebigkeit korrelierte. Metaanalysen – d.h. Studien, die Effekte mehrerer Forschungsarbeiten auswerteten und zusammenfassten – kamen zum Teil zu ähnlichen Ergebnissen, was beispielsweise die Langlebigkeit angeht, gerade wenn es um den „Schutz vor Erkrankung" geht (vgl. Salutogenese bzw. Prävention), weniger vielleicht bei der Beeinflussung konkreter Krankheitsverläufe (vgl. Pathogenese bzw. Therapie)[29]. Die präventiven Effekte auf die Lebenserwartung wurden als „stark" eingeschätzt (im Sinne der Analytik) und ähnlich groß wie z.B. der (Nicht-)Raucherstatus. Ähnliches gilt für eine Senkung der Sterblichkeit durch „positive soziale Beziehungen". Soziale Integration, einer der wichtigsten Ansätze der „angewandten Glückswissenschaften" (vgl. Positive Psychologie, Gesundheitspsychologie), verlängert das Leben. Fehlt sie, so kann sich das ähnlich „fatal" auswirken wie das Rauchen und schlimmer als Übergewicht oder Bewegungsmangel.[30] Auch eine Abnahme von Depressivität und eine allgemeine Zunahme der Lebensqualität zeigten sich unter dem Einfluss von Maßnahmen, die auf Glück und verbessertes Wohlbefinden abzielten, als „robust"[31]. Unsere eigenen Interventionsstudien im Kontext z.B. eines webbasierten Glückstrainings im betrieblichen Setting („Arbeitswelt") oder zum „Stärken-stärken-Training" (randomisiert-kontrollierter Stressbewältigungskurs bei Studierenden[32]) bestätigen diese Ergebnisse eindrücklich. Man kann also durchaus von einer „harten" medizinischen Relevanz von Optimismus, Kohärenz, Glück und seiner gezielten Beeinflussung bzw. Förderung durch „positive Interventionen" ausgehen.

▸ **Was heißt eigentlich „Glück" – und ist Glück gleich Glück?** Unser Wort „Glück" kommt vom mittelhoch- bzw. niederdeutschen Wort „gelücke" oder „(ge-)lucke" und meinte ursprünglich so etwas wie den *guten Ausgang* eines Ereignisses oder einer Situation. Glück (genauer: Gelucke) war primär von außen bestimmt, also nicht selbstbestimmt oder von den eigenen Fähigkeiten und Kompetenzen abhängig. Glück *fiel einem zu*, war *zufällig*, weswegen man darauf auch kein Anrecht haben konnte, es nicht *besitzen* oder sich erarbeiten konnte, es sei denn, es kam von Gott als Lohn für ein keusches oder gottesfürchtiges Leben. Glück war demnach das schicksalhafte Ergebnis des Zusammentreffens besonders günstiger Umstände, eine günstige Fügung. Ganz anders z.B. in den USA, wo jeder Bürger schon in der Verfassung von jeher ein verbrieftes Recht auf Glück besaß.

Heute arbeiten wir in der deutschsprachigen Fachliteratur zu dem Thema, aber auch in der Umgangssprache und Belletristik, weiterhin mit dem Begriff *Glück*, haben ihn allerdings inzwischen deutlich erweitert. Glück kann man sich sehr wohl verdienen, meinte man schon 300 v.Chr. in Europa, wie am Anfang dieses Buches beschrieben: „Jeder ist seines Glückes Schmied.“ Als *eine* Möglichkeit auf dem Weg zum Glück dienten demnach die Arbeit, das Tun und der Lohn dafür. Zusätzlich haben heute andere Begriffe, wie beispielsweise die *Zufriedenheit*, Eingang in den Sprachgebrauch gefunden. Zufriedenheit kommt nun eher von innen, erfährt aber oftmals noch eine negative Konnotation – im Sinne einer *niedrigeren* Stufe von Glück (Zufriedenheit sei „weniger“ als Glück) oder auch eines „passiven“ bzw. „untätigen“ Zustands. Dass das zu kurz greift, haben wir ausführlich besprochen.

Interessant in diesem Zusammenhang ist auch, dass die unzähligen Facetten des Glücksbegriffs dann besonders deutlich werden, wenn wir uns mit den in *anderen* Sprachen dafür stehenden Begrifflichkeiten und ihren deutschen Übersetzungen bzw. Entsprechungen beschäftigen. Letztere werden von uns aber alltagssprachlich viel weniger eingesetzt, wie es scheint. Wir wollen eine solche Betrachtung über den Umweg einer anderen Sprache „spaßeshalber“ (d.h. nicht wissenschaftlich fundiert) einmal mit einigen Glücksbezeichnungen aus dem Englischen bzw. Amerikanischen vornehmen, ohne Anspruch auf Vollzähligkeit. In den USA beispielsweise kommen die verschiedenen Begriffsvariationen mit einer größeren Selbstverständlichkeit in Umgangs- und Fachsprache zum Einsatz (Tab. 9.**1**).

Tabelle 9.**1** Glücksbegriffe (englisch/deutsch).

Englische Bezeichnung	Deutsche Entsprechung oder Annäherung	Kategorie
Bliss (Beauty)	Seligkeit, Glückseligkeit, Glück, glücklich *sein*	I
Coherence	Kohärenz, Stimmigkeit, *glücklicher Zusammenhalt*, Verbundenheit, Zusammengehörigkeit, Vertrautheit; haben/sein; ggf. *Liebe*	I
Compassion (Love)	Mitgefühl, Fürsorge, Barmherzigkeit, Herzlichkeit, Verbundenheit, Liebe („Jemand ist jemandes ganzes Glück“); ggf. Wertschätzung	I
Contentment	Zufriedenheit; glücklich und zufrieden *sein*, wunschlos glücklich	I
Craving	Begierde, Gier, Sehnsucht, heftiges (krankhaftes) Verlangen; „Jieper“ oder „Schmacht“ haben	L
Desiring	bedürfen, begehren, verlangen, haben wollen; Begierde, Lust	L
Ecstasy	Ekstase, Begeisterungstaumel, Glücksrausch, Entrückung	Z, L (I)
Elation	Begeisterung, Jubel, Stolz, Freude, Hochstimmung	L, I
Elevation	Erhebung, Erhabenheit, Würde; Beförderung	I (L)
Engagement/ Commitment	voll *dabei* sein, Hingabe, Erfüllung, Bindung, Einsatz, Verpflichtung	L, I

Tabelle 9.**1** (Fortsetzung).

Englische Bezeichnung	Deutsche Entsprechung oder Annäherung	Kategorie
Enjoyment	Glück durch Wachstum und angenehme Tätigkeiten, die jenseits der basalen Bedürfnisbefriedigung oder der biologischen Notwendigkeiten stattfinden; die eigenen Grenzen überschreiten, eingebunden sein, Spaß haben; Gelingen; Genuss/Genießen	I, L (Z)
Enlightenment	„Erleuchtung“, göttliche Berührung, glückliche Erweckung, Einheitserleben; Seligkeit; Aufklärung, Aufgeklärtheit	I, Z (L)
Entertainment	„Bespaßung“, „Berieselung“; passiv erfahrenes Glück; Beglückung von außen; Amüsement, Unterhaltung	Z
Euphoria	Glücksausbruch, Euphorie, Hochgefühl	I (L)
Flourishing	aufblühen, wachsen, entfalten, gutes Gedeihen, in *glücklicher Blüte*	I (L)
Flow	im Fluss sein, im Glück „baden“, „glückstriefend“; eintauchen in Glück; gutes Gelingen; wunschlos glücklich; voll *darin* sein, in etwas aufgehen; „Dem Glücklichen schlägt keine Stunde“, ggf. „Glückssträhne“, einen „Lauf“ haben	I (L)
Fun	Spaß, glückbringende Aktivitäten, etwas mögen, Freude	Z, L (I)
Happiness	Glück von innen, tiefes Beglückungsgefühl, Glücklichkeit; Freude	I (L)
Joy	Freude, Entzückung, Glückseligkeit	I
Joy of Revenge	*Schadenfreude*	?
Liking	mögen; Vorliebe; Geschmack, Gefallen haben (haben wollen)	L (Z)
Luck/Serendipity („Good Luck“, „Lucky Punch“ usw.)	Gelucke – Glück (gehabt) haben; Glückspilz, glücklicher Zufall, glücklicher Sieger usw.; mehr Glück als Verstand haben, auf *gut Glück*; von Glück sagen/reden können; das Glück, das einem gewogen ist („Fortuna“), vom Glück begünstigt sein/werden, glückliches Schicksal usw.	Z
Lust	Lust, Wollust, Gier, Glücksrausch, Glückstaumel, glückstrunken, glücksschwanger; Appetit, Begierde, etwas wollen, auf *gut Glück*	Z, L
Meaningfulness	Sinnhaftigkeit, Bedeutsamkeit; eine *glückliche Bestimmung* haben	I
Pleasure	Vorfreude, Befriedigung basaler Bedürfnisse; etwas wollen (und bekommen); Glückssuche; Vergnügen, Behagen, Belieben, Wohlgefallen, Appetit, Genuss; glückbringend, glückversprechend	L
Rapture	Begeisterung, Verzückung, Freudentaumel, vor Glück platzen	I (L)

Tabelle 9.**1** (Fortsetzung).

Englische Bezeichnung	Deutsche Entsprechung oder Annäherung	Kategorie
Reward	Ent-/Belohnung, Beglückung; ggf. *Dankbarkeit*, Anerkennung	L (I, Z)
Salience	(Her-)Vorsprung, hervorspringen, herausragen, wachsen, glücklich hervorstechen, sein Glück machen, vor Glück (über-)springen	L (I)
Satisfaction/Fulfillment	Befriedigung, Behagen, Genugtuung, Begleichung, Erfüllung, (Wohl-)Gefallen, genug haben	L, I (Z)
Wanting	Wollen, Wollust, haben wollen; herbeisehnen, sein Glück (ver-)suchen/probieren; zum Glück zwingen/das Glück erzwingen	L
Well-Being	Wohl, Wohlbefinden, Wohlergehen, Zufriedenheit	I
Wellness	Wohlfühlen, Wohlsein	I (L, Z)

Kategorie Z: *Glück als* Zufall *(von außen kommend; bedingt durch Umfeld oder Umstände) = Ereignis*
Kategorie L: *Glück als* Lohn, *den man sich erarbeitet/verdient (Anspruch haben; Belohnung für Einsatz) = Ergebnis*
Kategorie I: *Glück als Ausdruck* innerer *Reife/erfolgreicher Einpassung (Zufriedenheit, „Anspruchslosigkeit") = Zustand*
Hinweis: *Manche „Glücksautoren" unterscheiden auch 5 (!) Kategorien/Arten des Glücks: 1.* Zufall *(Fortuna, Gelegenheiten, „Fundstücke", Schicksal), 2.* Moment *(Genuss, Vergnügen, Sinnliches, Wellness), 3.* Selbstüberwindung *(Herausforderungen bewältigen, sich anstrengen und dabei wachsen, „Flow"), 4.* Fülle *(Schönheit, Spiritualität, Glückseligkeit, Überwältigendes), 5.* Gemeinschaft *(Liebe, Verbundenheit, Beziehung, Freundschaft)*

► **Wer oder was ist „happy" – und warum?** Alle Welt ist heute happy – das sagt sie jedenfalls. Und tatsächlich, der Begriff *Happiness* entspricht ziemlich genau dem Glücksbegriff, der sich in den letzten Jahren auch in der medizinisch-psychologischen Fachliteratur besonders hervorgetan hat, insbesondere in der Positiven Psychologie (s. Kap. 11). Davor war er sinngemäß eher reserviert für Lebensberatung, Spiritualität, Esoterik (oder auch die Religionen) und für die „Chacka-Prediger". Heute dagegen liest man über Happiness in wirtschafts-, sozial-, geisteswissenschaftlichen, medizinischen, psychologischen und naturwissenschaftlichen Fachjournalen rund um den Globus.

Und was sagt nun die Fachwelt? Glück im Sinne von Happiness ist demnach primär ein emotionales, weniger ein rationales oder kognitives Phänomen, d. h., es ist zunächst einmal ein *Gefühl*. Verbunden mit ihr sind bestimmte Eigenschaften, die glückliche Menschen („Happy People") oder Gemeinschaften besitzen oder die sie zumeist lernen können (Übersicht 3). Dabei überschneiden sich die Ergebnisse der „Happiness-Forschung" weitestgehend mit denen der Motivations- und Glücksforschung bzw. mit der *Psychologie von Wohlbefinden und positiven Emotionen*, der Gesundheitspsychologie. Die Positive Psychologie wird daher auch als „Schwester der Gesundheitspsychologie" bezeichnet.

Übersicht 3:
Happy People

- bekommen, was sie wollen; sie verlangen und erwarten, worauf sie Appetit und Lust haben; sie haben und erreichen ihre Ziele, die aber prinzipiell auch in ihrer Reichweite sind *(kompetitives Gehirn; emotionales bzw. limbisches Gehirn)*,
- vermeiden das Ungewollte; sie reduzieren oder bewältigen Stress und Belastungen, entspannen sich *(Mind-Body-Connection; körperliches Gehirn)*,
- werden geliebt, ihnen wird vertraut; sie sind in der Lage, Vertrauenswürdigkeit und Ruhe auszustrahlen und belastbare Bindungen bzw. Beziehungen aufzubauen und zu halten; sie sind *connected (mitfühlendes Gehirn, soziales Gehirn)*,
- sind gegenwärtig, präsent und in der Lage zu akzeptieren, *was ist*, d.h. was immer für Erfahrungen sie machen *(achtsames Gehirn)*,
- sind zuversichtlich, hoffnungsfroh und innerlich zufrieden; sie erleben sich und ihr Leben als sinnvoll *(sich entwickelndes, reifes oder heranreifendes Gehirn)*,
- finden und erkennen Muster und Regeln in ihrer Umgebung; sie verstehen die Welt *(rationales bzw. kognitives oder intellektuelles Gehirn)*,
- „have happy brains!"

Selbst in den modernen Wirtschaftswissenschaften haben diese Erkenntnisse nun breiten Eingang und Bestätigung erfahren. Ja, in manchen Bereichen waren es sogar gerade die Ökonomen, die über wissenschaftspraktische Modelle und Experimente zum Konsumverhalten und über eine moderne *Neuroökonomie* wesentliche Fakten zum Bild und Kanon der aktuellen Happiness-Forschung beigetragen haben.

9

So haben Schweizer Neuroökonomen eindrucksvoll zeigen können, dass nicht nur das vermeintlich selbstsüchtige Konsumentenverhalten, sondern auch eine altruistische Motivation und ein prosoziales Wirtschaften potenziell unser Handeln bestimmen *und* unser endogenes Belohnungssystem anfeuern können. Allerdings ist es für letzteres Vorgehen und seine Nachhaltigkeit in Volkswirtschaften offenbar von großer Bedeutung, dass eine Verlässlichkeit im Sinne der Kontrolle und Restriktion existiert, also prosoziales Verhalten nicht ausgenutzt werden kann, sondern als gemeinschaftlicher Wert gelebt und auch eingefordert wird. *Konditionierter Altruismus* kann auch in der freien (sozialen) Marktwirtschaft glücklich machen, wenn Sanktionen für antisoziales Verhalten existieren und auch *tatsächlich eingesetzt* werden. Menschen sind sogar bereit, für die gemeinschaftliche Durchführung und Überwachung derartiger Sanktionen freiwillig etwas abzugeben (Altruistic Sanctioning): Fairness und Gerechtigkeit sind uns etwas wert. Zivilrechtliche Normen und auch eine Wirtschaftsethik bzw. -moral lassen sich daher auch aus neurobiologischen Gründen nicht ohne Weiteres aus der Wirtschaft verbannen. Niemand kann schließlich seinen OFC einfach abschalten.

Eine weitere, höchst relevante Emotion ist die Angst. Angst blockiert Kreativität und Innovationskraft, auch in der Wirtschaft. Dagegen sind Vertrauen und Loyalität Werte (letztlich auch Emotionen), die Angst mindern und Entwicklung, auch Wirtschaftswachstum, beflügeln. Ein wichtiger Marker für dieses „gesunde Wachsen" ist die Transparenz. Genau an dieser Stelle treffen sich Soziologie, Positive Psychologie und Neuroökonomie: Großzügigkeit und Altruismus können förmlich „ansteckend" sein. Wachstum und Wohlstand bedingen auch bis zu einem gewissen Grad Gesundheit und Glück (s. Kap. 2). Und über die steuerliche Finanzierung des Gemeinwesens profitieren letztlich alle innerhalb einer Wirtschaftsgemeinschaft vom Erfolg der Unternehmen und der Ökonomie. Transparenz mindert dabei Neid und Missgunst und ist auch ein Kennzeichen von souveräner und authentischer Führung (s. u.).

Martin Seligmans Konzept einer aufblühenden (flourishing) Gesellschaft mit „erblühenden", sich entfaltenden Individuen, die gute und vertrauensvolle Beziehungen zueinander haben und gemeinsam Sinn finden und erleben, passt genau hier hinein und deckt sich u. a. mit Untersuchungen von Ernst Fehr und Kollegen: Je gebildeter (und je jünger, gesünder) eine Volkswirtschaft bzw. Gesellschaft ist, desto mehr Ziele und auch Wachstum erreicht sie, d. h., umso mehr „erblüht" sie. Eine vor diesem Hintergrund aus Cambridge in England initiierte Befragung von knapp 50 000 Europäern ergab, dass dieses „Erblühen" bei 33 % der Dänen zu beobachten war (Platz 1), gefolgt von den Schweizern, Finnen, Norwegern und Iren (Platz 5). Dagegen konnte nur bei 11 % der befragten Deutschen, bei 9 % der Franzosen und bei 6 % der Russen Flourishing beobachtet werden. Seligman und andere Experten, wie der Psychologe Peter Malinowski von der Universität Liverpool, betonen danach, dass Flourishing auch das individuelle Wohlbefinden mitbedingen kann (neben dem gemeinschaftlichen) und theoretisch auch gelehrt – also auch gelernt – werden kann und gelernt *gehört*: Fraglos hat dieses Phänomen auch eine kulturelle Bedeutung. Allerdings stehen entsprechende Interventionen und deren wissenschaftliche Analyse im größeren Stil noch aus. Auch unsere eigene Arbeitsgruppe hat hierzu zwischenzeitlich verschiedene Studien auf den Weg gebracht.

Wir beobachten seit Langem, dass ärmere Länder nicht selten geringere Depressionsraten haben als reichere Länder. Natürlich sind derartige Untersuchungen methodisch oft „wackelig", wie oben bereits in einem anderen Zusammenhang erwähnt, und es könnte sein, dass der medizinische Fortschritt und seine Verbreitung sowie allein schon das Wissen – und ein mediales Echo – im Bereich der psychischen Erkrankungen (wie z. B. bei der Depression oder beim „Burn-out") in Medizin und Gesellschaft zugenommen haben, was diese höheren Raten vielleicht schon erklären könnte. Auch eine gewisse Therapeutendichte und ihre Bezahlung etwa über ein solidarisches Gesundheitssystem sind offenbar nicht ohne Effekt. Messartefakte und zusätzliche Biases (statistische Verzerrungen) sind ebenfalls zu erwarten. Aber es scheint mehr daran zu sein: Wir haben einige Aspekte im Zusammenhang mit dem Flow-Phänomen schon besprochen. Interessant ist hier auch, dass *innerhalb* eines Landes in Krisen-, Kriegs- oder Umbruchzeiten die Depressionserkrankungen mitunter in ihrer Zahl abnehmen können bzw. ihre Raten evtl. geringer ausfallen. Handelt es sich bei „der Depression" vielleicht doch um eine Zivilisations- oder *Wohlstands*erkrankung? Die Depressionsraten heute sind z. B. in den USA 10-mal so hoch wie vor ca. 100 Jahren. Und die Lebenszufriedenheit ist *relativ* gesehen geringer. Hinzu kommt, dass das Durchschnittsalter für die Erstmanifestation einer (Major-)

Depression in den 1960er-Jahren bei ca. 30 lag und 1995 bereits bei 14,5 Jahren. Die Menschen erkranken immer früher und in der Folge, über die Lebensspanne gesehen, auch immer häufiger. Wir Menschen haben die Fähigkeit, so Seligman, „den Himmel zur Hölle" zu machen. Geht es uns etwa *zu gut?*

Ich will gar nicht zu sehr auf eine Detaildiskussion zur Depressionsentstehung eingehen und jene auch nicht banalisieren. Das wäre hier der falsche Ort und würde das Buch (und mich) sicher überfordern, vor allem aber vom eigentlichen Thema ablenken. So ist beispielsweise bekannt, dass Depressionen auch eine entzündliche Komponente zu haben scheinen (vergleichbar dem Diabetes, der Arteriosklerose bzw. koronaren Herzerkrankung, ja, sogar der Migräne, im Einklang auch mit vielen anderen scheinbar zunehmenden Erkrankungen in *modernen* Gesellschaften, die man früher keinesfalls mit Entzündungsreaktionen in Verbindung gebracht hatte). Aber wenn wir auf das Ergebnis schauen und z.B. auf volkswirtschaftliche oder sozialmedizinische und epidemiologische Kennzahlen, so fällt doch auf, dass chronischer Stress und Angst offenbar mit Depressionen positiv korrelieren und auch, u.a. neurobiologisch begründbar, zu einer „Abstumpfung" und Abnahme von Kreativität und „Wachstum" führen. Und diese „Diagnose" scheint in ihrer Häufigkeit gegenwärtig zuzunehmen. Zudem fällt auch auf, wie schon beschrieben, dass der psychosoziale Stress (also der, den wir uns gegenseitig oder selbst machen) hier von besonderer Bedeutung zu sein scheint: Chronischer psychosozialer Stress kann, wie wir heute wissen, u.a. Proinflammation (Entzündungsbereitschaft) begünstigen. Aber *dieser* Stress muss nicht zwangsläufig in Krisenzeiten zunehmen, ganz im Gegenteil: Das *Zusammenrücken* in Krisenzeiten, das „Sich-Einordnen" in die Gesellschaft und das Anpacken einer gemeinschaftlichen Aufgabe kann sich möglicherweise protektiv auf die Depressionsentstehung auswirken. Das gilt wohl auch in „gesunden Zeiten" (nach dem Motto: „Gemeinsam sind wir stärker!"), ist aber schwer zu messen. Letztlich müssen diese letzten Punkte bis auf Weiteres eine Spekulation bleiben.

▸ **Glück, Atmosphäre und Lernen** Wir sprechen heute wie selbstverständlich von Beziehungsklima, Lernklima, Arbeitsklima oder Betriebskultur und meinen so etwas wie Motivation und *Atmosphäre* in unserer Alltags- und Arbeitswelt. Die ist sehr subjektiv. Und dennoch hat sie ganz offensichtlich etwas mit der Außenwelt zu tun und den Bedingungen, in denen wir leben. Wir kennen heute eine Reihe solcher Zutaten, die z.B. zu einer *angenehmen Atmosphäre* führen können. Einige davon kamen hier schon zur Sprache. Auch haben wir schon gehört, dass jenes subjektive Gefühl namens „angenehm" in unseren Motivationssystemen im Gehirn entsteht, also – strukturell gesehen – durchaus seine „objektiven" Anteile hat. Das hat vielfältige Konsequenzen.

So lernen wir beispielsweise nachweislich besser in positiver Stimmung. Auch nachhaltige, medizinisch-therapeutische Lebensstilmodifikationen folgen oder bedingen im Erfolgsfall positiv-appetitive Motivationen („Glück", „Belohnung") – *Positivität* auch im Sinne eines guten Klimas. Das Lernen bedarf dabei erst in 2. Linie der Faktenvermittlung und reinen Information, d.h. der Spezifika. Hingegen sind die allgemeine Atmosphäre und der *Geist*, ja, die *innere Haltung* der Lehrenden und Lernenden, von immenser und primärer Bedeutung und sollten verstärkt in unseren Fokus geraten, gewissermaßen als positive Voraussetzung für den Erfolg, individuell wie gesellschaftlich. Dabei scheint es bedeutsam zu sein, dass ein „gutes Klima" geprägt ist von Kreativität und einem holistischen, „synthetisierenden", d.h. zusammenführenden und verknüpfenden, weniger dagegen von einem „analytisch-extrahierenden" Vorgehen und Lernstil. Beides ist wichtig, fraglos, aber die Reihenfolge muss stimmen: erst der Grundriss, dann die einzelnen Stockwerke und Zimmer. Und das Gebäude muss auch auf einem sicheren Grund stehen.

Babys beispielsweise lernen Neues am besten, wenn sie sich sicher fühlen. Dann kennt ihre Begeisterung praktisch keine Grenzen, wenn sie etwa auf sicherem Grund die ersten eigenen Schritte laufen. Unsicherheit und Angst dagegen führen zu einer Wachstums- und Entwicklungshemmung, zu einem Zurückfallen auf Bekanntes, auf alte, schon erlernte, regressive, konservative oder „instinktive" Verhaltensweisen. Und die sind häufig, im medizinischen Sinne, nicht gesund, auch weil sie vielleicht nicht mehr zu dem passen, was jetzt *eigentlich* gebraucht würde. Unsicherheiten und Ängste sind aber nun einmal regelmäßig in unserer Gesellschaft zu beobachten. Wir sehen sie auch in unseren Praxen und Kliniken, aufseiten der Patienten *und* der Therapeuten (der sog. Health Professionals), nicht zuletzt im Kontext von Arbeits- oder häuslichem Stress, der zur Arbeit und/oder in unsere Praxen und Kliniken mitgebracht wird, als Ursache oder Folge von Krankheit und auch von „schlechtem Klima". Wir finden sie ebenso in den Kindergärten, Schulen und Hochschulen – sie lauern überall. Sie behindern Reifung und Fortschritt.

Aktuelle Interventionsstudien lassen uns annehmen, dass Instrumente der Positiven Psychologie oder der Mind-Body-Medizin, neben anderen, zumeist verhaltenstherapeutischen Ansätzen, nicht nur das beschriebene „Erblühen" unterstützen können, sondern auch das Glück oder Well-Being: Solche Techniken fördern wiederum nachweislich Lern- und Entwicklungsprozesse, „weiten" die Aufmerksamkeit, verbessern Kreativität und Aufnahmebereitschaft, und sie führen schließlich auch zu einer Abnahme von Angst, Depressivität, Burn-out und Involution. Zumindest, so zeigen Studien, haben sie das sichtbare *Potenzial* dazu. Ich möchte hier gar nicht in die akademische Diskussion einsteigen, was ein „Burn-out" eigentlich in Abgrenzung zur Depression ist und ob es sich hier überhaupt um eine Erkrankung handelt. Fest steht, dass die Bedeutung dieses Phänomens im Gesundheitswesen evident ist, schaut man sich nur die damit direkt oder indirekt begründeten, stark zunehmenden Krankschreibungen und Ausfälle am Arbeitsplatz an. Menschen, die an dieser Symptomenkonstellation oder dem subjektiven Gefühl des „Ausgebranntseins" leiden, sprechen dazu sehr gut auf Interventionen aus Positiver Psychologie und Mind-Body-Medizin an.

▸ **Flourishing und Happiness in der Gesellschaft** Martin Seligman hat sich geirrt – sagt er selbst. Und er hat sich korrigiert. Hatte er ursprünglich die chronische *erlernte Hilflosigkeit*, d.h. „Ohnmacht" und fehlende Kontrolle, als einen Hauptfaktor für Unglück und Depressivität ausgemacht (was heute auch noch gilt) und darauf seine umfassende Happiness-Theorie begründet, die darauf abzielte, den Menschen wieder zu mehr „Teilhabe am eigenen Leben" und am eigenen Glück zu verhelfen, so hat er es jetzt für nötig erachtet, diese Theorie zu erweitern. Aus der nicht mehr ganz so umfassend gültigen Happiness-Theorie wurde jetzt die Well-Being-Theorie mit der Idee des Erblühens im Zentrum.

Nach wie vor basiert *Happiness* demnach auf einer hohen Lebenszufriedenheit, die ihrerseits wieder auf positiven Emotionen, einem hohen Engagement und einem Gefühl des Eingebundenseins (vgl. Flow, Affiliation) fußt und schließlich auch auf der Erfahrung des Gebrauchtwerdens und der Sinnhaftigkeit. Neurobiologisch ist das alles begründet, wie dargestellt. Das war und ist auch die Basis der Positiven Psychologie, nach wie vor. Aber auch Seligman erkennt inzwischen neben der Zufriedenheit oder der „positiven Grundstimmung" die Bedeutung der kurzfristigen Hochmomente und des Wachstums bzw. der Wachstums*impulse* an, auch der gemeinschaftlichen, was eine Einbeziehung der gesellschaftlichen Perspektive und vermeintlich objektiver Zusatzparameter aus diesem Bereich notwendig und sinnvoll erscheinen lässt. Warum nicht sozialmedizinische oder volkswirtschaftliche Zielgrößen im Kontext der medizinisch-psychologischen Glücksforschung mitbetrachten? Das Erblühen soll und darf schließlich, auch biologisch, kein um sich selbst kreisender Selbstzweck sein bzw. darauf beschränkt bleiben. Glück und Wachstum wollen wir alle, und es betrifft uns alle.

Die *subjektive Gestimmtheit* macht etwa 70% unserer Zufriedenheit aus. Vielleicht machen Sie solche Angaben skeptisch bzw. sie decken sich nicht mit Ihrer eigenen Erfahrung. Die Wissenschaft kommt aber zu solchen Schlussfolgerungen, die natürlich nur innerhalb einer konkreten Fragestellung (und innerhalb einer bestimmten Methodik, bestimmter Paradigmen, Vorannahmen usw.) Gültigkeit haben, weswegen eine Übertragbarkeit auch auf den *einzelnen* Fall und eine *momentane* Situation nur sehr bedingt gegeben ist – das sei nochmals herausgestellt. Aber diese verallgemeinernden Schlussfolgerungen sind dennoch für unsere Betrachtungen außerordentlich interessant: Demnach ist eine positive Stimmung oder subjektive Zufriedenheit nicht alles. *Well-Being* dagegen umfasst, zumindest nach „neuer Definition", neben den positiven Emotionen und der individuellen Happiness auch positive Beziehungen, dazu das Gefühl, an etwas Wichtigerem und Größerem beteiligt zu sein, an etwas, das bedeutsamer ist als das eigene Selbst oder die eigene Existenz (vgl. Definitionen von Spiritualität), und das Erkennen von Sinnhaftigkeit in übergeordneten Zielen und Kontexten. Auch das Erreichen von Zielen, das Leisten, tatsächlich im Sinne von Leistungs*erbringen* (einst in Therapeutenkreisen eher verpönt, wie auch früher bei Seligman selbst), wird heute zunehmend als wichtig für das Lebensglück anerkannt. Neurobiologisch, wir erinnern uns, gehört dieser Bereich zum *Wollen* (vgl. Wanting-System), und es ist fraglos richtig, alle Ebenen unserer endogenen Motivationsregulation mit in eine umfassende „Theorie des Wohlergehens" einzubeziehen.

Sicher begeben wir uns hier auf vermintes Gelände: Das Leisten, das „Gefordertwerden" und der Stress, der sich hieraus ergeben kann, wenn z.B. die individuellen Kompetenzen dem Geforderten subjektiv nicht zu entsprechen scheinen, sind eben gleichzeitig häufig auch die „Wurzel des Problems". Hochmomente und die gleichzeitige „Gier" oder Sucht danach können krankhafte Züge entwickeln, gerade auch in Wirtschaft und Medizin, wobei am Ende, wie überall, Maß, Dosis und Zeitpunkte über *gesund* oder *krank* entscheiden. Es handelt sich hier schließlich um ein Kontinuum, genauer, um einen Kreislauf. Man kann das eine nicht ohne das andere sehen. Interventionen sollten daher beide Bereiche im Blick haben, das Äußere und das Innere. Ausgewogenheit und Maß sind gefordert, keinesfalls jedoch Schwarz-Weiß-Malerei und alte „klassenkämpferische" Vorstellungen von Ursache und Wirkung, von gut oder schlecht, von Verhalten oder Verhältnissen. „Henne oder Ei ...?" – so ist die heutige Welt nicht mehr. Sie ist nicht linear, sondern chaotisch und komplex. Da hat uns die Wissenschaft „segensreiche" Erkenntnisse gebracht: Mithilfe objektiver Parameter und Daten konnten manche überkommenen Vorstellungen von Glück und Wohlergehen verlassen und vieles in einen übergeordneten Sinn- und Bedeutungszusammenhang gebracht werden. Subjektivität und Objektivität verhalten sich komplementär zueinander, meistens zumindest. Inter- und Transdisziplinarität, aber auch Globalisierung und Vernetzung in Wissenschaft und Wirtschaft haben nicht nur schlechte Seiten – und sie liefern uns gelegentlich Rezepte für wirksame Interventionen.

Fest steht aber auch, dass ganze Gesellschaften und Volkswirtschaften auf diese Ideen und diesen „Spirit" positiv ansprechen und z. B. zusätzliches Wachstum generieren. *Flourishing* in diesem Sinn besteht aus objektiven und subjektiven Anteilen. Aber Entfaltung und Wachstum kann man durchaus objektiv messen, ohne sie dabei zwangsläufig reduzieren zu müssen. Warum auch sollten Zufriedenheit, Glück, Happiness und Erblühen im Einzelfall, wie auch in der gesellschaftlichen Dimension, nicht miteinander in einen sinnvollen Zusammenhang gebracht werden können, in der inneren und der äußeren Welt gleichermaßen, was mittels Erstpersonen- oder Drittpersonen-Analysemethoden (s. Kap. 6) verifiziert werden könnte? Vielleicht gelingt es so *auch*, objektive Befunde zu erheben – oder zumindest mehr oder minder objektive Abbildungen der Realität zu erhalten und zugrunde liegende Mechanismen darzustellen – und auf diese Weise ein besseres Verständnis der Zusammenhänge zu erlangen? Kein Mensch kann ernsthaft behaupten, dass in Biomarkern, Laborwerten und MRT-Abbildungen die subjektive Wirklichkeit der Menschen aufgedeckt oder eine Aussage über die subjektive *Bedeutung* der Befunde gemacht werden kann. Auch weiß der Radiologe, Labormediziner, Physiologe, Biologe usw. normalerweise nichts über Ursache und Wirkung im Einzelfall, weil er sie nicht kennt. Und doch helfen jene Befunde auch dem Verstehen und dem Gefühl *füreinander*, dem Verständnis, auch in größeren Zusammenhängen.

Während man sich früher im Kontext von Zufriedenheit und Glück (bzw. von Depression, Angst und Unglück usw.) in der therapeutischen, seelsorgerischen oder pädagogischen Praxis primär um die individuelle Lebens*geschichte* kümmerte, von jener und ihrer grundlegenden, „unumstößlichen" Bedeutung erst einmal ausging, haben heute – nicht zuletzt geschuldet der Komplexität und Non-Linearität unserer Welt und ihrer prinzipiellen „Undurchschaubarkeit" – die biologischen, kulturellen, sozialen, wirtschaftlichen oder spirituellen Faktoren deutlich an Relevanz gewonnen. Auch werden heute nicht nur das Dazugehören und Ankommen bzw. die subjektive

Zufriedenheit beurteilt, sondern auch diejenigen Faktoren, die in der Gesundheitsförderung (vgl. WHO-Definition von Gesundheit[33]) und den Sozial- und Wirtschaftswissenschaften usw. schon lange anerkannt und untersucht werden. Und da ist es dann kein Wunder mehr, dass man Flourishing vermehrt in Ländern findet, die einen höheren Bildungsstand haben (oder ein besseres Bildungs*ergebnis*) und dazu vermeintlich *jünger* sind. Die ergebnisorientierte Leistungsgesellschaft mit ihrer vorherrschenden Typ-A-Motivation (s. Kap. „Versuch einer neurobiologischen Topografie und funktionellen Systematik des Glücks", S. 144) schneidet hier einfach besser ab. Allerdings ist die Kohärenz als weiterer und komplementärer Faktor eben ein Kennzeichen höherer Reife und nicht automatisch mit jugendlichem Ehrgeiz und Wachstum zu assoziieren. Und „Jugendwahn" war damit auch nicht gemeint. Verschiedene Faktoren spielen hier also hinein. Und am Ende macht es wieder die passende Mischung aus und die richtige Dosis zur richtigen Zeit, die es *gemeinsam* zu finden gilt.

► **Vom Glück im Kleinen** Vielleicht sollten wir auch nicht immer das „große Glück" vom Leben und voneinander erwarten und immerzu darauf warten, auf den „ganz großen Wurf", dabei evtl. das eigentliche Leben und die kleinen Wunder oder Schönheiten des Alltags verpassen. Glück kommt manchmal mit kleinen Schritten daher, ganz unscheinbar oder in kleinen Wachstumsschüben, ganz bescheiden eben – und es kommt selten allein. „Small is beautiful – sometimes." Manchmal bedeutet „Schönheit" in diesem Sinne auch das Anerkennen des Einfachen, ein Leben im Einfachen, in tiefer Verbundenheit mit den Mitmenschen oder z. B. mit der Natur, das dennoch *tief* sein kann. Und sie bedeutet Berührungen, d. h. Erfahrungen, die wir wirklich wahrnehmen, mit allen Sinnen, und die uns erreichen. Denn nur das scheint uns offenbar am Ende wirklich und nachhaltig *happy* zu machen, was uns berührt, was wir verstehen, was wir als handhabbar erleben und dessen Sinn sich uns erschließt. Dazu gehört auch unsere Umwelt, unser Umfeld, auf das wir geprägt und eingestellt sind, normalerweise. Sonst drohen mittel- bis langfristig wieder (gefühlte) Hilflosigkeit und Kontrollverlust.

Auch wenn uns die Medien und andere manchmal weismachen wollen, dass nur das Maximum bzw. das Maximieren letztlich Ekstase und Glück versprechen (oder das vermeintlich spielerische Austricksen der anderen im Sinne eines Maximierens des eigenen Gewinns bei geringstmöglichem Einsatz), so scheint doch manchmal das Gegenteil zu stimmen. Sonst würden wir nicht immer häufiger von *Slow Food, LOHAS* (Lifestyles of Health and Sustainability), *Low Consumers, Entschleunigung* usw. hören, gerade auch in Medizin und Psychologie. „Bescheidenheit" kann offenbar das Erreichen von Zufriedenheit und Glück, das Erreichen vom „eigentlich" Gewollten und Erhofften, deutlich wahrscheinlicher machen. Es gerät in den *Bereich des Möglichen*. Rein statistisch werden wir bei Ansprüchen, die „verdient" sind oder die einfach naheliegen, erreichbar sind, häufiger in den Genuss des Einlösens und Erfüllens kommen. Aber eingelöst werden müssen sie schon, von Zeit zu Zeit, und verdient haben sollten wir sie uns auch; d. h., wir müssen auch etwas dafür *leisten*. Sonst ist das mit der Belohnung (und der Motivation) so eine Sache.

Mit weniger „Ballast" sind wir dann auch flexibler und beweglicher. Dazu hat das „Aussteigen", der Retreat, nicht zuletzt für Menschen mit schweren Krankheiten (oder auch bei weniger dramatischen Lebenskrisen), von jeher eine besondere Bedeutung in Medizin und Gesellschaft gehabt, wie auch in der Kunst – wohl auch, weil es bei uns tief verwurzelte Bedürfnisse anspricht: Weniger kann manchmal mehr sein? Entsagung, Fasten und Verzicht besitzen offenbar noch immer – und *trotz* allem – eine Faszination. Wir konzentrieren uns dann auf das „Wesentliche". Sozialpsychologische Studien aus den USA haben hier einen möglichen Zusammenhang hergestellt: High Consumers, d. h. die von unserer Wirtschaft vordergründig gewollten „Intensiveinkäufer", zeigten in diesen Erhebungen ein geringeres Happiness-Level, dazu verminderte Sozialkontakte und erhöhte Werte im Bereich des Individualismus, aber auch eine verminderte Gesundheit. Diese Menschen sind scheinbar sehr viel im *Außen*, ohne jedoch zeitgleich qualitativ erfüllende Beziehungen und Kontakte aufzubauen. Der Konsum scheint nicht nachhaltig und „sättigend" zu sein und erfordert daher stetigen Nachschub.

▶ **Vertrauen, Kooperation und Führung** Damit Wachstum und Entfaltung möglich sind und zum *gegenseitigen* Nutzen aller Beteiligten führen, ist es wichtig, ein nachhaltiges Klima des Vertrauens aufzubauen und zu erhalten. Hierfür können gemeinsame Werte und verbindliche Moralvorstellungen oder Kodizes, also allgemein akzeptierte Verhaltensempfehlungen und ethische Normen, durchaus hilfreich sein. Die müssen aber auch gelebt werden, d. h., es sind Vorbilder und positive Rollenmodelle vonnöten, auch im Alltag. Studien zeigen, dass das oben beschriebene Flow-Gefühl oder auch das Flourishing schnell verschwinden können (individuell sowie im Gruppenkontext oder gar in der volkswirtschaftlichen Perspektive), wenn Neid und Misstrauen vorherrschen. Für das Gedeihen braucht es aber Verlässlichkeit und Zutrauen. Globales wie individuelles Wachstum in „florierenden" Volkswirtschaften – und auch der globale Wohlstand – benötigen eben, nach Ernst Fehr und anderen Ökonomen, neben den Märkten als Grundlage genauso Vertrauen und Altruismus, d. h. Verzicht zugunsten der Gemeinschaft. Dazu bedarf es auch der Fähigkeit zur Kooperation, die ihrerseits wiederum kommunikative Kompetenzen voraussetzt – „People need to talk with each other!" Wir sind wohl doch soziale Wesen: in Biologie, Medizin und Psychologie – und eben auch in der Wirtschaft.

William George von der Harvard Business School macht für die jüngsten Krisen im Bereich der globalen Wirtschafts- und Finanzwelt weniger ein ökonomisches als vielmehr ein *spirituelles* Versagen verantwortlich. Nach seiner Meinung brauchen wir heute eine ganz neue Generation von Führungskräften: solche, die durch Authentizität, Aufrichtigkeit und Mitgefühl führen und daraus ihre Autorität schöpfen, solche, die Inspiration und Halt geben, auch in harten, unangenehmen Zeiten. Paul Levy, bis 2011 „Chef" des Beth Israel Deaconess Medical Center in Boston (Universitätsklinik der Harvard Medical School), ist so einer. Er unterschreibt seine E-Mails an Mitarbeiter schon einmal mit dem Hinweis „with gratitude and appreciation" („mit Dankbarkeit und Wertschätzung"). Menschen, die ihn kennen, wissen, dass das auch *genau so* gemeint ist. Er beschreibt transparent seine Vorgehensweise, begegnet den Mitarbeitern aller Hierarchiestufen „auf Augenhöhe" und schöpft genau daraus Wissen, Respekt und Souveränität. Seine Tür steht meist offen, er hört achtsam und einfühlend zu, macht aus den Herausforderungen, die er selbst zu bewältigen hat, kein Geheimnis, trifft und verantwortet aber am Ende alle wichtigen Entscheidungen, effektiv und nachvollziehbar, auch unliebsame, ohne Umschweife. In einer Nachricht beschrieb er z.B. seine Mitarbeiter als *inspirational*. Das kommt an. Und daraus zieht er, wie er selbst sagt, seine eigene Kraft und „Erfüllung". Aber besonders spannend ist, dass er es nicht zuletzt durch diese moderne Art zu führen offenbar geschafft hat, die Klinik, die wie so viele Kliniken auch in den USA (zumal Universitätskliniken) rote Zahlen schrieb, als er sie übernahm, wieder stabil in die Gewinnzone zurückzubringen, den berühmten „Turnaround" zu schaffen. Die Wirtschaftswissenschaft nennt solche Führungskräfte heute anerkennend „Turnaround-Champions". Interessanterweise taucht dieser Begriff nun auch in medizinischen Publikationen auf, da man hier erkannt hat, dass nicht nur die von solchen Managern geführten Betriebe gesünder sind, sondern auch deren Mitarbeiter.

Sicher kann man solche Vorgänge nicht einfach verallgemeinern oder ohne Weiteres auf andere Verhältnisse und Branchen (oder andere Länder) übertragen. Auch sind die Bedingungen für einen Turnaround im Dienstleistungs- oder Servicesektor, zumal im Gesundheitswesen (im konkreten Fall gar im High Quality Segment) mit einem fast vorgegebenen Markt bzw. einer starken Regulation von Angebot und Nachfrage, *ganz andere* als beispielsweise im produzierenden Gewerbe oder in Segmenten, wo die Nachfrage viel stärker fluktuiert, kurzfristige Liquiditätsfragen im Vordergrund stehen oder Marktturbulenzen schneller entstehen. Ebenso ist wohl die Produktqualität aufgrund der Komplexität im Gesundheitswesen für die kurzfristige Marktentwicklung (zumindest im *1.* Gesundheitsmarkt) weit weniger bestimmend als die Dienstleistungsqualität, wenngleich sich hier in den letzten Jahren auch einiges geändert hat. Dennoch erinnert der oben skizzierte Führungsstil an eine Arbeitskultur, die einem auch in Asien begegnen kann (beruhend u.a. auf einem konfuzianischen Prinzip), wie ich selbst während meiner Zeit als Assistenzarzt dort erfahren durfte: „Wer das Ziel kennt, kann entscheiden, wer entscheidet, findet Ruhe, wer Ruhe findet, ist sicher, wer sicher ist, kann überlegen, wer überlegt, kann verbessern." Es sieht so aus, als wenn die Fähigkeit, den Mitarbeitern, Kunden (oder Patienten) zuzuhören, deren „eigentliche Ziele" zu kennen und aus einer Haltung des „Sich-kundig-Machens", der Vergewisserung, der Zusicherung und der „abschätzenden Überzeugtheit" zu handeln – dabei zyklisch und prozesshaft vorzugehen und über Faktoren wie Transparenz, Fairness, Wertschätzung oder Anerkennung Einfluss auszuüben (d.h. zu *führen*) –, von besonderer Bedeutung für ein erfolgreiches und modernes Management ist, allemal im Gesundheitswesen.

Komplexere Systeme benötigen mitunter vielleicht eine andere Führung als eher „lineare". Insofern ist die Gesundheitsbranche in vielerlei Hinsicht kein typischer „Experimentalraum" für Führungsverhalten. Aber auch an der Harvard Business School wird nicht erst seit der letzten Rezession von angesehenen Vertretern festgestellt, dass echter „Sinn", auch im klassischen Wirtschaftsleben, erst aus dem Dienst am Menschen erwächst: „True meaning can only come from serving other people", heißt es da. Und „Krise" ist demnach auch das Ergebnis aus dem Verlust von Zuversicht einerseits und Vertrauen andererseits. Gemeint ist das Vertrauen in Führung und die Führungskräfte. Nach aktuellen Untersuchungen misstrauen ⅔ der Amerikaner den Werten, Normen, Intentionen und Taten der eigenen Führung und Manager. Dagegen fordern Neuroökonomen und viele Wirtschaftswissenschaftler, insbesondere aus dem angloamerikanischen Raum, dass vermehrt auch mit dem „Herzen" als nur mit dem Intellekt allein geführt werden muss (Übersicht 4). Ein echter Paradigmenwechsel deutet sich an. Es ist demnach bedeutsam für Führungskräfte und Menschen mit Personalverantwortung, authentische und „konnektive Beziehungen" zur eigenen Umgebung herzustellen. Das Ziel ist entsprechend auch ein geradezu ganzheitliches Verständnis von Entrepreneurship. Wir würden vielleicht bei uns für „Herz" im o.g. Sinn eher das „soziale" bzw. „mitfühlende Gehirn" einsetzen und, durch die neurobiologische Brille geschaut, an so etwas wie Oxytozin, Affiliation und Fürsorgesystem denken, kommen aber letztlich zum gleichen Schluss – in Medizin und Gesellschaft, auch hierzulande.

Übersicht 4:
Führungskräfte im 21. Jahrhundert sollten nach William George

- in der Lage sein, Menschen entlang gemeinsamer Ziele, Werte und einem gemeinschaftlichen Sinn zu versammeln,
- Menschen inspirieren können (wofür sie selbst auch von etwas inspiriert oder „beseelt" sein sollten),
- *andere* Menschen befähigen zu führen,
- Menschen einen Glauben vermitteln können an die Werte ihrer Führer, d.h. Vorbild sein und Wertschätzung verkörpern,
- die Idee repräsentieren, dass der Dienst, ja, das *Dienen*, Zweck von Führung ist,
- mit anderen kollaborieren können, innerhalb und außerhalb der eigenen Einflusssphäre.

Letztlich geht es im Ergebnis dieser Betrachtungen darum, den Einzelnen mit seinen Fähigkeiten und Kompetenzen individuell zu fördern, seine positiven Qualitäten und Potenziale zu erkennen, zu nähren und weiterzuentwickeln, wobei von ihm durchaus auch eine (Gegen-)Leistung eingefordert und erwartet werden darf. Dies geschieht aber weniger direktiv, sondern in Absprache, Kooperation und Gegenseitigkeit. Das Wohlbefinden der Mitarbeiter ist ein wichtiges Ziel unternehmerischen Handelns geworden, auch wenn das hierzulande für viele Führungskräfte noch ein „rotes Tuch" zu sein scheint. Aber hier liegt nicht nur mitmenschliche, sondern auch unternehmerische Verantwortung begründet, und es macht nicht zuletzt auch aus wirtschaftlichen Erwägungen heraus Sinn (von arbeitsmedizinischen ganz zu schweigen), die Mitarbeiterzufriedenheit zu einer Führungsaufgabe zu machen. Nicht Wohltätigkeit ist dabei der Selbstzweck, sondern ein strategisches, ressourcenorientiertes und vorausschauendes Wirtschaften und damit letztlich der nachhaltige wirtschaftliche Erfolg. Das gilt in besonderer Weise in Branchen, in denen ein starker Fachkräftemangel bzw. eine hohe Fluktuation herrschen, und in solchen, in denen die „Stressbelastung" erklärtermaßen hoch ist (hier steht innerhalb Europas, nach aktuellen Untersuchungen, das Gesundheits- und Sozialwesen an erster Stelle, gefolgt vom Bildungswesen[34]).

Gerade junge Ärzte und Therapeuten wünschen sich heute in erster Linie ein gutes Arbeitsklima, akzeptable (d.h. bewältigbare, realistische) Belastungen, vernünftige Weiterbildungs- und Aufstiegsmöglichkeiten sowie eine insgesamt unterstützende und „klare" Führung. Vor allem aber wünschen sie sich eine Vereinbarkeit von Beruf und Familie (Stichwort „Generation Y"). Damit stehen sie nicht allein da – es handelt sich hier um einen allgemeinen Trend. Das Geld bzw. der Verdienst spielen, so eine aktuelle Publikation aus dem Deutschen Ärzteblatt (2013[35]), auch bei den Ärzten, im Verhältnis zum Betriebsklima bezüglich Arbeitsplatzattraktivität, Wechselwillen sowie einer allgemeinen Zufriedenheit eine deutlich untergeordnete Rolle. Natürlich ist das eine Klage auf relativ hohem Niveau, schaut man sich die verbesserte Einkommenssituation beispielsweise der Ärzte und die angestiegene Zufriedenheit damit über die letzten Jahre an. Dennoch: Das Betriebsklima, das seinerseits stark vom Führungsverhalten der Vorgesetzten, von der „Kultur" bzw. dem „Stil" und der allgemeinen „Atmosphäre" abhängt (aber auch von den Strukturen), scheint generell einer der wichtigsten Indikatoren bzw. Treiber der Arbeitsplatzzufriedenheit zu sein. Allerdings hängt auch dieser Zusammenhang wieder stark von der individuellen hierarchischen Position ab. Abermals gilt: Chefärzte – d.h. die Führungskräfte selbst – sind in allen Bereichen deutlich zufriedener.

Ein großes Forschungsprojekt der Harvard University förderte dazu kürzlich folgendes recht überraschendes Ergebnis zutage: Es wurden darin u.a. zahlreiche Führungskräfte aus unterschiedlichen Bereichen gefragt, was ihnen die Leidenschaft bzw. „Passion" gibt zu führen – und die Fähigkeit, dabei selbst gesund und zufrieden zu bleiben. Mitgefühl mit den Mitarbeitern ist demnach nicht gleichzusetzen mit Selbstaufgabe, fehlender Autorität oder einem unkontrollierten Aufnehmen von „dem ganzen Mist, für den ich nichts kann" (Originalzitat einer Führungskraft im Gesundheitswesen) bzw. von „deren Problemen, wo ich selbst doch viel größere Herausforderungen zu bewältigen habe". Auch ist in diesem Zusammenhang immer wieder von einer Angst vor der eigenen Überforderung zu hören, vom „Hineingesogenwerden", wenn man „die Schotten öffnet". Dabei ist genau das Gegenteil der Fall, wenn es gut gemacht ist, zeigen jene aktuellen Studien. Auch Führungskräfte wollen demnach mit Hingabe, Identifikation und einem guten Kontakt zu ihren Mitarbeitern arbeiten, nicht künstlich abgegrenzt oder im „Elfenbeinturm" sitzend. Aber die richtige Balance zu finden, scheint immer wieder schwerzufallen.

Als Quintessenz der geschilderten Untersuchungen können wir festhalten, dass es wichtig zu sein scheint, insbesondere, wenn wir in verantwortungsvoller Stellung stehen, ein „moralisches Zentrum" oder „Gewissen" zu haben, eine Art „inneren Kompass", für die eigenen Werte einzustehen und jene, wie auch unsere Gewohnheiten, nicht einfach zu ändern, wenn Stress, Druck, Widerstände oder „Rhythmuswechsel" auftreten – „Gegenwind" eben. Dazu sollten wir auch gemeinsam schwierige Zeiten als Herausforderungen und Möglichkeiten zum Wachsen und zur Initiierung von notwendigen Veränderungen sehen, nicht jedoch reflexartig gleich in

Abwehr und Abgrenzung übergehen. Auch wird beobachtet, dass gerade jene schweren Zeiten und Ereignisse – wie Wirtschaftskrisen, Absatzeinbrüche, Liquiditätsprobleme, aber auch Erkrankungen – die Menschen potenziell mitfühlender machen, woraus wiederum Chancen erwachsen können, die es dann zu nutzen gilt. Mitfühlende Führungskräfte werden, so William George, nicht als solche geboren, sondern vom Leben oder von guten Vorbildern dazu gemacht – im günstigen Fall. Hierzu gehört auch, dass der Umgang mit destruktiven Emotionen, die überall existieren, insbesondere aber, wie es den Anschein hat, in schnelllebigen und besonders produktivitätsgesteuerten Wirtschaftsbranchen und Gesellschaften zunehmen (dort möglicherweise pointiert), meist neu erlernt werden muss. Und was empfiehlt man den Führungskräften aus der Wissenschaft? Das Fördern der eigenen Kreativität (und derjenigen der Mitarbeiter), des Mitgefühls sowie der Stressresilienz und das Vereinfachen bzw. Herunterbrechen komplexer Sachverhalte. Und womit? Zum Beispiel mit Meditation. Soll man's glauben?

▶ **Wirtschaftswissenschaft trifft spirituelle Praxis** Der Dalai Lama sagte einmal auf einem interdisziplinären Wissenschaftskongress in Zürich[36], dass es unser wichtigstes Ziel sei, der „wichtigste Beitrag" von uns allen, „Stress zu mindern und Glück zu mehren". Wären wir da als Therapeuten, Seelsorger, Pädagogen usw. nicht genau an der richtigen Stelle, ja, *Quelle*? Und an anderer Stelle setzt er fort: „Glück [Happiness] kommt von der Besorgnis und Anteilnahme sowie dem starken Antrieb, sich um andere zu kümmern. Und davon, eigene Ziele zu haben und jene auch zu erreichen. Denn Ziele sollten immer realistisch und prinzipiell auch erreichbar sein. Dann beflügeln sie den Enthusiasmus, die Sorge und den Sinn füreinander und befrieden den Geist und das Herz: Mitgefühl senkt Stress, Angst und Furcht." Dem ist eigentlich, auch aus neurobiologischer Sicht, wenig hinzuzufügen.

Aber es ist eben doch ein schmaler Grat zwischen „Burn-out" und Überforderung einerseits und Empathie, Mitgefühl oder „Glück" andererseits. Das gilt in der Wirtschaft genauso wie in der therapeutischen Praxis. Und es braucht Übung – „geistig-mentales" oder „kognitives Training" würden wir heute vielleicht sagen – oder auch „Stressmanagement". Nicht nur das körperliche Training, das ebenfalls bedeutsam ist und oft vernachlässigt wird, wenn es um „die Therapie" geht, sondern insbesondere das geistige Training ist ein elementarer Bestandteil des erfolgreichen Lernens, Reifens und Vorwärtskommens, explizit oder implizit. Aber es bedarf auch hier einer gewissen Regelmäßigkeit und Stringenz. „Von nichts kommt nichts!" – der zu erwartende Lohn ist aber beachtlich: Nicht nur verbessern sich Ergebnisse und Ertrag, sondern auch die Lebensqualität und die Happiness. Das sagt auch der Psychologe und Neurowissenschaftler Richard Davidson, einer der weltweit führenden Experten im gefragten Gebiet: Zu ebenjenen „mentalen Übungen", die das Glück und die Lebenszufriedenheit mehren sollen (vielleicht ja auch zusammen *mit* dem körperlichen Training), gehört nach Davidson in jedem Fall auch das Bewusstmachen von gegenseitiger Verbundenheit und Abhängigkeit, in einem positiven Sinn, dazu Achtsamkeits- und Meditationsübungen und schließlich Übungen zum ethischen Umgang miteinander (und mit der Welt) sowie zur „liebevollen Güte" und dem Gewahrsein davon. Du meine Güte!

Es gibt erstaunliche Analogien und Parallelen, insbesondere im Hinblick auf Wirkungen und Nebenwirkungen (*Gutes* und *Schlechtes*), zwischen den Paradigmen und ihrem Wandel im Gesundheitswesen einerseits und der Marktwirtschaft bzw. unseren Wirtschaftssystemen andererseits. Und das hängt mit den Menschen und ihren Motivationen zusammen. Es sind immer die gleichen biologischen Mechanismen am Werk. Auf der einen Seite finden wir als „Währung" das Wachstum von Bruttoinlands- oder Bruttosozialprodukt, von Gewinn und Profit, auf der anderen Seite die Zunahme der Lebenserwartung. Dabei gehen Gesundheit und Lebenswartung einerseits und Wohlstand und Wirtschaftswachstum andererseits keinesfalls *automatisch* mit Glück und dessen Mehrung einher. Auch beziehen sie nicht von allein inneres Wachstum (vgl. Reifung, Potenzialentfaltung), individuelle Ressourcen und die Selbsthilfefähigkeit der Subjekte mit ein. Dies wäre aber für ein echtes und nachhaltiges Wachstum *und* das Glück durchaus notwendig, für ein ganzheitliches oder integrales Wachstum, für positive Motivationen, Wohlstand und Heilung.

▸ Was nehmen wir mit aus der medizinisch-praktischen Glücksbetrachtung?
Glück, Zufriedenheit und Happiness können grundsätzlich trainiert, erzeugt *und* auch gemessen und dargestellt werden. Auch gibt es Begrifflichkeiten, Ausdrücke und theoretische Modelle in diesem Kontext, über die man sich verständigen kann. Aber das vermeintlich Objektivierte drückt nicht unbedingt immer die unmittelbare Selbsterfahrung oder das subjektive Erleben des Einzelnen *in diesem Moment* aus. Manches davon ist jenseits von Worten oder der Möglichkeit einer Operationalisierung. Das macht auch nichts; man muss sich nur dieser methodischen „Schwächen" bewusst sein und sie bei allen Interpretationsversuchen berücksichtigen. Wer misst was? Berichtet ein Untersucher aus der Erstpersonen- oder der Drittpersonenperspektive? Und welche Paradigmen werden zugrunde gelegt? Man kann über fast alles reden – und sollte das auch tun. Aber man sollte sich zuvor über Sprache und Syntax verständigen. Manchmal kann es da hilfreich sein, aus der eigenen Disziplin herauszutreten und die Welt „mit den Augen eines anderen" zu betrachten, um dadurch zu lernen, voneinander und miteinander.

Und so stellen wir dann fest, dass nicht nur wir in Medizin, Psychologie, Theologie, Pädagogik oder den Gesundheits- und Naturwissenschaften, sondern auch andere vom Glück reden und zu ganz ähnlichen Fragen, aber auch zu eigenen Antworten kommen. Danach ist Glück ein wichtiges Prinzip: in den Religionen, in der Kunst, in der Wirtschaft, in der Medizin, in der Biologie usw., auch – und gerade – in der Natur. Glück ist sinnvoll und letztlich auch *gesund*, für den Arzt, den Therapeuten, den Patienten, für den Einzelnen, aber auch für die Gesellschaft insgesamt. Es scheint alles eine Frage der Dosis, des Zeitpunkts und der Form zu sein. Und da scheiden sich dann die Geister gelegentlich.

Eine gute und gemeinsame Basis für die gegenseitige Verständigung können vielleicht die in der Mind-Body-Medizin schon lange zitierten „4 Cs" sein, wie sie von Herbert Benson und seinem Team in Boston bereits vor über 10 Jahren vorgestellt wurden (basierend u. a. auf den Vorarbeiten von Suzanne Kobasa aus New York). Von hier aus können wir evtl. gemeinsam starten und weiterreisen: Stressresiliente, erfolgreiche oder gesunde – und in dem Sinne „glückliche“ – Menschen besitzen womöglich ein starkes Gefühl der Kontrolle und Gestaltbarkeit (Control and Confidence), fühlen sich mit anderen Menschen und der Welt verbunden, d.h., sie sind nicht einsam und verfügen über ein Netzwerk (Closeness and Connectedness), erleben Wechsel und Veränderungen als Herausforderungen und Möglichkeit zum Wachsen (Change and Challenge) und tun eine Sache „ganz oder gar nicht“ (Commitment and Care).

Glück erwächst demnach in der Praxis unserer Alltagswelt aus dem (gemeinsamen) Wachsen und „Erblühen“, aber auch aus tiefer Zufriedenheit, Vertrauen und Verbundenheit, aus Spaß, Ansporn und Leistung, aber auch aus Belohnung und Verdienst – und auch *einfach so.*

10 Was macht Ärzte und Therapeuten glücklich?

Ärzte, Psychologen, Therapeuten, Seelsorger, Pädagogen – sie sind alle Menschen. Und natürlich „funktionieren" sie in Bezug auf das, was sie glücklich macht, grundsätzlich nicht anders als ihre Patienten, Klienten usw. Anwendungsorientierte Ableitungen aus den bisherigen Betrachtungen für die entsprechenden *beruflichen Kontexte* können dennoch einen zusätzlichen „Nutzen" bringen, und daher verdienen sie hier eine explizite, exemplarische Nennung.

10.1 Kohärenz und Präsenz: der achtsame Arzt

Martin Seligman und Christopher Peterson von der Universität Michigan haben einmal in einer frühen Phase der Forschungen zur Positiven Psychologie – und als Ergebnis Hunderter von Interviews – herausgefunden, dass es offenbar, nicht ganz überraschend, unterschiedliche individuelle Wege zum Glück oder zur „Erfüllung" gibt, die alle für sich (oder in Kombination) im Einzelfall „wirksam" sein können. Sie begründeten 3 Modelle:

Entsprechend dem „hedonistischen Modell", in Anlehnung an Epikur, können angenehme und befriedigende Empfindungen und Emotionen glücklich machen. Danach ist die *Suche nach einem guten Gefühl* ein möglicher Weg. Doch dazu bedarf es zumeist anderer Menschen, und dieses Gefühl ist mitunter sehr vergänglich und instabil. Ein anderer Weg kann sein, sich voll für etwas zu engagieren, *in etwas aufzugehen*. Das entspricht dann dem „Flow-Modell". Und schließlich kann auch der *altruistische Weg* zum Glück führen, indem Sinn und Glück außerhalb der eigenen Existenz oder der „Selbstbefriedigung" gesucht (und gefunden) werden: so, wie es schon bei Aristoteles' Eudaimonie beschrieben wurde – das „eudaimonische Modell". Von Altruismus und Empathie *in der Praxis* werden wir unten noch etwas sprechen. Den Weg der Achtsamkeit, Präsenz und Kohärenz wollen wir uns dagegen jetzt gleich im beschriebenen Zusammenhang noch einmal anschauen, denn er bildet gewissermaßen eine Brücke zwischen den einzelnen aufgezeigten Aspekten.

▸ **Kohärenz** *Kohärenz* hat etwas mit dem Glück, aber auch mit der Gesundheit zu tun. Das wissen wir schon lange, aus ganz unterschiedlichen Quellen. Wir brauchen wohl alle, individuell wie gemeinsam, das Gefühl des Zusammenhangs, der Verstehbarkeit, der Sinnhaftigkeit und Gestaltbarkeit (d. h. der Kontrollierbarkeit) des Lebens und unserer eigenen Existenz. So hatte es schon der israelische Soziologe Aaron Antonovsky mit seinem Begriff des Kohärenzsinns (Sense of Coherence), auch: Kohärenz*gefühl*, in den 1980er- und frühen 1990er-Jahren beschrieben und in seinem Konzept der *Salutogenese* (also der Lehre von den Faktoren, die Gesundheit erzeugen) zusammengefasst. Das hatte vielfältige Auswirkungen, bis hinein in eine moderne, wissenschaftlich fundierte und an der Salutogenese orientierte *Positive Psychotherapie*, wie sie bei uns durch Nossrat Peseschkian und Klaus Jork bekannt wurde. Und bis heute wird jenes Konzept genauso angezweifelt, nicht zuletzt wegen der Vorstellung, die „normale Medizin" würde hier in Zweifel gezogen oder diskreditiert. Dabei war die Salutogenese nie als Alternative zum Risikofaktorenmodell und dem pathogenetischen Paradigma gemeint, sondern gewissermaßen als seine *komplementäre Schwester*. Sie sollte ein Modell sein, das – in Ergänzung zu den krank machenden Aspekten, denen es auch weiterhin vorzubeugen oder die es zu beseitigen gilt – zusätzlich auf das schaut, was die Gesundheit schützt, Widerstandsressourcen aufbaut oder stärkt und Belastungen reduziert.

Ein weiterer Vorwurf, der der Konzeption von Salutogenese und Kohärenzsinn manchmal gemacht wurde, ist heute kaum noch zu hören: jener einer fehlenden wissenschaftlichen Beweisbarkeit, theoretisch wie praktisch. Heute verfügen wir über umfangreiche Datensammlungen zu diesem Thema, zu ganz unterschiedlichen Fragestellungen, Settings und Indikationen, und die grundsätzliche Bedeutung des Kohärenzsinns für Medizin und Gesellschaft kann nicht mehr ernsthaft abgestritten werden. Eher schon können Aspekte von Maß und Dosis kritisch hinterfragt und die durchaus knifflige Frage gestellt werden, was denn genau beim Kohärenzsinn passiert und was hier eigentlich gemessen wird.

Ein Konzept, das wir ebenfalls heute noch gut kennen (und hier im Buch ja auch schon angesprochen haben) und das schon *vor* Antonovskys Kohärenzsinn existierte, war das vom *Locus of Control*, also der Kontrollüberzeugung, d. h. die Frage, ob ein Individuum für die eigenen Erfahrungen und das eigene Ergehen eher die Außenwelt oder aber die *eigene* Einflusssphäre verantwortlich macht. Und demnach, kurz gefasst, scheint es ein medizinisch wie gesellschaftlich höchst bedeutsamer („wirksamer") Faktor zu sein, wenn Menschen das Gefühl haben, *selbst* Kontrolle über die eigenen Belange zu haben. Antonovsky wiederum grenzte sich im Verlauf seines beruflichen Wirkens zunehmend vom Locus-of-Control-Gedanken ab und begründete damit nicht zuletzt auch die Eigenständigkeit seines Kohärenzsinns. Das andere Modell ging ihm schlicht nicht weit genug. Er hielt es für notwendig, auch infolge seiner Arbeiten mit Holocaust-Überlebenden und der Frage, was einigen der Geretteten später erlaubte, trotz der erlebten Gräuel ein weitgehend normales Leben zu führen, nach *weiteren* Faktoren zu suchen und nicht „nur" auf die internale Kontrolle zu schauen. In Analogie fand er den Begriff der *Manageability* (Gestaltbarkeit oder Handhabbarkeit), der aber nach Antonovskys Meinung auch das Umfeld miteinbezog und auf den z. B. die Ärzte und Therapeuten explizit Einfluss nehmen konnten.

Hinzu kamen dann, wie gehört, noch *Comprehensibility* und *Meaningfulness*, die alle 3 zusammen schließlich den Kohärenzsinn begründeten. Wie genau Antonovsky auf jene 3 konkreten Begriffe gestoßen ist und ob in den psychometrischen Fragebögen zum Kohärenzsinn heute tatsächlich jene Begriffe auch wirklich abgefragt werden bzw. ob sie tatsächlich unabhängig voneinander sind, ist durchaus umstritten. Aber das Ergebnis, der Kohärenzsinn als solcher, funktioniert. So hat die Universität von Cambridge (England) beispielsweise eine große Untersuchung an über 20000 Teilnehmern in den Jahren 1996–2002 durchgeführt und 2003 in dem angesehenen American Journal of Epidemiology publiziert[37]. Diese Studie machte deutlich, dass ein starker Kohärenzsinn mit einer etwa 30%igen Reduktion der Gesamtsterblichkeit einhergeht, gepaart mit einer jeweils ebenso hohen Reduktion der Krebs- und Herz-Kreislauf-Mortalität, und zwar, das ist höchst bemerkenswert, *unabhängig* von Alter, Geschlecht oder vorbestehenden chronischen Erkrankungen (Ausnahme bei der Krebsmortalität von Frauen). Die Reduktion der Gesamtmortalität blieb statistisch sogar noch erhalten, wenn eine rechnerische Korrektur der Faktoren Zigarettenkonsum, sozialer Status, Body-Mass-Index (vgl. Übergewicht), systolischer Blutdruck, Serumcholesterin oder Feindseligkeit und Neurotizismus vorgenommen wurde. Die Autoren kamen damals zu dem Schluss, dass ein starker Kohärenzsinn insbesondere die Resilienz gegenüber den Risiken chronischer Erkrankungen erhöht. Es scheint sich hier also wirklich um etwas medizinisch Relevantes und wohl auch Eigenständiges zu handeln.

Forschungsarbeiten von Shelley Taylor, Suzanne Kobasa oder Barbara Fredrickson hatten fast zeitgleich, aber unabhängig von Antonovsky, in den USA begonnen, dem Phänomen der Resilienz und der Hardiness auf ihre Weise beizukommen. Sie sparten zwar den Begriff der Salutogenese zunächst aus, kamen aber doch zu ganz ähnlichen Ergebnissen. Und all das passierte nicht im „luftleeren Raum“: Über die Bedeutung von Sinnhaftigkeit für die Gesundheit, die Lebenszufriedenheit und das Überleben – gerade in Krisenzeiten – hatte auch schon Viktor Frankl gearbeitet und daraus u. a. seine „Logotherapie“ entwickelt. Auch Frankl hatte die tiefen persönlichen Eindrücke des Holocaust zum Anlass für die Frage genommen, was es denn Menschen angesichts von Terror und Horror erlaube weiterzuleben – oder genau gegenteilig gefragt, warum andere Menschen in solchen Situationen „aufgäben“, sich das Leben nähmen. Frankls wissenschaftliche Antwort war: weil sie keinen *Sinn* mehr sahen. Der Sinn also scheint ein wichtiger Dreh- und Angelpunkt zu sein. Man kann wohl auch *ohne Sinn* alt und glücklich werden, theoretisch, aber „Gnade dem“, der keinen Sinn für sich und das Leben sieht und *dann* in eine schwere persönliche oder soziale Krise gerät. Sind aber unsere Praxen heute nicht voll von den Betroffenen genau jener Sinnerschütterung, Sinnsuche oder gar Sinnlosigkeit? Ergänzend sei noch hinzugefügt, dass schon vor Tausenden von Jahren die Frage des Sinnes und der Kohärenz in alten Schriften und Medizinsystemen, gerade auch in Asien, eine wichtige Rolle spielte, so z. B. bei Mahavira (ca. 600 v. Chr.), in der ayurvedischen Medizin oder auch, über eine Aufforderung zur „Pflege der Weisheit“, im „Tacuinum sanitatis“ des arabischen Arztes Ibn Butlan (11. Jahrhundert). Sinn schien in der Medizin immer schon bedeutsam zu sein; er schien *Sinn zu machen.*

In den Anfängen der Salutogenese- und Kohärenzforschung stand das Individuum im Mittelpunkt. Das ist zwar im Prinzip noch heute so, aber es wird zunehmend auch nach kohärenten und salutogenen Settings und Lebenswelten geschaut. Gerade aus medizinischer Sicht ist es wichtig, einen ganzheitlichen Zugang zu den Faktoren zu bekommen, die am Ende – d. h. in der individuellen Bilanz – die Gesundheit und Zufriedenheit der Menschen begründen. Ein solches Setting kann z. B. die Arbeitswelt sein bzw. der konkrete Arbeitsplatz. Georg Bauer aus Zürich arbeitet und forscht beispielsweise zu diesem Komplex und entwickelte mit Kollegen u. a. eine arbeitsbezogene Kohärenzsinnskala, mit der er plant, die Existenz und die Bedeutung des Kohärenzsinns in der Arbeitswelt und im Wandel der Organisationen anhand wichtiger Kennzahlen in großen Versuchsreihen zu untersuchen. Bei der fundierten Entwicklung und Testung seines Fragebogens sind allerdings schon jetzt im Vorfeld einige bemerkenswerte Ergebnisse gewonnen worden.

Auch in Bauers Untersuchungen ergaben sich im Prinzip keine Gender Differenzen in Bezug auf den Kohärenzsinn. Jener allerdings nimmt auch in der Arbeitswelt mit dem Lebensalter sowie mit einem höheren Bildungsgrad *zu*. Gerade der Teilaspekt der Sinnhaftigkeit scheint hiervon betroffen. Das gilt auch für höhere Hierarchie- und Managementpositionen bzw. für eine größere Verantwortung im Betrieb, die ebenfalls die Sinnhaftigkeit der Arbeit zu befördern scheinen. Dagegen ist ein abnehmender Kohärenzsinn in Arbeitsstrukturen und Institutionen oftmals als ein Warnsignal bzw. als ein Anzeichen für Unsicherheit und Arbeitsplatzbedrohung zu werten oder als Indikator allgemeiner Probleme der Mitarbeiter im Rahmen der stetigen organisationalen Anpassung (vgl. Change Management). Dazu kommt der soziale Stress, der durch Kollegen oder Vorgesetzte ausgelöst wird (vgl. Mobbing). Die letztgenannten Faktoren scheinen sich insbesondere auf das Empfinden für die Versteh- und Gestaltbarkeit am Arbeitsplatz auszuwirken und passen gut in das Bild, das wir oben schon zum Job-Strain-Modell (synonym: Demand-Control-Modell) entworfen haben.

Der einzige Parameter, der nach diesen Untersuchungen alle 3 Aspekte des Kohärenzsinns zu beeinflussen scheint, ist das Gefühl der Wertschätzung bzw. das *Fehlen* davon. Partizipation, Fairness, unterstützendes Vorgesetztenverhalten und eben die Anerkennung sind demnach besonders durchschlagend und bedeutsam für das Kohärenzgefühl. Hierin liegen auch wichtige Ansatzpunkte für die Gestaltung des eigenen Arbeitsumfelds für den Arzt oder Therapeuten als Unternehmer oder „Chef" mit Personalverantwortung begründet, letztlich auf allen Hierarchiestufen.

Bei der Testung und Validierung der einzelnen Fragebogen-Items kam aber noch eine weitere, wie ich finde, immens wichtige Erkenntnis heraus, die eigentlich nur ein Nebenergebnis war: Versteh- und Gestaltbarkeit verhalten sich meist ähnlich und sind fragebogentechnisch kaum voneinander zu trennen, d. h., sie scheinen nicht wirklich unabhängig voneinander zu sein. Zu Antonovskys Zeiten gab es diese ausgefeilte Fragebogenwissenschaft noch nicht, aber es sieht so aus, als wenn man den Kohärenzsinn eines Tages mit einem 2-Faktor-Fragebogen wird erfassen können, der aus den Kategorien (Dimensionen) Versteh- und Gestaltbarkeit einerseits und Sinnhaftigkeit andererseits besteht. Der Kurz-Fragebogen geht heute sogar nur noch von einem Faktor („Generalfaktor") aus. Und damit wird zugleich ein weiteres Problem des Phänomens der Kohärenz deutlich, dessen wir uns ebenfalls kurz annehmen wollen: Man kann, je nach Herangehensweise, unterschiedliche Dinge, Faktoren und Dimensionen messen, wenn man von *Kohärenz* spricht. Auch muss man unterscheiden, ob man von einem kohärenten und ggf. passageren Zustand (State) oder von einem Wesensmerkmal (Trait) ausgeht. Letzteres liegt den Ansätzen der Salutogeneseforschung meist zugrunde. Kohärenz wäre demnach so etwas wie die Fähigkeit, Lebensereignisse und Erfahrungen (das, was einem widerfährt) in ein „Ganzes" zu integrieren, bewusst oder unbewusst Zusammenhänge zu sehen oder herzustellen – und letztlich für sich einen Platz zu finden; *sehen* und *gesehen* werden. Auch findet man heute Fragebögen aus ganz anderen Bereichen, wie z.B. eine Spiritual Well-Being Scale (mit ihrer Subskala, dem Existential Well-Being), die fast identisch mit der Kohärenzskala sind. Sind Spiritualität und Kohärenz bzw. Sinnhaftigkeit vielleicht am Ende das Gleiche? Viele Wege führen nach Rom …

Ganz anders im neurologischen oder neurobiologischen Labor, wo man ebenfalls – z.B. mittels EEG – Kohärenz*zustände* misst: So kommt es während einer Meditationssitzung, wohl im Zuge u.a. der Auslösung einer Entspannungsantwort (s.Kap. „Kleiner Exkurs zur Neurobiologie von Meditation und Mitgefühl und ihr Bezug zur Schmerzregulation", S. 140), ganz allgemein zu einer abnehmenden Hirnaktivität mit einer generellen Verlangsamung des EEG. Zwar wissen wir heute, dass relevante Hirnbereiche gerade im Kontext der oben beschriebenen Aufmerksamkeits-, Interozeptions- und Motivationssysteme in ihrer Aktivität bei der Meditation zunehmen, aber *global* misst das EEG (oder auch das MRT) dennoch eine Reduktion des Erregungs- oder Aktivitätsniveaus. Gerade die langsamen Theta-Wellen nehmen zu, was einerseits der subjektiven Erfahrung von *Versenkung* entspricht, andererseits aber eben nicht nur eine Entspannung anzeigt, sondern – gerade bei Geübten (die meist hellwach bleiben oder sind) – auch mit einer vermehrten Aktivität im präfrontalen Arbeitsgedächtnis und/oder mit einem „Glückseligkeitserleben" einhergehen kann. In diesem Sinn zeigen vermehrte Theta-Wellen nur vordergründig ein Einschlaf- oder Zwischenstadium der Meditation an. Sie können vielmehr auch als ein Marker der Meditationserfahrung oder der „Güte" aufgefasst werden. Allerdings sind Theta-Wellen sehr heterogen. Und da war die *Community* sehr erstaunt und „erfreut" zugleich, als vor wenigen Jahren Arbeiten auftauchten, die eine andere EEG-Welle zum Fokus der Meditationsforschung werden ließen.

Forschungen an dem buddhistischen Mönch Matthieu Ricard in den USA brachten als erste ans Licht, dass unabhängig von einer allgemeinen EEG-Verlangsamung unter der Meditation gerade bei „Profimeditierenden" mit mehreren 10 000 Stunden Meditationserfahrung vermehrt extrem schnelle Gamma-Wellen auftraten – mehr, als man je zuvor gesehen hatte. Und jene Wellen gerieten förmlich in Resonanz, d.h., das EEG zeigte eine sich über das Hirn ausbreitende oszillierende Welle der Synchronizität bzw. Synchronisierung (mit Betonung im Schläfen- bzw. Hinterhauptslappen, aber auch unter Einbeziehung der prämotorischen [Spiegelneuronen-]Areale), die – elektrisch gesehen – sehr hohen Amplituden entsprach, also einer *zeitgleichen* Aktivierung vieler Neurone. Wir erinnern uns hier an die eingangs beschriebenen Aspekte einer allgemeinen ZNS- bzw. Neuronenfunktion, die fortwährend auf der „Suche" nach Resonanz und Verbindung im Gehirn ist – „Fire together and wire together": ein wichtiger Motor für die Plastizität. Da war sie, die Kohärenz als neuronaler Zustand, aktiv erzeugt. Und gerade eine besondere Form der Meditation, die sog. *Mitgefühlsmeditation*, in der über eine liebevolle und mitfühlende Beziehung zur belebten und unbelebten Umwelt meditiert („sinniert") wird, einschließlich zu einem selbst, schien hierfür prädestiniert zu sein.

Unter dem beschriebenen Eindruck der neuronalen Kohärenz werden Subjekt und Objekt offenbar als *eins* erlebt. Es entsteht ein Gesamteindruck, der dem Einheits- oder gar „Erleuchtungserleben" aus den buddhistischen Schriften entsprechen könnte. Gamma-Wellen binden gewissermaßen, wie es aussieht, die verschiedenen Aktivitäten und Aspekte der Existenz sowie des unmittelbaren Erlebens zu *einer* Wahrnehmung zusammen. Dieser Zustand wird von Neurowissenschaftlern, die sich mit jenem Phänomen intensiv beschäftigen, gelegentlich auch als *Global Binding* bezeichnet, als globales Verbundenheitserleben oder als „All-Einheitserfahrung". Sie ahnen sicher, welche Botenstoffkonstellation wir hinter diesen Beschreibungen heute vermuten.

Wie auch immer, nicht nur im EEG hat man solche *Extremerfahrungen* begleitet. Auch im funktionellen MRT oder mithilfe der sog. SPECT-Methode (Single-Photon-Emmissionscomputertomografie) konnte man weitere Erkenntnisse gewinnen; modernste PET-Untersuchungen (Positronenemissionstomografie) stehen zwar noch aus, sind aber ebenfalls schon konkret angedacht. Und in der Tat: Die Abnahme der räumlichen Körperrepräsentationen im Gehirn und ein reduzierter Input der Tiefensensibilität führen nicht nur bei Profis schon zu einem Verschmelzungserleben, sondern sie sind ein Stück weit „normal" in einer Meditation, bei der das subjektive Körperbild, je nach angewandter Technik, in seiner Wahrnehmung zugunsten einer Erfahrung der „Nichtgetrenntheit" heruntergeregelt wird.

Solche Forschungen finden heute nicht nur in irgendwelchen Hinterkammern esoterischer Weltverbesserer statt, die sich ein privates Labor zusammengebastelt haben, sondern in führenden Einrichtungen der Hirnforschung und Bildgebung, in Deutschland z. B. bei Dieter Vaitl und Ulrich Ott in Gießen, bei Wolf Singer in Frankfurt, bei Tania Singer und Olga Klimecki in Leipzig oder bei Thilo Hinterberger in Regensburg und andernorts. Interessant ist in diesem Zusammenhang vielleicht auch, dass die meisten der führenden Forscher im zuletzt genannten Bereich – weltweit – *von Haus aus* Psychologen oder Naturwissenschaftler sind, höchst selten Mediziner. Das ist im Übrigen auch ein Anlass für das Schreiben dieses Buches gewesen, das sich ja primär und vordergründig an die Ärzte richtet: Ich würde mich freuen, wenn sie (Sie?) auf diesem Wege neugierig werden und teilhaben an einigen, wie ich finde, extrem spannenden interdisziplinären Forschungsarbeiten der letzten Jahre, von denen viele Kollegen möglicherweise aufgrund der starken Belastungen im beruflichen Alltag und einer permanenten Fortbildungspflicht in ihren *originären* Fachdisziplinen bisher nur wenig mitbekommen haben.

Und warum könnten die hier gewonnenen Erkenntnisse für den Arzt oder Therapeuten *in der Praxis* relevant sein? Zunächst einmal zeigen sie uns das Potenzial an, das theoretisch in jedem von uns steckt, in Therapeuten wie Patienten. Salutogenese, Spiritualität, Zusammengehörigkeit, Kohärenz usw. sind Phänomene, die wir in der einen oder anderen Form alle schon einmal im Beruf oder anderswo erlebt haben. Und nicht selten gingen sie mit einem Glücksgefühl einher. Aber hielten wir sie dann nicht für schicksalhaft, zufällig oder für eine Eingebung oder gar eine „Gabe Gottes", d.h. für ein Merkmal, auf das wir selbst keinen Einfluss haben? Das mag schon so sein. Aber die Voraussetzung und Fähigkeit dazu sind uns offenbar allen gegeben. So können schon einfache Interventionen z.B. das Mitgefühl erhöhen, es trainieren, was offenbar die biologische Funktion hat, sagt u.a. Olga Klimecki, unsere Resilienz zu erhöhen.

▸ **Präsenz** Kohärenz braucht *Präsenz*. Wollen wir kohärent werden oder sein, so müssen wir zunächst einmal bei uns selbst ankommen, zur Ruhe und Besinnung kommen, auch im Alltag, d.h. auch jenseits von Entspannungsliege oder Meditationskissen. Ohne *Aufmerksamkeit* und *Achtsamkeit* scheint das kaum möglich. Meditation allein muss nicht der Weg sein. Nicht selten führt sie zu einer Erschlaffung und einer verminderten Aufmerksamkeit, zumindest bei Anfängern und Ungeübten. Nichts fällt hier vom Himmel: Es bedarf einer gehörigen Disziplin und des regelmäßigen Trainings, um den o.g. Zustand wieder in uns wecken zu können. Erfahrene können dagegen sogar, wie man wiederum u.a. im EEG sehen kann, unterschiedliche Grade und Abstufungen von Mitgefühl im Gehirn aktiv – d.h. auf Aufforderung – erzeugen. Oder aber man kann bei ihnen einen Seitenwechsel der Gamma-Aktivität beobachten. Das ist dann schon sehr differenziert. Aber von nichts kommt eben nichts. Die Interozeptionsareale scheinen ebenfalls eine wichtige Rolle zu spielen, aber auch die müssen wir wieder entwickeln und gewissermaßen im Alltag „auspacken" und zur „Blüte" bringen. Meditation ist Arbeit und für manch einen vielleicht nicht geeignet – probieren Sie es aus!

▸ **Verbundenheit und Freiheit** Halten wir fest, dass Kohärenz etwas mit Verbundenheit zu tun hat und dass der Sinn dafür – Glück spendend und gesund zugleich – veränderbar bzw. prinzipiell erlernbar ist, auf welchem Weg auch immer. Therapeutische Praxen könnten ein idealer Ort für derartige Begegnungen und „Trainings" sein, *wenn* der Arzt oder Therapeut bereit und offen dafür ist und auch an seinen eigenen Fähigkeiten diesbezüglich aktiv arbeitet. Dabei führt die Kohärenz – psychologisch, physiologisch, neurobiologisch – offensichtlich zu einem Prozess der Plastizität und Selbstorganisation, bei der Körper- und Sinneserfahrungen das Hirnnetzwerk und damit die Hirnstruktur formen können. Der biologisch richtige Zeitpunkt für das Wiedererlernen oder aktive Induzieren jener Fähigkeit wäre sicher spätestens dann gegeben, wenn das Erlebte (zumeist das „Außen") nicht mehr zum eigenen Hirnnetzwerk bzw. zur Selbstorganisation passt und ein Ausschluss aus dem „kohärenten

Raum", also aus dem gemeinschaftlichen Netzwerk, droht. Das wäre dann zugleich, schlicht und ergreifend, eine andere Definition von *Stress* oder von *Burn-out* – bei einem dauerhaften Anarbeiten gegen diesen Widerstand.

Neben der Urerfahrung der Verbundenheit, mit der wir auf die Welt kommen, die uns aber dann, wie beschrieben, im Prozess der Ich-Bildung abhandenkommen kann, falls sie uns nicht später in Form des Kohärenzgefühls wieder „auf die richtige Flugbahn" (Gerald Hüther) bringt, gibt es ein konkurrierendes Urbedürfnis: den Wunsch nach Freiheit, Unabhängigkeit und Wachstum. Dabei müssen eine jugendliche Neugier oder der Wunsch nach Autonomie und ein erst noch heranreifender Kohärenzsinn keinesfalls im Widerspruch zueinander stehen. Wie beim Gesundheits-Krankheits-Kontinuum (s. Abb. 5.**1**), das im Übrigen ebenfalls von Aaron Antonovsky in der Form erstmals beschrieben wurde, geht es um das Austarieren dieser beiden Zustände und Erfahrungswelten; um einen Ausgleich, der, wenn er glückt, schon für sich allein ein hohes Maß an Befriedigung bedeuten kann. Unterstützung durch Eltern und andere Vorbilder, auch durch Lehrer, Führungskräfte und Ärzte oder Therapeuten, kann hier gefragt sein (vgl. Supportive Leadership). Und die Natur, wenn man sie lässt, trägt das Ihrige dazu bei. Wie sonst ist zu erklären, dass die höchsten Stufen der *Lebenszufriedenheit* – gemäß Glücksforscherin Sonja Lyubomirsky – etwa im Alter von 60 Jahren auftreten, d.h. am Ende der beruflichen Karriere bzw. wenn die Kinder aus dem Haus und „versorgt" sind, sowie darauf im Alter von ca. 75 Jahren, wenn trotz einer abnehmenden körperlichen Leistungsfähigkeit ein starkes Gefühl der Verbundenheit und Kohärenz entsteht – fast *automatisch*, sagt die Wissenschaft (leider gilt das nur für den statistischen Durchschnitt). So wünschen wir es uns doch alle!? Dahinter stehen liebevolle Beziehungen und die grundsätzliche Fähigkeit dazu bei allen Beteiligten im *Netzwerk*. Aber auf der anderen Seite bedarf es auch der konkreten Umwelten, in denen *Sinn* zu finden ist, wo er spürbar und erlebbar wird, kognitiv wie emotional.

Ein Klima der Verbundenheit *und* der Freiheit wird benötigt. Dazu müssen sich alle Beteiligten *zugehörig* und *eingeladen* fühlen. Und dazu gehört auch die Bereitschaft jedes Einzelnen, sich in die Gemeinschaft einzubringen, die eigenen Potenziale zur Verfügung zu stellen und sie gleichzeitig weiterzuentwickeln und zum „Erblühen" zu bringen, im Innen und im Außen. Und was braucht es in unseren Kliniken und Praxen, um einen solchen *Kulturwandel* einzuleiten? Das ist natürlich nicht leicht zu sagen. Vielleicht so etwas wie eine *verschworene Gemeinschaft*? Würde nicht gerade auch der oft gescholtene „Standesdünkel", jetzt positiv umgedeutet, hierfür eine geeignete Plattform bieten, eine Art *positive Komplizenschaft* anstelle des Kampfes unter- und gegeneinander?

Ärzte und Therapeuten sollten grundsätzlich Menschen mögen, d.h. sie lieben *können*. Das fängt bei jedem selbst an: Zumindest *etwas* am anderen und an uns selbst sollten wir doch gut finden können – *richtig* gut!? Dazu sollten wir grundsätzlich offen und achtsam sein (damit wir es bemerken). Auch sollten wir in der Lage sein, andere zu ermutigen und zu inspirieren. Das spricht für eine ärztlich-therapeutische Haltung, die zwar irgendwie selbstverständlich zu sein scheint, denn der

Patient erwartet sie auch von uns, aber – unter uns – war das Teil *Ihres* Ausbildungscurriculums? Auch sollten wir mit Respekt der Selbstheilungs- und Selbstorganisationsfähigkeit eines jeden Einzelnen begegnen. Das hilft uns auch selbst, zumal in unseren therapeutischen Bemühungen: Wird den Menschen geholfen, die *eigenen* Kräfte zu spüren und zu mobilisieren, *zusammen* mit dem Behandelnden womöglich, d.h. komplementär und nicht alternativ, dann können sich Arzt oder Therapeut auf diese Weise so schnell wie möglich (im Idealfall) selbst überflüssig machen. Wenn unsere Kliniken und Praxen so *auch* zu Orten der Potenzialfreisetzung und Selbstwerdung werden, besteht die Chance, dass nicht nur mehr Glück entsteht (und vielleicht ja auch mehr Gesundheit, die dann z.B. wieder hilft, Kosten zu sparen), sondern dass die frei gewordene „Energie" zum Arzt bzw. Therapeuten zurückfließt und ihn wiederum vor dem *Ausbrennen* schützt. Wer weiß?

► **Achtsamkeit** Sie gibt Sicherheit und Verbundenheit, auch mit uns selbst. Sie erzeugt eine Art „Kohärenz und Einstimmung im Geist", wie es Daniel Siegel nennt; so etwas wie innere Harmonie durch das Akzeptieren und Nichtbewerten des Selbsts und aller Erfahrungen im Moment, gleich welcher Art. Damit kann ein „Anker" im Arzt oder Therapeuten gesetzt werden, der es erlaubt, z.B. Empathie und Mitgefühl für den Patienten oder Klienten zu empfinden, d.h. die subjektiven Erfahrungen des anderen authentisch wahrzunehmen, gar zu *fühlen*, ohne dabei aber in der eigenen Wahrnehmung *zu der anderen Person* zu werden (Übersicht 5). Achtsamkeit als Trainings- oder Meditationsübung kann nach aktuellen Studien offenbar genau jene Fähigkeit verbessern, indem sie einerseits die neuronale Resonanzfähigkeit für Mitgefühl und Empathie durch eine *innere Offenheit* befördert und andererseits die autoregulativen Schaltkreise für die *Emotions-* und *Affektkontrolle* bzw. -steuerung aufbauen und stärken hilft. Das ist natürlich ziemlich spekulativ. Aber fraglos führt Achtsamkeit in der Praxis nachweislich dazu, dass die therapeutisch *essenzielle* Fähigkeit zur Offenheit gegenüber anderen gestärkt wird, selbst wenn eine intensive Konfrontation mit Leid erfolgt. Solange diese beiden Fähigkeiten zusammenkommen, ist auch die Burn-out-Gefahr aufseiten der Therapeuten geringer. Das muss man zumindest annehmen. Und nicht nur die: Das Gegenteil des beschriebenen Mechanismus würde zu Zynismus oder gar zu Feindseligkeit führen, zwei gut bekannte und sehr gefährliche Risikofaktoren für das Herz-Kreislauf-System.

Nach Siegel und anderen Wissenschaftlern „nutzt" die Achtsamkeit die Resonanzschaltkreise im Gehirn (s. Kap. „Spiegelneuronensystem", S. 89) in *Kombination* mit einer Einbeziehung und Stärkung der präfrontalen Schaltkreise für die Antriebs- und Impulskontrolle bzw. für die exekutive Kontrolle von Emotionen und Affekten (einschließlich der Areale für die soziale Kontrolle und Erwünschtheit), um einen Zustand der *Selbst-Empathie* zu erzeugen, der aus ebenjener inneren Einstimmung herrührt. Jene Selbst-Empathie entspricht in Teilen dem Selbst-Mitgefühl (engl. Self Compassion) von Kristin Neff, wie beschrieben. Die Hypothese lautet: Wenn wir mit unseren eigenen intentionalen und affektiven Zuständen resonieren und dies mit den reflektiven Fähigkeiten der Selbstbeobachtung und des Benennens kombinieren, können wir unsere Verbindungen zu uns selbst und anderen stärken. Quod erat demonstrandum!

Andere Autoren legen nahe, dass die Achtsamkeit uns eher in einen Zustand der *Annäherung* (und des Abnehmens bzw. Teilens) bringt, der uns in der Praxis vielleicht helfen kann, mit den negativen Gefühlen unserer Patienten (oder auch unseren eigenen) besser umzugehen, und zwar insbesondere mit jenen Emotionen, die mit einer potenziellen oder tatsächlichen Erfahrung von Verlust und sozialer Ausgrenzung einhergehen. Achtsame Therapeuten scheinen demnach weniger stark auf Ausgrenzung und eine daran gekoppelte „Negativität" zu reagieren (das bezieht möglicherweise auch den Umgang mit Übertragungsphänomenen ein). Schon bei Medizinstudierenden ließ sich diese Kompetenz mithilfe von Achtsamkeitsübungen entwickeln und in Studien nachweisen. Das kann man ja evtl. selbst auch mal ausprobieren; es schadet wohl kaum.

Übersicht 5:
Achtsamkeit als „Anker" im Praxisalltag – achtsame Kollegen

- kennen Momente der *Entschleunigung*, d.h., sie verlangsamen ihre Routinen von Zeit zu Zeit und nehmen (spätestens dann) die Gegenwart mit allen Sinnen wahr,
- versuchen immer wieder einmal, die ihnen bekannte Umgebung – evtl. *spielerisch* – so zu betrachten, als sähen sie sie zum ersten Mal,
- sind bemüht, ihre eigene Tätigkeit und das eigene Erleben sowie die Signale aus der Umgebung – inklusive der Performance der Mitarbeiter und Kollegen (und letztlich auch die Eindrücke bzw. Erzählungen der Patienten) – *professionell* zu reflektieren, aber nicht emotional zu bewerten oder gar kognitiv zu verzerren, d.h., sie erleben die Welt, wie sie ist,
- versuchen, die „Dinge" möglichst *nicht persönlich* zu nehmen,
- gehen offen, neugierig und *ohne Vorurteile* in die Begegnung mit anderen,
- sind immer wieder in der Lage, affektive oder emotionale Reaktionen (auch ihre eigenen), wenn jene auftreten, als ebensolche zu erkennen und in ihr achtsames Gewahrsein einzubeziehen, d.h. sie bewusst als das wahrzunehmen, was sie sind, aber sich nicht von ihnen kontrollieren oder zu unachtsamen und *automatischen Reaktionen* hinreißen zu lassen,
- können zuhören, reden weniger oder sagen nur das „Nötige"; dabei bemühen sie sich um *Authentizität*, d.h., sie sagen, was sie meinen, und meinen, was sie sagen,
- formulieren nicht schon beim *Zuhören* gedanklich ihren nächsten Satz, den sie bei nächster Gelegenheit „zum Besten" geben müssen,
- reduzieren Multitasking, d.h., im Alltag bzw. in ihrer normalen Routine tun sie zu jeder Zeit möglichst nur eine Sache, der sie sich dann aber voll widmen,
- fokussieren und nehmen im Alltag immer wieder einmal bewusst den *Atem* wahr,
- können beobachten und sich in ein Gefühl der *ruhigen Präsenz* in Gegenwart anderer Menschen „hineingeben"; dabei können sie entspannen, bleiben aber wachsam,
- nutzen Routineereignisse (wie den Einlass eines neuen Patienten, das Telefonklingeln oder das Trinken eines Glases Wasser) als „Weckrufe" oder „Eselsohren", um z.B. mittels eines tiefen Atemzugs zu einem Gefühl der *Zentriertheit* oder *Anwesenheit* zurückzugelangen,

10

Übersicht 5 (Fortsetzung):
Achtsamkeit als „Anker" im Praxisalltag – achtsame Kollegen

- *genießen* das Essen und nehmen sich dabei z. B. einen kurzen Moment Zeit, um darüber zu *reflektieren*, woher es kommt, wie es entstanden ist usw.,
- *vereinfachen* das Leben, wo dies möglich ist; ersetzen dabei auch weniger angenehme bzw. kaum Zufriedenheit spendende Tätigkeiten über die Zeit durch schönere bzw. bessere.

▸ **Zwischenfazit** Zusammenfassend kann man feststellen, dass das Achtsamkeitstraining ein möglicher Weg zu sein scheint, um eine effektivere Selbstregulation von Emotionen und inneren Impulsen zu bewirken. Das gilt für den Patienten und den Therapeuten gleichermaßen. Vielleicht ist das hilfreich. Spannend dabei ist, dass in letzter Zeit viele Studien zur Achtsamkeit im medizinisch-therapeutischen Kontext unter der Überschrift „Train the Trainer" erschienen sind: Man hat in ganz unterschiedlichen Settings, bei unterschiedlichen Zielgruppen und verschiedenen medizinischen Indikationen geschaut, was passiert, wenn man anstelle des Patienten den Therapeuten „behandelte", d. h. ihn einem mehrwöchigen Achtsamkeitstraining unterzog. Viele dieser Studien wurden durchaus unter vernünftigen wissenschaftlich-methodischen Bedingungen durchgeführt und kamen zu einem erstaunlichen Schluss: Achtsame Therapeuten sind effektivere Therapeuten! Denn den Patienten in den jeweiligen Interventionsgruppen, die in der Regel nicht wussten, was mit ihrem Therapeuten geschah (obwohl sie sicher einen Vorher-nachher-Unterschied bemerkten, darf man zumindest annehmen, jenen aber nicht sicher „zuschreiben" konnten), ging es klinisch zumeist besser als jenen in den Kontrollgruppen, in denen „Business as usual" durchgeführt wurde. Und das galt unabhängig von der primär eingesetzten therapeutischen Methode. Ist das nicht praktisch? Da geht es dem gestressten oder belasteten Therapeuten selbst vermeintlich besser oder seine Gesundheit wird präventiv gestärkt (denn beides ist für die Achtsamkeit ohnehin schon nachgewiesen worden), und nun soll auch noch der Patient davon profitieren? Wenn das keine Win-win-Situation wäre. Gesunde, authentische, präsente und achtsame Ärzte oder Psychologen treffen auf schneller gesundende und kohärente Patienten. Zu schön, um wahr zu sein.

10.2 Empathie und Altruismus: der soziale Arzt

▸ **Selbstverständnis des Arztberufs** Unter der Überschrift „Empathie statt Aktionismus" richtete der Kollege Stephan Heinrich Nolte in einer Publikation von 2010[38] die folgende These an die Ärzteschaft hierzulande: „Der Mediziner mag Naturwissenschaftler sein, der Arzt aber ist Kulturwissenschaftler, jedoch nie Wirtschaftswissenschaftler." Hinter dieser sicher provokanten Äußerung – denken wir nur an die überall zu vernehmende Proklamation des *Arztes als Unternehmer*, der auch und evtl. sogar zuallererst *wirtschaftlich* zu denken und zu handeln hat, darüber hinaus *zweckmäßig* und *ausreichend*, nicht aber unbedingt exzellent und nach neuester (und vermeintlich teuerster) Evidenz oder Methode vorgehen sollte – steckt ein tiefer Konflikt, der schon am Anfang dieses Buches erörtert wurde, jetzt aber in einem anderen Kontext nochmals aufgegriffen werden soll: Ist es wahr, dass der Mediziner in erster Linie von Pathologien, Evidenzen und Risiken lebt, der Arzt dagegen von dem Bedürfnis, „den sich ihm anvertrauenden Mitmenschen zu helfen, gesund zu werden und zu bleiben" (so Stephan Nolte)? Und wer bezahlt den einen oder den anderen? Ist eine solche Unterscheidung überhaupt hilfreich? Und wo ist der „Therapeut" in einer solchen Dichotomie einzuordnen? Oder gibt es am Ende nicht doch eine *fundamentale Gemeinsamkeit*?

Sicher, die Patienten erwarten von ihren Ärzten und Behandlern Rat, aber am Ende auch ein konkretes *Rezept*. Es stimmt wohl: Letztlich werden die Ärzte von den meisten ihrer Patienten in erster Linie für die *Medikation* als kompetent erachtet (neben dem technisch-apparativen Know-how, zu dem der Patient keinen Zugang hat). Alles andere können die Patienten inzwischen selbst oder das Internet oder der Apotheker (bzw. dessen Umschau); oder ihr Coach, Heilpraktiker, Lebensberater usw. oder auch einfach nur das Buch auf dem Nachttisch, das für alles ohnehin die richtige (weil *passende*) Antwort parat hat. Beim „modernen" Arzt dagegen, so scheint es, dreht sich alles nur noch um die Verschreibung von Medikamenten: Indikationsspezifische Anamnese, Indikationsstellung, Auswahl und Wirkungsbeurteilung der Therapeutika und Kenntnis deren unerwünschter (Neben-)Wirkungsprofile, Wissen über vermeintlich günstigere Alternativen oder Generika, Leitlinientreue, Sicherstellung von Compliance und Adherence, Verlaufsbeurteilung; auch betriebs- und volkswirtschaftliche Abwägungen im Kontext der Verschreibungspraxis einschließlich der Vermeidung eines drohenden Regresses gehören dazu und können das ärztliche Handeln im Alltag bestimmen. Das *eigene Glück* oder auch die „intransparente", subjektive *zwischenmenschliche Beziehung* ist hier sicher am wenigsten gefragt.

Heute kann man nahezu alles „behandeln" (ohne jedoch zwingend die *Hand* dafür in die Nähe des Patienten bringen zu müssen, außer natürlich bei dessen Begrüßung und Verabschiedung). Aber *Behandlung* in diesem Sinne muss nicht immer *Heilung* bedeuten bzw. jene muss nicht immer das primäre Ziel der Interaktion oder Intervention sein. Vielleicht geht uns heute tatsächlich manchmal der Blick dafür verloren, was überhaupt heilbar oder behandelbar ist. Viele Erkrankungen werden erst durch die Verfügbarkeit von medikamentösen Behandlungsmethoden als solche (an-)erkannt oder in das Bewusstsein der Medizin sowie der allgemeinen Öffentlichkeit gerückt. Die Pharmaindustrie, auf die es sich freilich immer leicht schimpfen lässt, hat gegen diese Entwicklung sicher nicht allzu viel einzuwenden. Manche behaupten sogar, sie würde jenen Prozess positiv beeinflussen – Ray Moynihan benutzte dafür im British Medical Journal von 2002[39] den Begriff des Disease Mongering (Krankheitserfinden), was damals jedoch eher satirisch gemeint war. Aber das vermeintliche Problem ist, wenn es denn existiert, eher struktureller Art. Gegenseitige Schuldzuweisungen bringen wohl herzlich wenig: Am Ende hat *jeder* Recht. Und auf allen Ebenen und Seiten sitzen Menschen, die doch am Ende auch „nur" glücklich sein wollen. Wo also ist das Problem?

Die Schwierigkeit liegt vielleicht darin begründet, dass wir immer seltener als Therapeuten und Ärzte unseren eigenen Sinnen vertrauen (anstelle der technischen Apparatur) und vermehrt Widerstände dagegen aufbauen, entlang eines subjektiven Empfindens von *gesund* und *krank* (unserem eigenen oder dem unserer Patienten) zu arbeiten und zu behandeln. Das kann auch sein Gutes haben, keine Frage. Aber wir bekommen heute zunehmend von den wissenschaftlichen Fachgesellschaften und Arbeitsgemeinschaften oder von „gut gemeinten" Darstellungen in Hochglanzbroschüren – oder in Ärztewurfsendungen und Internetportalen – einen Gesundheits- und Normalitätsbegriff vorgeschrieben, der zwar objektiv überprüfbar ist, theoretisch zumindest, aber nicht immer der Realität unserer praktischen Arbeit in der Versorgung oder der individuellen Interaktion mit dem Patienten entspricht. Das allein wäre möglicherweise noch gar nicht problematisch, wenn nicht durch die Veränderungen der Referenz- und Normwerte – weg von der Normalverteilung, hin zur Risikobewertung – am Ende ein jeder von uns zum „behandlungsbedürftigen Fall" werden würde, was aber zunehmend der Fall ist. Man denke nur an die aktuellen Empfehlungen für die Cholesterinreferenzwerte. Und dieses Nichterreichen oder *Wegbewegen* vom Zustand der Gesundheit (als etwas „Normales") geschieht nicht im Sinne der WHO-Definition, wonach das vollkommene Wohlbefinden das erklärte Ziel (und damit *gesund*) sei, sondern es passiert eher im Sinne einer „resignativen" Aufgabe und Übereignung der eigenen Verantwortung an die Medizin- und Pharmaindustrie. Und so werden möglicherweise wertvolle Ressourcen verschenkt und Potenziale nicht geweckt, die in einem komplementären Prozess, gerade auch in einer ganzheitlich gedachten medikamentösen Behandlung, hilfreich und motivierend sein könnten. Und das ist dann objektiv schade – für alle Seiten.

Natürlich benötigen wir das objektive Wissen über die molekularen, biochemischen, biologischen, physikalischen und pharmazeutischen Mechanismen und Wirkungen von Medikamenten und Therapien sowie eine möglichst genaue – gar mikrobiologische, genetische usw. – Kenntnis von Risiken, Ätiologie und Pathogenese der Zustände, an denen wir erkranken. Wir brauchen dies im Übrigen auch für die Gesundheit und die Salutogenese. Und wir benötigen Ärzte und Therapeuten, die in der Lage sind, dieses Wissen zu integrieren und in *Beziehung* zum individuellen Patienten zu setzen. Das ist durchaus komplex und bezieht weitere Ebenen mit ein. Wir brauchen hierfür kluge, empathische und selbst*bewusste* Ärzte. Es geht also nicht um *Entweder-oder*, nicht um *Gut-oder-schlecht*, sondern um ein *Sowohl-als-auch* und um eine gute Medizin, um gute Ärzte und Therapeuten. Möglicherweise benötigen wir dafür manchmal verschiedene wissenschaftliche Methoden oder unterschiedliche Denk- und Herangehensweisen, d.h. einen echten medizinischen *Pluralismus*. Auch erklärt ein gut erforschtes „*Wie* noch nicht das *Warum*" (Stephan Nolte). Und nicht zuletzt geht es *immer* um den Patienten, der eine für ihn geeignete Therapie bekommen möchte, auf die er sich verlassen und in die er seine eigene Tendenz zur Heilung „einbetten" kann.

Das *In-Beziehung-Treten* mit dem Patienten setzt voraus, dass Ärzte und Therapeuten grundsätzlich zu einem solchen Verhalten in der Lage sind und es selbst auch wirklich wollen. Wir sprachen an anderer Stelle schon darüber: Ärzte sollten grundsätzlich *Menschen mögen* können. Das wäre hilfreich. Sie sollten eine *soziale Kompetenz* haben, die auch in einer Art *offener Zugewandtheit* den Mitmenschen gegenüber mündet oder gar auf ihr gründet. Schadenfreude, Feindseligkeit oder Zynismus dagegen sind nicht nur ungesund, wenn sie z.B. als Wesensmerkmal auftreten oder sich in jene Richtung zu entwickeln beginnen, sie antagonisieren auch genau jenes *gute Gefühl* eines neugierigen Interesses an anderen Menschen und die liebevolle, fürsorgliche oder wertschätzende Anerkennung der Andersartigkeit und der Erfahrungswelten anderer – ganz unabhängig davon, dass ein feindselig oder abgewandt agierender Arzt sicher nicht dem Rollenbild und der Erwartung der Patienten entspricht. Aber genau in jener gelebten und offenen Interaktion und Beziehung zueinander liegen für Behandelten und Behandelnden gleichermaßen, wie beschrieben, große Quellen von Glück und Zufriedenheit verborgen, die beide, wenn sie bereit dafür sind, nicht ungenutzt lassen sollten.

► **„Positive Egozentrik“** Um andere Menschen mögen zu können, sollten Ärzte und Therapeuten zunächst einmal auch in der Lage sein, sich selbst zu mögen. Das klingt vielleicht einfacher, als es ist. Die Achtsamkeitspraxis, wie vernommen, kann hier hilfreich sein: Bei der empathischen, offenen und achtsamen Einstimmung auf das Gegenüber (und schließlich auch auf das eigene Erleben in der Interaktion) kommt es nach Daniel Siegel zu einer Verschiebung vom „Selbst-als-beobachtend“ zum „Selbst-als-erfahrend“, d.h., die *eigenen* Gefühle und Wahrnehmungen geraten in den Fokus, sie werden Teil der Erfahrung, *wir nehmen Anteil*, ohne dass wir unsere Empfindungen dabei aktiv bewerten oder verändern – das gilt auch hier. So kann durchaus etwas wie eine *Empathie sich selbst gegenüber* entstehen und erlebt werden, die dann etwas anderes ist als Egoismus oder Ich-Bezogenheit. Aber die eigenen Wahrnehmungen (und das eigene Gehirn) sind nun einmal das Zentrum des eigenen neuronalen oder subjektiven „Universums“, und eine Fokussierung darauf wäre so etwas wie eine *positive Egozentrik* („Selbst-Zentriertheit“). Und was ist eigentlich dagegen einzuwenden, wenn wir selbst in der Beziehung zu anderen gleichzeitig auch *bei uns* sind und dass es *uns gut geht*, gehen darf?

Bei der empathischen, achtsamen Einstimmung uns selbst gegenüber sind nach aktuellen Forschungsarbeiten die gleichen neuronalen Strukturen und verbindenden Schaltkreise aktiv (vgl. soziales Gehirn, limbische Bereiche, exekutive Kontrollnetzwerke der Aufmerksamkeit, ggf. Spiegelneuronensystem, Interozeptionskortex) wie bei einem mitfühlenden Umgang mit anderen: Bei der *inneren* Einstimmung werden die sozialen Netzwerke auf das Erleben des Selbsts als Stellvertreter oder inneren „Ersatz“ für den anderen fokussiert. Die Empfindungen können analog „verstanden und ohne Urteil entgegengenommen“ werden (Siegel), und mit ihnen kann das beobachtende oder erfahrende Selbst genauso resonieren oder in Beziehung treten. Das klingt etwas abgehoben, ist aber eigentlich ganz einfach: Wenn wir bei uns sind, also *bei Sinnen* oder *bei Bewusstsein*, dann erleben wir auch uns selbst, auch wenn wir in Beziehung mit und zu anderen stehen und jene Interaktionen (mit ihnen) unsere eigenen Wahrnehmungen jederzeit mitbestimmen.

Und so wird für die Empathie schon seit einigen Jahren – nicht nur von US-amerikanischen Neurowissenschaftlern und Psychologen – „eingefordert", dass sie aus 3 Hauptkomponenten bestehen müsse: *Erstens* aus dem Teilen bzw. Wahrnehmen des Affekts bzw. der Emotion der anderen Person (die, wie gehört, auch man selbst sein kann). *Zweitens* gehört die Aufrechterhaltung einer getrennten Selbst-Repräsentation dazu (dieser Punkt bezieht sich logischerweise in erster Linie auf die Beziehung zu einem *anderen* Gegenüber): „Ich bin nicht Du!" Sonst würde man ja zu einer „anderen Person" werden oder gar zu einer „gespaltenen Persönlichkeit". *Drittens* braucht es flexible Mechanismen der Selbstregulation und Affektkontrolle, auch um eine Beteiligung *unterschiedlicher* Perspektiven des Selbsts (und des anderen) zu erlauben. Die bewusste Achtsamkeitspraxis scheint genau jene Komponenten zu trainieren: Das Gehirn wird aktiviert in Bereichen, die die Erfahrung anderer spiegeln, aber eben auch in solchen, die selbstregulierende Funktionen haben und eine gewisse Gelassenheit oder auch *empathische Distanz* erlauben. Gerade für die letztgenannten Aspekte spielen offenbar die mittelliniennahen Strukturen der vorderen Hirnabschnitte eine zentrale Rolle[16, 24].

► **Aufmerksamkeit trainieren** Wir können also anderen – und auch uns selbst – aktiv empathisch, neugierig, offen und akzeptierend gegenübertreten. Neurobiologisch nutzen wir dazu u. a. unser Affiliationssystem und die sozialen Netzwerke des Gehirns, wie dies z. B. bei der bewussten Achtsamkeitspraxis bzw. -meditation geschieht. Vielen Menschen schenkt eine solche Praxis zusätzlich das Gefühl von Glück oder Zufriedenheit. Wir können die Einstimmung auf andere oder auf uns selbst darüber hinaus noch unterstützen, indem wir z. B. über *Mitgefühl* „meditieren", d. h. uns ganz darauf besinnen oder die Aufmerksamkeit hierauf fokussieren, oder uns mit „Liebe und Zugewandtheit" auf unsere tatsächliche Gegenwart und jene anderer Menschen einlassen, sie bewusst in diesem Sinne wahrnehmen.

Durch eine offene und rezeptive – also nicht primär rationale oder „erdachte" – Reflexion unseres Erlebens werden wir auf eine gewisse Weise *frei* und schließlich mit unserer eigenen authentischen Realität in *Resonanz* gehen. Und noch etwas passiert bei dieser Art des Aufmerksamkeitstrainings, zumindest, wenn wir wieder geübter darin werden (Kinder können das oft noch ohne Training; sie haben es meist noch nicht verlernt): Wir bekommen ein Gespür für unsere Intention, dafür, was wir wirklich wollen und was vermeintlich gut für uns ist. Man kennt dies auch unter dem Titel „Bauchgefühl" oder als „Intuition". Vieles davon läuft normalerweise unbewusst ab. Und Intention, Bauchgefühl und Intuition sind auch nicht zwingend identisch. Aber sie geben uns dennoch wertvolle Informationen über unsere innere Welt und unseren Zustand *in diesem Moment*. Wir können uns diese „Nachrichten" über die interozeptive oder empathisch-achtsame Einstimmung teilweise zugänglich und damit letztlich nutzbar machen, auch für die Therapie.

Dabei sollten wir die erhaltenen Informationen nicht leichtfertig oder allzu schnell durch eine kognitive Weiterverarbeitung „entwerten" oder voreilige Schlüsse ziehen. Und dennoch: Therapeuten kennen diese Qualitäten eines *Einschwingens* oder auch eines *diagnostischen Blickes*, die ungemein wertvoll im Behandlungsprozess sein können, wenn wir ihnen vertrauen und uns tatsächlich auf sie verlassen können. Und das muss man leider immer wieder trainieren. So wichtig und hilfreich z.B. diagnostische Hilfsmittel sind: Wir sollten nicht ohne Grund genau jene Fähigkeit und therapeutische Kompetenz der einstimmenden Empathie *aus der Hand* geben. Denn einmal verloren, ist sie nur schwer und mühsam wieder zurückzuholen.

Sekundäre Einflüsse können schnell unseren *Draht zu uns selbst* oder zur Umwelt zerstören. Stress gehört dazu, das Gefühl von Unsicherheit oder fehlendes Selbstbewusstsein, in einem wörtlich gemeinten Sinn, aber auch materielle Nöte, familiäre Sorgen, Ängste, Krankheiten usw., genauso wie Drogen und ein Substanzgebrauch. Unser Gespür für Intentionen, das sich unmittelbar auch aus unserer stetigen und wachen Wahrnehmung von Moment zu Moment herleitet, von der *jetzt* gelebten Erfahrung, ist leicht von außen und von uns selbst (z.B. durch ständige Gedankentätigkeit) zu beeinflussen. Das ist völlig in Ordnung und auch irgendwie hilfreich, denn sonst könnten wir jene Fähigkeit ja auch nicht trainieren. Aber allzu schnell verlernen wir sie gänzlich, vertrauen uns selbst nicht mehr (vgl. mangelndes *Selbstvertrauen*), büßen diese Alltagskompetenz ein und erfahren sie allenfalls noch im Urlaub oder während eines „Wellness-Wochenendes" oder nach einem „Drink zum Runterkommen" (Zitate). Dabei gehört sie mitten in unseren Alltag hinein: Dort, wo wir wach und gegenwärtig, nüchtern und noch aufnahmefähig sind, dort sollten wir sie auch abrufen und trainieren, nach dem Motto: „Use it or lose it!"

Die gute Nachricht am Ende dieses Abschnitts: Wenn wir wieder Experten unserer selbst werden, achtsam und selbstbewusst, werden wir nachweislich wieder genau gegen jene oben geschilderten Einflüsse und Störgrößen resilienter, widerstandsfähiger. Stress macht uns weniger aus, wir werden sicherer, stabiler (selbst wenn unsere finanziellen Engpässe usw., die Stressoren also, bestehen bleiben), ruhen wieder mehr in uns selbst. Unsere neuronale Integration und die Selbstregulation funktionieren wieder besser, d.h., wir sind evtl. auch weniger krankheitsanfällig (vgl. Selbstheilungskräfte). Wir sind konzentrierter, mehr *bei der Sache*, arbeiten effektiver. Unsere exekutive Aufmerksamkeit ist offener für alles, was im Feld der fortlaufenden Erfahrungen auftaucht (vgl. *Taschenlampenkegel des Bewusstseins* und *Strom des Bewusstseins*). Wir sind aufmerksamer, authentischer, verbundener, auch mit uns selbst, trauen uns wieder mehr zu, gehen wieder *neue* Wege, finden *neue* Lösungen, fühlen uns *leichter*, da der Ballast – auch der Vergangenheit – nicht in jedem Moment der Gegenwart abgewogen werden muss. Wir sind einfach da. Und das fühlt sich gut an!

► **Was ist Empathie?** *Empathie* und *Mitgefühl* sind nicht dasselbe, obwohl die strenge Unterscheidung zwischen diesen beiden Begriffen, die in manchen vor allem psychologischen Fachkreisen vorgenommen wird, mitunter doch sehr theoretisch und akademisch anmutet. Können Sie in *Ihrer* Praxis zwischen beiden sicher unterscheiden? Sicher, Empathie ist in gewisser Weise so etwas wie eine *Voraussetzung* für Mitgefühl, fast wie eine Technik, die man – innerhalb bestimmter Grenzen – trainieren und die dann in einem tiefen und berührenden Gefühl (eben *Mit*gefühl) münden kann.

Empathie ist, folgte man dem amerikanischen Neuropsychologen Rick Hanson sowie seinem Neurologen-Kollegen Richard Mendius, die *Grundlage sinnstiftender Beziehungen*. Wenn jemand mit uns „empathisiert", bekommen wir das Gefühl, dass unser *wahres Inneres*, die *Seele*, wahrgenommen wird und für unser Gegenüber *wahrhaftig existiert*. Wir sind nun einmal, wie es auch Daniel Siegel oder sein Kollege Robert Sapolsky von der Stanford-Universität immer wieder betonen, soziale „Tiere", die das *Gefühl brauchen, gefühlt zu werden*. Und genau dafür ist die Empathiefähigkeit eine wichtige, gar notwendige Grundlage. Auch um eine „Seelenverwandtschaft" festzustellen und zu *spüren*, ist es erforderlich, dass diese „Seelen" eine Verbindung miteinander eingehen. Allein schon das Spüren dieser Verbindung kann *Glückseligkeit* auslösen: Wir fühlen uns *echt* gehört, gesehen, gefühlt und wahrgenommen – eben wahrhaftig und lebendig. Eine *seelsorgerische* Tätigkeit, die letztlich in jeder therapeutischen Arbeit (zumindest implizit) enthalten ist, kann für beide – für den Therapeuten und seinen Klienten oder Patienten – genau jene Verbundenheit und das Gefühl des *Erkanntwerdens* wachrufen. Darauf muss man sich einlassen können. Aber das tiefe Glück, das hier entsteht, ist jenseits akademischer Trennungslinien oder der Fachdisziplinen angesiedelt, und auch der Titel „Seelsorge" garantiert keinesfalls, dass dieses Glück gemeint und enthalten ist. Fragen Sie sich bei der Gelegenheit vielleicht einmal selbst: „Wo ist die Seele (in meiner Arbeit)?"

Hinter dem Begriff der Seele steckt auch das lateinische Wort für Geist, *Spiritus*, wie gehört. Auch der *Spirit* oder die Inspiration sind angesprochen. Hierzu zählt auch, was manchmal entsteht, wenn *2 oder 3 Personen in ‚einem Namen' zusammenkommen*, d.h., wenn Menschen sich mit gleichen Zielen oder im *gleichen Geiste* verbinden. Unsere Hirne, wie auch wir als ganze Personen, sind immer auf solche Verbindungen und Vernetzungen aus. Und wenn sie gelingen, d.h., wenn sie *erfahren* werden, dann werden wir innerlich oder äußerlich dafür belohnt. So hatte es zumindest die Natur – d.h. die Biologie – einmal mit uns vorgehabt. Was wir in unserem Alltag jedoch daraus gemacht haben, muss dem nicht immer entsprechen.

Das englische Wort *Mind* beinhaltet eigentlich all diese verschiedenen Aspekte von Geist und Seele und hebt die Notwendigkeit auf, die in der deutschen Sprache mitunter besteht, sich für das eine oder das andere entscheiden zu müssen. Mind umfasst alle Aspekte unserer geistig-seelischen oder auch der psychosozialen Existenz, gerade mit Blick auf Heilung, Gesundung und „Ganzheit", und sie schließt den Glauben und den Spirit mit ein. Vielleicht sollte man das auch gar nicht immer alles weiter „aufdröseln". Möglicherweise ist ja genau das ein Argument, warum die *Mind-Body-Medizin* in den USA in den letzten Jahrzehnten so einen rasanten Aufstieg erlebt hat: Sie lädt jeden ein, schließt niemanden aus, gleich welcher Weltanschauung, schaut dabei nicht auf das Kranke, sondern auf das Gesunde und die Potenziale, die in jedem schlummern und die in den Prozess der Heilung integriert werden können – und unbedingt („bedingungslos") einbezogen werden sollten –, mit expliziter Seele oder nicht, religiös oder nicht, schulmedizinisch oder komplementärmedizinisch, ganz egal. Hauptsache, gesund und glücklich, zumindest *möglichst viel* davon, selbst im Lichte von Leid und Gebrechen.

Empathie als Teil dieses Ansatzes kann für sich schon heilsam sein. Sie kann Linderung verschaffen, ja, oftmals ist die Empathie vielleicht schon alles, d.h. das Eigentliche oder Wesentliche, wonach wir von unseren Patienten gefragt werden, wonach sie bitten und was sie sich von uns erhoffen, ohne dass das beiden Seiten unbedingt klar sein muss. Auch vermittelt uns eine empathische Haltung im professionellen Kontext der therapeutischen Beziehung zwischen Arzt oder Therapeut und Patient wichtige Informationen, die für unsere Arbeit und den Behandlungserfolg immens wertvoll sein können. Dabei sollte Empathie keinesfalls mit einem einfachen *Einverstandensein* oder gar einer *generellen Zustimmung* verwechselt werden. Man kann auch mit jemandem einen empathischen Kontakt haben, mit dessen Lebensstil oder Handlungen man überhaupt nicht einverstanden ist oder von dem man wünscht, er würde sich anders verhalten. Empathie meint nicht Übereinstimmung, Gleichklang oder Harmonie, wohl aber echte Zugewandtheit, Anteilnahme, Anwesenheit und echtes Interesse.

Wer empathisch ist oder handelt, muss seine eigenen Wünsche, Bedürfnisse oder Rechte nicht hinten anstellen oder vernachlässigen. Empathie ist mehr eine Tugend, die man durchaus lernen oder trainieren kann (Übersicht 6) und die die Fähigkeit einschließt, immer in der Gegenwärtigkeit und Präsenz der anderen Person zu verbleiben, selbst wenn unsere stetigen, „eigentlichen" oder gewohnten Reaktionsmuster uns von dort wegziehen wollen. Das ist nicht immer leicht und gar nicht banal. Aber gleichzeitig ist es ein starkes Signal der Großzügigkeit und Offenherzigkeit: Man erklärt sich einverstanden, von einer anderen Person *berührt* zu werden! Das ist ein wertvolles Geschenk. Und irgendwo dort befindet sich dann auch der fließende Übergang zum Mitgefühl, d.h. die echte *Sorge* und Bereitschaft für das Miterleben und die Erfahrung von Leid – unser eigenes eingeschlossen.

Übersicht 6:
Tipps von Kollegen, wie die Empathiefähigkeit trainiert werden kann

- Versuchen Sie, mit einer bewussten Intention bzw. *absichtlich empathisch* zu sein, und erinnern Sie sich hieran, indem Sie z.B. versteckte oder auch offene Hinweise in der Nähe Ihres Arbeitsplatzes anbringen („Eselsohren") – kleine Zettel oder Signale, z.B. Kugelschreiber in einer bestimmten Farbe, Fotos, Steine usw. (Ihr PFC wird so aktiviert und „eingerichtet"; dazu wird das limbische System in Richtung der zu erwartenden Belohnungen durch Empathie „angewärmt").
- Entspannen Sie sich, d.h. Ihren Geist und Körper, z.B. durch ein paar bewusste und tiefe Atemzüge jedes Mal, wenn Sie einem neuen bzw. dem nächsten Patienten begegnen; seien Sie erfrischt und offen – soweit sich das gut und richtig für Sie anfühlt; vergewissern Sie sich dabei, dass trotz Ihrer annehmenden und offenen Haltung alle Erfahrungen, die Sie über die Patienten vermittelt bekommen, von *jener* Seite stammen und Sie sich dagegen auf *dieser* Seite befinden, d.h. zwar präsent sind, aber getrennt von dem Bewusstsein der Patienten und *deren* Gedanken und Gefühlen; so können Sie in Resonanz treten, ohne aber zu einer anderen Person werden zu müssen; Sie können mit Ihrem *Körper* die Gefühle der anderen *spüren*.

Übersicht 6 (Fortsetzung):
Tipps von Kollegen, wie die Empathiefähigkeit trainiert werden kann

- Vergegenwärtigen Sie Ihr Gegenüber im Gespräch, seien Sie achtsam und ganz *mit ihm*; mit einer *anhaltenden* Aufmerksamkeit gegenüber anderen kann eine vertrauensvolle Beziehung – auch im therapeutischen Kontext – entstehen, was unsere Patienten sehr zu schätzen wissen; ernennen Sie beispielsweise (gedanklich, bildlich) einen Wächter in Ihrem Geiste, der darauf achtet, dass Ihre Aufmerksamkeit kontinuierlich und ausdauernd ist (vgl. *Strom des Bewusstseins*); Empathie ist eine Art „Achtsamkeitsmeditation", die jetzt die innere Welt eines *anderen* als Fokus nimmt (das stimuliert nebenbei auch den ACC im Gehirn, der „auf das Aufpassen aufpasst" – frei nach Rick Hanson und Richard Mendius).
- Nehmen Sie bewusst Bewegungen und Gesten der anderen Personen wahr, ohne sie zu bewerten oder analysieren zu wollen; stellen Sie sich vor, wie es sich wohl *für Sie anfühlen* würde, jene Bewegungen auf diese Art (jetzt) selbst auszuführen; vielleicht bringen Sie Ihre eigene Körperhaltung oder Bewegung unaufdringlich und dezent in Übereinstimmung mit Ihrem Gesprächspartner, immer wieder einmal, möglicherweise auch nur angedeutet, um ihn so besser *verstehen* zu können (das Spiegelneuronensystem und das soziale Gehirn werden auf diese Weise „energetisiert", wobei es nicht zu einem bloßen Imitieren und damit zum Verlust der eigenen Authentizität kommen sollte).
- Fühlen Sie *in sich selbst* hinein: Nehmen Sie Ihren *eigenen* Atem war, den Körper, die Gedanken und Emotionen (das stimuliert u. a. die Insula und die Interozeption, was für das Gewahrsein auch der *Gefühlswelt anderer* – nicht nur der eigenen – wichtig ist).
- Beobachten Sie genau das Gesicht, die Mimik und die Augen der anderen Personen („Kernemotionen" werden nach dem amerikanischen Psychologen Paul Ekman durch universelle Gesichtsausdrücke *nach außen* transportiert und damit für das Umfeld les- und erfahrbar; sie sind sehr flüchtig, aber bei achtsamer Beobachtung können wir sie entdecken; das ist im Übrigen auch die biologische Basis für den Satz „Die Augen sind das Tor zur Seele").
- Versuchen Sie, sich in Ihren Gesprächspartner *hineinzuversetzen* und sich aktiv vorzustellen, was der andere denken und wollen könnte, in seinem *tiefsten Inneren*; bleiben Sie dabei offen, respektvoll und interessiert und lassen Sie sich nicht zu vorschnellen Schlüssen hinreißen – bleiben Sie auf eine gewisse Art „ahnungslos".
- Fragen Sie gelegentlich nach und vergewissern Sie sich, ob Sie Ihr Gegenüber auch *wirklich* verstanden haben; verwechseln Sie dabei nicht die Empathie bzw. Ihr Nachfragen mit den eigenen (inneren) Widerständen oder einer anderen Meinung, die *Sie* haben könnten: Halten Sie die Empathie und auch das Nachfragen getrennt von dem Wunsch, die *eigenen* Vorstellungen vom anderen bestätigt zu bekommen – im Zweifelsfall lieber *noch einmal* nachfragen, wenn es in der Situation passt und angemessen ist.
- Seien Sie gegenüber anderen präsent und ehrlich: Wenn Sie selbst Empathie empfangen wollen, sollten Sie sich auch daran erinnern, dass Sie selbst fühl- und lesbar bleiben sollten!

Übersicht 6 (Fortsetzung):
Tipps von Kollegen, wie die Empathiefähigkeit trainiert werden kann

- Vergewissern Sie sich auch der Aufmerksamkeit *an sich*; nehmen Sie *wahr, dass Sie wahrnehmen*, und finden Sie heraus, wie sich das – als solches – für Sie anfühlt (neurobiologisch wird hier insbesondere das Arbeitsgedächtnis im dorsolateralen PFC aktiviert, im Gegensatz zu den ventromedialen oder orbitofrontalen Anteilen und Netzwerken, die stärker die sozialen bzw. emotionalen Inhalte verkörpern bzw. verarbeiten – auch die Affektkontrolle; durch das aktive Richten der Aufmerksamkeit auf die eigenen Wahrnehmungen [und auf die Konzentration bzw. auf die Aufmerksamkeit darauf *an sich*] wird das Gedächtnis geschult, und die „Gefahr" der *Selbstauflösung* oder des *Versinkens* in den gegenwärtigen Erfahrungen – oder einfach auch nur der Überforderung – ist geringer).
- Kultivieren Sie absichtlich – und aktiv – von Zeit zu Zeit Mitgefühl und bringen Sie dieses Gefühl in das Gespräch mit ein; um hier einen Zugang zu finden, können Sie sich z.B. an das Gefühl erinnern, wie es war bzw. ist, mit jemandem zusammen zu sein, der Sie liebt (und den Sie lieben), während Sie *herzliche Emotionen* (wie Dankbarkeit oder Zärtlichkeit) in sich wachrufen; lenken Sie dann die Aufmerksamkeit auf das vermeintliche Leid oder die Schwierigkeiten der anderen Person, egal wie groß oder klein jene auch sein mögen; lassen Sie Sympathie und *guten Willen* erkennen (wenn vorhanden) und senden Sie Ihrem Gegenüber gedanklich gute Wünsche (der neuronale Kreislauf des Mitgefühls bezieht ganz offensichtlich u.a. die Insula und das vordere Cingulum mit ein, die mit der genannten Technik eingestimmt und trainiert werden können).
- Versuchen Sie, in Ihrer Vorstellung Mitgefühl für 5 verschiedene *Typen* von Menschen zu entwickeln: a) Wohltäter und Menschen, die gut tun bzw. Ihnen wohlgesonnen sind (z.B. nahe Angehörige), b) Freunde, c) „neutrale" Mitmenschen, d) „schwierige" Leute, e) Sie selbst!
- Empathie und Mitgefühl werden erleichtert, wenn Sie generell kein Problem mit *Nähe* haben; allerdings darf dabei nicht außer Acht gelassen werden, dass andere Menschen in der Realität zwar fraglos eine wichtige Quelle von Wohlgefühl, Zufriedenheit und Glück (und auch Stressreduktion) sein können, aber *genauso* eine Hauptursache von Stress, Angst und Bedrohung – auch für uns Ärzte und Therapeuten; es ist daher keinesfalls *vorauszusetzen*, dass wir uns immer und automatisch wohl in der Nähe anderer Menschen fühlen; wenn wir aber immer wieder auf unsere *eigenen* Erfahrungen und unser *inneres* Erleben fokussieren, auch im Kontakt mit unserem Umfeld, dabei achtsam sind und evtl. zusätzlich unsere Vorstellungskraft bemühen (positive Bilder und Assoziationen usw.), dann wird Nähe auch zu einer Übung und weniger zu einer Bedrohung oder einem Stress, vor dem wir uns retten müssen.
- Bemühen Sie sich um einen *positiven Kommunikationsstil*, der die Empathie wesentlich erleichtert und befördert; versuchen Sie dabei, *effektiv* zu kommunizieren und *Ihre* Wahrheit auszudrücken (oder diejenige der anderen zu erfahren), nicht jedoch das Erleben oder die Wahrnehmungen der anderen zu verändern oder zu manipulieren; seien Sie dafür möglichst immer im Kontakt mit

Übersicht 6 (Fortsetzung): Tipps von Kollegen, wie die Empathiefähigkeit trainiert werden kann

Ihren eigenen Wahrnehmungen; sprechen Sie die Fakten an, gehen Sie mit den Inhalten und Informationen (den eigenen und den mitgeteilten) respektvoll und verantwortungsbewusst um; sprechen Sie Sorgen und Nöte an, reden Sie nicht „um den heißen Brei" herum; versuchen Sie, wirklich zu *verstehen*, und bemühen Sie sich darum, Zusammenhänge zu sehen und das *große Bild* im Auge zu behalten; lassen Sie sich nicht „aufs Glatteis" führen oder emotional in „etwas" *hineinziehen*; behalten Sie stets die Kontrolle (auch, indem Sie sich immer wieder Ihrer Atmung vergewissern [s. Übersicht 12]); bleiben Sie in Ihrer Kommunikation mitfühlend, unterstützend, freundlich und zugewandt; rückversichern Sie sich dabei, auch durch das Absenden von *Ich-Botschaften* bzw. durch einen insgesamt *appetitiv-assertiven Stil* („Ich zähle, Du zählst"; s. Übersicht 14); sprechen Sie mit den Patienten so, wie Sie selbst als Patient auch angesprochen und *behandelt* werden wollten!

Empathie macht uns aufmerksam und achtsam für die Probleme und Schwierigkeiten unserer Patienten. Sie ist damit die Basis des Mitgefühls und kann mit ihm zusammen auch als diagnostisches – nicht nur als therapeutisches – Instrument eingesetzt werden. Als empathische Therapeuten erfahren wir einfach mehr über unsere Patienten. Wir verstehen, wie unser Gegenüber „tickt". Dabei unterscheidet die Neurobiologie heute 2 verschiedene Ansätze, nämlich *einerseits* die Fähigkeit, eine eher kognitive Perspektive gegenüber der Lebenswelt und Erfahrung des anderen einzunehmen (vgl. „Theory of Mind", die sich neuronal vor allem im Temporallappen bzw. im temporoparietalen Übergangsbereich des Gehirns verorten lässt, mehr rechts als links), und *andererseits* die mit*fühlende*, mehr emotionale Perspektive, die neben dem sozialen Gehirn (das auch im ersten Fall involviert ist) auch das emotionale oder limbische Gehirn miteinbezieht, dazu die Interozeptionsareale und vor allem das Spiegelneuronensystem (s. Tab. 7.**1**). Aber in der Praxis funkt immer das ganze Hirn. Es kommt einmal mehr auf die Gesamt*komposition* oder die *Orchestrierung* an. Einfühlsamkeit und Mitgefühl gehen in der Regel Hand in Hand und können in der Praxis zu einem fast „mystischen Gefühl von Verbundenheit", so der Neurowissenschaftler Christian Keysers, führen, das am Ende weit weniger mystisch als doch biologisch sinnvoll und erklärbar ist.

► **Altruismus** Ein Instrument, das den Gesamtklang ebenfalls mitbestimmt, ist der *Altruismus* oder auch die „Selbstlosigkeit", die ganz und gar nicht ohne das *Selbst* funktioniert, also keinesfalls *selbstlos* im eigentlichen Sinn ist. Hier geht es vielmehr um das *Anerkennen* des anderen (lat.: alter) und seines Wohlergehens und das echte Interesse an ihm – sowie am *Gemeinwohl* – und um eine Leistung, die ich dem anderen oder der Gemeinschaft erbringe, ohne dafür eine unmittelbare Gegenleistung zu erwarten – zumindest keine materielle.

Altruisten helfen, wenn Hilfe nötig ist, d.h., sie helfen *nicht immer* und nicht ungebeten oder *einfach so*, was sie auch von Menschen mit einem sog. „Helfersyndrom" unterscheidet, die sich ständig anbieten bzw. davon ausgehen (wie es oftmals den Anschein hat), dass ohne ihre „Hilfe" nichts richtig funktioniert. Altruismus dagegen dient eher einer *Hilfe zur Selbsthilfe*, wenn jene möglich ist. Medizinisch ist altruistisches Verhalten ein *prosozialer* Akt, der sehr gesund sein kann, nicht nur für denjenigen, dem geholfen wird – ganz im Gegenteil. Altruismus begegnet uns im Alltag in Form von kleinen Taten und Gesten oder im Rahmen eines ehrenamtlichen oder freiwilligen Engagements (vgl. Volunteering). Viele Studien konnten zeigen, dass derartige Tätigkeiten oder auch eine *altruistische Haltung* gesund für das Herz-Kreislauf-System, aber auch für das Nerven- und Immunsystem des „Absenders" sein können. Altruismus entsteht im Gehirn, wird aber entlang der untrennbaren Geist-Körper-Beziehung (Mind-Body-Connection) in körperliche oder physiologische Prozesse und Phänomene „übersetzt".

Altruismus dient so auch der Selbstheilung. Wir nehmen innigen Kontakt auf zu unserem Umfeld, sind zugewandt und offen und fordern keine Gegenleistung ein. Wir rechnen nicht auf, vergleichen nicht, wir *tun* einfach. Und zwar *nicht* nach dem Motto: „Wie Du mir, so ich Dir" (oder vielleicht doch, aber dann genau „andersherum"). Unsere neurobiologische Autoregulation schaltet bei Altruismus auf *Fürsorge* oder *Affiliation* oder *Da-Sein* und *Gebrauchtwerden*, und jenes Motivationsmuster kann, wie gehört, den Boden bereiten für tiefe Zufriedenheit und Glückseligkeit. Altruismus liegt zumeist auch den tiefen und *selbstverständlichen* familiären Beziehungen und einer positiven emotionalen Bindung innerhalb eines „Klans" – generationenübergreifend – zugrunde, ganz biologisch, was heute durch eher technische Begriffe wie „Generationenvertrag" oder „Generationengerechtigkeit" mitunter in Vergessenheit gerät. Beim altruistischen Handeln werden unsere eigenen Ressourcen und salutogenen Potenziale über endogene Belohnungsmechanismen aktiviert, die bekanntlich der endogenen Heilung, der Stressreduktion oder einer dynamischen Regulation generell zuträglich sind. Das ist alles ziemlich gesund, wie es aussieht, vergleichbar dem Placeboeffekt. Empathie kann, wie auch das Mitgefühl, eine wichtige Voraussetzung für diesen Prozess einer Aktivierung unseres *altruistischen Potenzials* sein. Beide können uns offensichtlich zum Altruismus ermutigen, einladen und inspirieren – wenn wir das wollen.

Altruismus heißt nicht, keine Bedürfnisse zu haben oder sich selbst zu „opfern" bzw. die eigenen Bedürfnisse *grundsätzlich* hinten anzustellen. Wenn Fürsorge *dazu* führt, wie man es z.B. in häuslichen Pflegesituationen oder bei Alleinerziehenden manchmal beobachten kann, oft *notgedrungen*, dann ist das sicher nicht gesund, zumindest nicht auf Dauer. Das ist dann stattdessen Stress oder Selbstvernachlässigung – und so werden beispielsweise die „schönen Oxytozineffekte" einer fürsorglichen Verbundenheit, wie z.B. eine abnehmende Feindseligkeit oder inniges Vertrauen (s. Kap. 7.1), wieder zunichte gemacht. Altruismus sollte, so könnte man argumentieren, vielmehr ein *kollektives* Phänomen sein, das in der Evolution – laut Anthropologen – den Platz einer sozialen Rückversicherung („biologische Lebensversicherung") eingenommen hat, d.h. eine generationenübergreifende Sozialversicherung darstellt, die, wenn das System funktioniert, eben doch genau dazu führt: „Wie Du mir, so ich Dir!“ Grundlage sind hier jedoch die gegenseitige Fürsorge und Verlässlichkeit (im Kollektiv, weniger in der 1 : 1-Situation), keinesfalls „Auge um Auge, Zahn um Zahn“.

Altruismus ist also so etwas wie gesellschaftlich konditioniertes (und kultiviertes) *Glück*. Und wir finden davon eine Menge im Gesundheitswesen, auch in unseren eigenen Praxen, oft unbemerkt und ungenutzt. Unsere inneren Belohnungssysteme machen uns glücklich, aber *angestoßen* werden sie beim Altruismus z. B. durch *heilsame* Taten und *wohltuende* Worte anderer – oder unserer selbst. Spannend dabei ist, dass Altruismus „ansteckend“ sein kann: nicht nur sozial, psychologisch, medizinisch oder physiologisch, sondern auch ökonomisch (nach Ernst Fehr und Kollegen). Altruismus ist *sinnvoll* – allerdings auch sehr empfindlich: Experimente konnten zeigen, dass Altruismus in Gemeinschaften, in denen antisoziales Verhalten fortdauernd existiert (es muss dabei noch nicht einmal vorherrschend sein) und *nicht* geahndet wird oder zu keinen Restriktionen führt, über die Zeit mehr oder minder verschwindet, selbst wenn anfangs ein hohes *prosoziales* Potenzial messbar und real existent war.

Auf der anderen Seite scheinen wir uns geradezu nach altruistischen Vorbildern zu sehnen. Zumindest muss man diesen Eindruck bekommen, wenn man Patienten, aber auch Therapeuten, Ärzte und Psychologen nach ihren Motivationen und Vorstellungen zum Heilwesen befragt. Dabei ist der Altruismus in der Medizin offenbar so etwas wie ein Stellvertreter für eine *gute Medizin*, dafür, wie es ein Kollege beschreibt, dass wir „die Patienten und ihre Familien so behandeln, wie wir unsere eigenen Angehörigen behandelt wissen wollen“. Und wir haben gleichzeitig begonnen „zu lernen, dass wir unsere eigenen Absichten und Bedürfnisse nicht befriedigen können, wenn wir unseren Patienten und ihren Familien alle Entscheidungen abnehmen“. Eine altruistische Fürsorge ist eine ressourcenorientierte Handlung (und Haltung), fraglos liebevoll und umsorgend, aber eben nicht einfach ab- bzw. übernehmend oder übergreifend. Das Potenzial im Patienten gilt es zu wecken, seine Eigenkapazität und Selbstwirksamkeit zu fördern, partnerschaftlich, professionell und empathisch. Da muss man sich, im wahrsten Sinne des Wortes, manchmal so manches *anhören*. Das ist nicht immer leicht auszuhalten.

Therapeuten, die ihren Patienten *alles abnehmen*, verschenken nicht nur wichtige Potenziale, sie erzeugen auch Abhängigkeiten und schmälern so, zumindest auf lange Sicht, das Glück – hüben wie drüben. Freiheit oder *Befreiung* dagegen (gemeint ist auch die Freisetzung von versteckten Potenzialen) beziehen in der therapeutischen Praxis die Fähigkeit mit ein, etwas *stehenzulassen*, d. h. anzunehmen oder zu akzeptieren, und von der Grundhaltung her nicht immer etwas *für* den anderen tun zu müssen, sondern etwas *mit* ihm zu unternehmen. Am Ende nicht einmal das: Vielleicht geht es unter Umständen mehr darum, *Zeuge* und *Motivator* zu sein für das Aktivieren von Selbstfürsorge und Selbsthilfe. Das setzt eine hohe therapeutische Kompetenz und professionelle Beziehungsqualität voraus, die es erlaubt, sehr verantwortungsvoll aufzuspüren, was dem anderen zuzumuten ist bzw. was er sich im gegenwärtigen Moment selbst zumuten kann und welche Hilfen von außen dafür evtl. benötigt werden. Keinesfalls darf Altruismus in der Medizin daher mit einem *therapeutischen Nihilismus* verwechselt werden.

Ein amerikanischer Kollege und Medizinunternehmer berichtet dazu: „In den letzten knapp 10 Jahren ist es uns gelungen, einen großen – auch finanziellen – Erfolg zu erzielen. Dazu haben wir in unserem Unternehmen parallel die Behandlungsqualität und Patientensicherheit sowie die Zufriedenheit dramatisch gesteigert. Das sind keine Widersprüche, gerade weil die Mitarbeiter und Kollegen als Gemeinschaft zusammengekommen sind, auch und gerade in den wirtschaftlich schwierigen Zeiten, in denen es ein gemeinsames Ziel wurde, möglichst alle Jobs zu erhalten und die am meisten gefährdeten Kollegen zu ‚beschützen'. Und so wurde das gemeinsame Vorwärtskommen ein andauernder Prozess der Verbesserung, ein Ziel, das allen zugutekommen sollte. Das war dann gut für unser Unternehmen, aber auch für die Patienten und natürlich für die Mitarbeiter, die einander mit Respekt begegneten und in dem Bewusstsein, aufeinander angewiesen zu sein. Und gleichzeitig kümmerte man sich großartig um die Patienten und deren Angehörige. Aber das war wohl auch die schwierigste Lektion: Neben einem respektvollen, empathischen und mitfühlenden Umgang mit den Patienten wird heute ebenso von uns verlangt, dass wir bescheiden und maßvoll mit unserem Wissen umgehen – gerade auch mit seiner Beschränktheit – und dem Patienten ein nahezu ‚demütiges' Auftreten entgegenbringen. So werden Kollegen und Patienten plötzlich zu Partnern, wenn eine einseitige Abhängigkeit in ein zweiseitiges ‚Aufeinander-angewiesen-Sein' transformiert wird. Aber genau das hatte uns vorher in unserer akademischen Ausbildung keiner erzählt."

Der amerikanische Sozialpsychologe und Theologe Daniel Batson von der Universität Kansas forschte lange über Altruismus und eine *altruistische Motivation*. Hiermit ist nach Batson die Fähigkeit von Menschen gemeint, sich um das Wohlergehen anderer zu sorgen, sich darum zu kümmern und auf *diesem* Weg auch selbst belohnt zu werden – z.B. durch den innerlichen Erhalt von Glück und Wohlgefühl. Dafür bedarf es auch einer Interozeptionsfähigkeit, ergänzt ggf. durch das Spiegelneuronensystem; vor allem aber werden neurobiologische Belohnungsinstrumente gebraucht. Batson schuf aus diesen Zutaten seine *Empathie-Altruismus-Hypothese* (Abb. 10.**1**).

▸ **Fazit** Die Quintessenz dieser Forschungen zur Frage einer Bedeutung von Altruismus, Empathie und Mitgefühl in der therapeutischen Praxis ist im Grunde genommen die Erkenntnis, dass alles *schon da* ist. Schauen wir auch wirklich hin? Es liegt alles für uns Ärzte und Therapeuten bereit. Wir müssen nur offen sein (und bleiben) und uns einstimmen, auf die anderen *und* auf uns selbst, ohne dass wir uns dabei verlieren oder die eigene Selbstrepräsentation aufgeben.

In der heilsamen Beziehung zwischen Patient und Therapeut – manche Kollegen sprachen mir gegenüber gar von einer „heiligen Beziehung" oder von „heiligen Momenten" – liegt auch ein großes Potenzial für unser eigenes Glück bereit. Dafür müssen wir aber lernen, mit Nähe und Empathie professionell umzugehen und dennoch

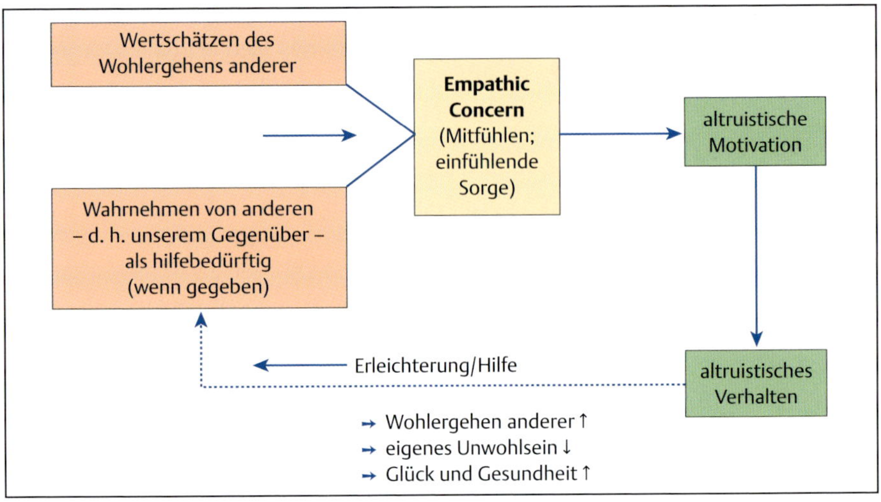

Abb. 10.**1** Die Empathie-Altruismus-Hypothese nach Batson.
Altruismus als eine experimentell bestätigte Möglichkeit menschlichen Verhaltens mit der Konsequenz eines verbesserten Wohlergehens aller Beteiligten. Erläuterungen s. Text.

allzeit bei uns selbst zu bleiben. Das ist manchmal ein schmaler Grat, der durchaus an einen ungewollten Verlust von Kontakt und Beziehung (zum Patienten oder zu uns selbst) angrenzen oder gar in einem *therapeutischen Nihilismus* oder *Zynismus* enden kann. Das sollte uns aber nicht passieren, denn eine derartige Haltung würde auch uns selbst auf Dauer unglücklich und unzufrieden machen und damit unserer eigenen Gesundheit schaden. Dabei scheint die Lösung vordergründig gar nicht schwer: Beginnen wir zunächst bei uns selbst, seien wir achtsam und empathisch, mitfühlend und eingestimmt mit uns und richten wir die einfache Frage auch an uns selbst: „Was macht Dich wirklich glücklich?" Und vielleicht finden wir ja einige der Antworten schon direkt vor uns, auf oder vor unserem Schreibtisch, sitzend, liegend, stehend, auf unserer Seite oder auf der gegenüberliegenden. Das *Glück*, so nah und gar nicht fern – könnte man meinen.

Und schließlich vergessen wir nicht, dass wir *nicht allein* sind auf dieser Welt. Wir haben z. B. Kollegen. Wir können und sollten miteinander kooperieren, kommunizieren, uns erklären und auch einmal um Rat fragen, gegenseitig (das ist nicht verboten!). Das hilft nicht nur im kognitiven Kontext, sondern auch im sozialen und emotionalen – und kann sogar *Spaß* machen. Es macht uns auch *menschlicher*. Kollegialität kann enorm entlasten. Denn wir müssen die Welt, unsere Patienten – und auch uns selbst – nicht allein retten oder vor dem Untergang bewahren. Und schöner ist es zu zweit, zu dritt usw. allemal. Seien wir mutig: Seien wir manchmal inter-, multi-, transdisziplinär, inter- und multiprofessionell usw. – und seien wir viele. Denn wir sind es sowieso. Und vergessen wir dabei nicht das große Bild, das Umfeld, unsere Einbettung: die Natur und die Welt, in der wir leben.

11 Positive Psychologie und Glück in der *eigenen* Praxis

Viele Kollegen leiden unter ihren aktuellen Arbeitsbedingungen, keine Frage. Auch sind die Verhältnisse sicher mit „schuld" daran, dass wir oftmals unzufrieden sind: die viele Bürokratie und ein Übermaß an patientenfernen Leistungen, die wir *nebenbei* zu erbringen haben, zusammen mit einer hohen Verantwortung, mit sich ständig verändernden Rahmenbedingungen, einem hohen Kostendruck und nur geringen individuellen Handlungsspielräumen. All das führt in der Konsequenz zu einem Erleben von Stress und Job Strain, wie schon gehört. In der Zeitschrift „Arzt und Krankenhaus" wird berichtet[40], dass mehr als 20% der Klinikchirurgen hohe Anforderungen bei gleichzeitig geringen Einfluss- und Gestaltungsmöglichkeiten beklagen. Etwa genauso viele denken mehrmals im Monat sogar daran, den Beruf ganz aufzugeben. Frauen sind dabei insgesamt subjektiv höher belastet bzw. unzufriedener, genauso wie Assistenzärzte gegenüber den Chef- und Oberärzten. Hinzu kommt, dass 25% der Befragten unter der bereits beschriebenen *Gratifikationskrise* leiden, also einer *Effort-Reward-Imbalance*: Das ist das Gefühl, für den eigenen Einsatz nicht die angemessene Wertschätzung und Anerkennung entgegengebracht zu bekommen. Auch hier waren die Assistenzärzte stärker betroffen. Damit sind auch – aber eben *nicht nur* – die materiellen Aspekte einer subjektiv unangemessenen Be- und Entlohnung gemeint. Ärztliche Direktoren bemerken dazu (in einer anderen Publikation von 2010[41]), dass sie zum übergroßen Teil (zu 95%) das den Klinikärzten abverlangte Arbeitstempo als sehr hoch einschätzen. Viel mehr geht also nicht. Die Kollegen sind praktisch am Anschlag.

▸ **Was kann man tun?** Sollen wir aus Untersuchungen wie den geschilderten schließen, dass wir selbst gar nichts tun können? Sind etwa die anderen, das System, die Verwaltungen und die Politik usw. allein dafür verantwortlich, dass wir evtl. keine Freude mehr im Beruf haben? Mitnichten: Alles hat 2 Seiten. Und die „Gegenseite" von Verhältnissen und Verhältnisprävention ist eben die Verhaltensprävention, d.h. die Feststellung, dass jeder selbst *etwas* tun kann (und ggf. sollte) und dass wir bei einer ohnehin meist wenig fruchtbaren Schuldzuweisung (egal wohin) nur allzu leicht in die Vergangenheit schauen und uns selbst in eine Ohnmacht oder erlernte Hilflosigkeit hinein „ergeben", ihr gewissermaßen in die Falle gehen, was nicht nur ungesund ist, sondern ebenso unzufrieden und unglücklich macht. Wir sollten bei uns selbst anfangen: Jeder einzelne Arzt und Therapeut hat in der Praxis Einfluss auf seine individuelle Situation; irgendetwas geht immer. Raus aus dem „Jammertal“[42]: Sosehr wir alle vielleicht auch berechtigten Grund zum Jammern haben – es bringt häufig nichts und schadet am Ende nur uns selbst. Wollen wir lieber Recht haben oder glücklich sein?

Werner Fleischer schlägt im Deutschen Ärzteblatt[42] zunächst 3 einfache (?) Schritte vor: *Erstens* braucht es von uns den Willen und die absolute Bereitschaft zur Gestaltung des *eigenen* Arbeitsbereichs, inklusive des *Spaßes am Erfolg*. Unsere hohe Arbeitsbelastung und Verantwortung sind eben auch Teil der *positiven* Rollenerwartung, die die Patienten – und wir selbst – uns entgegenbringen. *Zweitens* sollten Stress- und Energiefallen im Arbeitsalltag sowie Reibungsverluste in den Prozessen identifiziert, angesprochen und, soweit möglich, minimiert werden. Das ist schon kniffliger, das wissen wir alle. Hier kann auch gefragt sein, das eigene Selbstmanagement und die Stressresilienz oder Hardiness *aktiv* zu verbessern. Davon wird gleich noch die Rede sein. Genau darum geht es ja schließlich in der Mind-Body-Medizin bzw. in der Positiven Psychologie: ohne Schuldzuweisungen oder ein „Kramen in ollen Kamellen“, dagegen nach vorn schauend, lösungs- und potenzialorientiert. Hierarchie- oder Bereichsgrenzen, wie auch mögliche Denkbarrieren, dürfen hier keine Hinderungsgründe sein. Offene Gespräche und die wiederkehrende Reflexion bzw. ein regelmäßiges *Einstimmen* sowie das stetige Bemühen (und die Arbeit auch an uns selbst) führen letztlich zu einem kontinuierlichen Veränderungsprozess – vermeintlich zum Guten. *Drittens* müssen wir uns wieder unserer eigenen Kraft- und Schutzquellen erinnern und sie hüten und pflegen. Für die meisten von uns gehören Familie und Freunde dazu, aber nicht selten auch die Arbeitskollegen. Es braucht eine *Work-Life-Balance*, d.h. einen vernünftigen Ausgleich zwischen den unterschiedlichen Lebensbereichen: Auf keinen Fall sollte es hier zu einem dauerhaften Ungleichgewicht kommen. Und das können wir am Ende nur selbst einschätzen – und auch nur wir selbst können es letztlich verändern.

Dauerhafte Unzufriedenheit ist nicht nur schlecht für den Arbeitgeber oder die eigenen Patienten und die Mitarbeiter oder Kollegen (und natürlich für uns selbst); es leidet vor allem auch unser privates Umfeld darunter, und wir beschneiden so eine der wichtigsten Rückzugs- und Erholungsmöglichkeiten bzw. Kohärenzfaktoren, die uns dann fehlen, wenn wir sie dringend brauchen. Und das wäre dann ja wohl *fast immer*. Wir brauchen sicher auch mehr Freiräume am Arbeitsplatz und mehr Zeit für die originär therapeutisch-klinische Tätigkeit am und mit dem Patienten. Und dafür müssen die Verhältnisse sorgen. Aber wir brauchen *auch* mehr Zeit für uns selbst und für unser individuelles Stressmanagement sowie für das soziale Netzwerk – *positive* Zeit eben. Nur wollen wir ewig darauf warten, dass man sie uns *gibt*? Worauf warten wir noch?

► **Was meint Positive Psychologie?** Wie können wir uns „positive Interventionen“ im Praxisalltag aktiv nutzbar machen? Zunächst einmal wollen wir klarstellen, was Positive Psychologie sicher *nicht* meint: Sie meint nicht das Suchen nach versteckten oder schlummernden Traumata oder Pathologien. Auch wenn die Positive Psychologie jene möglichen Verletzungen, negativen Ereignisse und „Tatsachen" nicht ignoriert, so ist sie von ihrem Grundverständnis her eben *nicht rückwärts* gerichtet und *nicht auf Negatives* fokussiert. Ganz im Gegenteil: Es geht ja gerade um das Durchbrechen der negativen Automatismen, Prozesse, Strukturen und Kreisläufe in unserem Gehirn – und in unserem Leben (Abb. 11.**1**): weniger *suchen*, mehr *finden*.

Die Positive Psychologie ist also weniger ursachen- als vielmehr lösungsorientiert. Dabei versucht sie, möglichst unkompliziert und praxistauglich daherzukommen, eben *alltagskompatibel*. Jon Kabat-Zinn und Kollegen erinnern immer daran, dass *gute Medizin* sowie *gute Psychologie* grundsätzlich nicht kompliziert sein müssen. Es wird stets darauf hingewiesen, dass es *auch* eine wichtige Aufgabe und Verantwortung der Therapeuten sei, die angestrebten Maßnahmen und nächsten Schritte mit dem Patienten oder Klienten so auszuwählen (und ihm zu erklären), dass er sie weitgehend versteht bzw. annehmen kann und möglichst selbstbestimmt, partizipativ und positiv motiviert im Behandlungs- und Heilungsprozess agieren kann. So wird aus diesem Prozess etwas *Eigenes*, gar ein *Selbstwerdungsprozess*. Das Motto Kabat-Zinns, das er uns in diesem Zusammenhang mit auf den Weg gibt und das wir schon vernommen haben, lautet (zur Erinnerung): „Keep it deep and simple!"

Und so ist ein Vorwurf, den man der Positiven Psychologie gelegentlich macht, dass sie nämlich *oberflächlich* sei, im Grunde genommen ein Kompliment – wenn man „oberflächlich" eben durch *„einfach"* ersetzt. Die Positive Psychologie *will* einfach sein, damit sie befolgt, verinnerlicht und verstanden werden kann, kognitiv-rational, aber vor allem auch emotional, gewissermaßen im *direkten* Abgleich mit der eigenen persönlichen Erfahrung und Lebenswelt. Denn genau dort müssen die

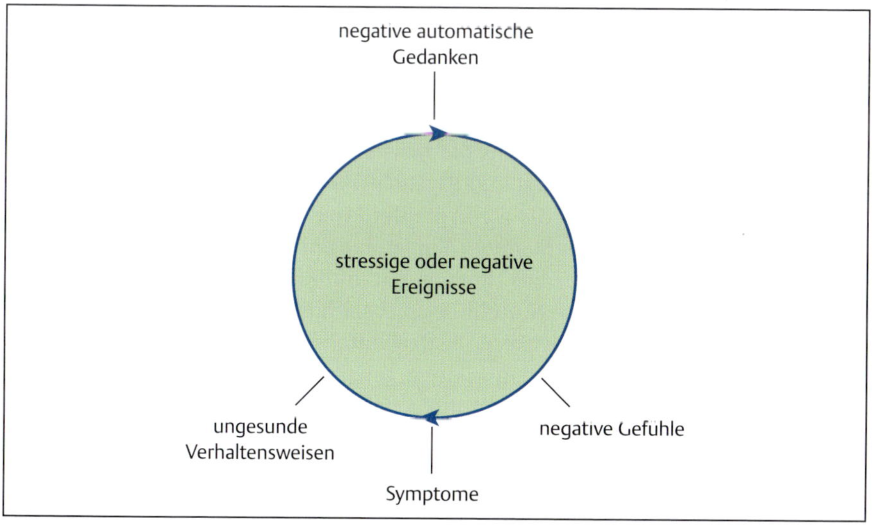

Abb. 11.**1** Der „Teufelskreis" negativer automatischer Reaktionen in stressigen bzw. unangenehmen Situationen.

Lebensstilveränderungen und Verhaltensmodifikationen ja schließlich stattfinden. Und nur wenn sie *dorthinein* wirken und auch *Freude* machen, werden sie nachhaltig sein und am Ende dauerhaft und stabil beibehalten werden (weil sie z.B. vom endogenen Evaluations- und Belohnungssystem für gut und richtig befunden wurden). Und dann erst entsteht „gute" und effektive – also „tiefe" – (Verhaltens-)Therapie, komplementär und im Zusammenspiel. Und dass jenes Vorgehen wirklich *tief* ist, davon können wir wohl getrost ausgehen, nachdem wir uns schon ausführlich mit den neurobiologischen Mechanismen hinter Belohnung und Motivation beschäftigt haben.

Die Positive Psychologie will *Ressourcen* aufspüren und entwickeln, *Potenziale* wecken und zum Erblühen bringen. Sie will *befähigen, ermutigen, ermöglichen, einladen, inspirieren* und zu einem nachhaltigen und positiven *Wachstum* und *Wohlbefinden* verhelfen, ganz individuell, aber auch in größeren, gesellschaftlichen Zusammenhängen. Und auch das *Genießen* sowie das *Glück* spielen eine zentrale Rolle und sollten nicht zu kurz kommen, zusätzlich zum *Ankommen* und dem *Sein* und dem *Akzeptieren*. Letztlich geht es also um die gesunden und salutogenen Anteile in einer jeden Person und Gruppe, die hier gefördert und entwickelt werden sollen. Am Ende steht die „nicht besitzende" Liebe zum Leben, zum Selbst und zur Welt.

All das will auch die *Mind-Body-Medizin*, die ebenfalls auf dem Selbsthilfe- und Selbstheilungspotenzial eines jeden Einzelnen aufbaut. Und so ist es nicht verwunderlich, dass es heute im Rahmen der Forschungen zu einer wissenschaftlichen und integrativen „Komplementärmedizin" bzw. einer professionellen Stressbewältigung (Abb. 11.**2**) zunehmend zu einer Überschneidung von Mind-Body-Medizin, Positiver Psychologie und weiteren integrativen Therapiesystemen kommt. Manchmal findet man sogar Ab- und Herleitungen der verschiedenen Begriffe und Konzepte aus- und voneinander (Abb. 11.**3**).

In der Verhaltenssäule der Mind-Body-Medizin (s.o.) steckt ganz viel „positive Psychologie". Aber auch in den anderen Säulen (s. Abb. 11.**2**) geht es um endogene Belohnungsmechanismen und um Motivation, d.h. um *Autoregulation* und *Glück*. Und wieder fragt man sich, ob nicht die meisten der dort genannten praktischen Empfehlungen gerade den Ärzten und Psychologen ganz persönlich „auf den Leib" geschnitten seien, sei es, weil die Elemente der Mind-Body-Medizin den allgemeinen und wissenschaftlich anerkannten Empfehlungen einer *gesunden Lebensweise* entsprechen, oder sei es, weil die Therapeuten und Kliniker häufig *selbst* entsprechende „Affinitäten" besitzen. Nur ein Beispiel sei hier genannt: Unter den Ärzten gibt es eine hohe Zahl von Musikern, Instrumentalisten und Sängern. Viele haben einmal eine musikalische Grundausbildung genossen und setzen, so sie es nicht vergessen haben und/oder keine Zeit mehr dafür reserviert haben, die Musik als eine Möglichkeit der individuellen Stressprophylaxe und Gesundheitspflege ein, insbesondere aber zur eigenen *Freude* und als *soziales* Instrument. Das ist sicher kein Zufall. Und nicht erst seit den „Gänsehautexperimenten" rund um die Ausschüttung von Oxytozin und anderen beglückenden Botenstoffen bei *ergreifenden* Musiksequenzen (s. Kap. 7.3) wissen wir, dass es auch einen neurobiologischen

B	**ehavior**	**– Verhalten**	**positiv** denken und handeln (Positive Psychologie im **Alltag**) – Zeit des Humors und des Optimismus –	→ angenehme Tätigkeiten und Vergnügen, soziale Interaktion und Unterstützung, Kunst/Kultur und Kreativität, Kommunikation und Interaktion, Freundschaft und Liebe, Motivation, **positive** Lebenseinstellung, kognitive Verhaltenstherapie, Zeitmanagement usw.
E	**xercise**	**– Bewegung**	ausreichend körperliche **Aktivität** (≥ **30 min** täglich bewegen) – Zeit der Aktivität und des Körpers –	→ aerobe und anaerobe körperliche Aktivität
R	**elaxation**	**– Entspannung**	regelmäßige **innere Einkehr** (≥ **20 min** täglich entspannen) – Zeit der Ruhe, des Geistes/der Seele –	→ Meditation, evtl. inklusive Glaube/Spiritualität, gesunder Schlaf
N	**utrition**	**– Ernährung**	**genussreich** und gesund ernähren (mediterran und achtsam essen) – Zeit des Genusses und der Sinne –	→ gesunde Ernährung, Nahrungsergänzung/Diät (falls indiziert)

Abb. 11.**2** Professionelles Stressmanagement.
Exemplarischer Rahmen des Konzepts „BERN – Gesund im Stress“ als Beispiel eines aktuellen Programms der MBMSR (Mind-Body-medizinische Stressreduktion). Die Säule „B“ (Behavior/Verhalten) in MBMSR-Programmen entspricht inhaltlich weitgehend der Positiven Psychologie.

Gesundheit(ssystem) → Medizin → Gesundheitsförderung → Ressourcenorientierung → Salutogenese → Integrative Medizin/Integrative Gesundheitsförderung →

Mind-Body-Medizin →

Mind-Body-Medical Stress Reduction (**MBMSR**) oder
Mindfulness-Based Stress Reduction (MBSR)/Achtsamkeit →

B E R N →

Positive Psychologie → Dankbarkeit/Vergebung (...)

Abb. 11.**3** Mögliche Herleitung der Positiven Psychologie aus bzw. über die Mind-Body-Medizin.

Zusammenhang zwischen der Musikausübung bzw. dem Musikhören und dem Glücksempfinden gibt.

Grundsätzlich gilt also auch für unsere *eigene* Arbeitspraxis, dass uns der Beruf Spaß machen soll und darf und dass es *uns gut gehen* soll, darf und muss – nicht nur dem Patienten. Sonst können wir den Beruf und unsere damit verbundenen (oder auch die sonstigen) Aufgaben nicht dauerhaft und mit hoher Qualität und Authentizität ausüben und dem Patienten als ein echter Partner im medizinischen Kontext begegnen. Wir können also getrost auch selbst die Elemente der Mind-Body-Medizin bzw. der Positiven Psychologie ausprobieren und in unseren Alltag überführen, zumindest *die* Übungen, die wir für uns selbst als hilfreich und sinnvoll erlebt und erachtet haben. Neben einer zu erwartenden Zunahme von Glück und Zufriedenheit wird so unsere Resilienz gefördert und die Anpassungsfähigkeit und Beweglichkeit gerade in stressigen Zeiten erhöht – körperlich, geistig und strukturell (auch hirnphysiologisch; vgl. *Plastizität*).

Die Positive Psychologie vereinigt all das, was wir in diesem Buch schon als glückbringend und gesund vorgestellt bekommen haben: Sie will Menschen zur Freisetzung ihrer Potenziale verhelfen, zu einem gesunden bzw. gesundheits*bewussten* Verhalten und zum individuellen Wachstum, zur Reife, zum *Flourishing*. Dazu werden Ressourcen aktiviert. Aber auch die Verhältnisebene wird einbezogen, indem *glückliche Umwelten*, Institutionen und Gesellschaften ermöglicht werden sollen. „Träumen" ist erlaubt! Dazu soll das Denken (und das Verhalten) *integrativ* in eine positive Richtung gelenkt werden, negative und unbewusste Muster durch positive ersetzt und ein insgesamt optimistischer Geist bzw. eine positive Haltung entwickelt werden, auch weil es dann Strukturen – inklusive unserer Gehirnstruktur – verändert, uns *zuteil wird*. Vieles davon ist lern- und trainierbar. So kann Optimismus einerseits als Persönlichkeitsmerkmal verstanden werden, andererseits aber auch als kognitives *Prinzip*. Und selbst Aspekte der Persönlichkeit sind teilweise veränderbar, wie wir heute wissen (vgl. u. a. die „4 Cs"; s. Kap. 9). Man muss es halt nur *tun*.

In der Positiven Psychologie geht es ganz konkret um das Mehren positiver Erfahrungen und Emotionen. Dazu werden u.a. personale Kompetenzen erkannt und gestärkt (z.B. *Tugenden* und *Stärken*, s. unten), gesunde Lebenswelten und Lebensräume gefördert, „glückliche Institutionen“ oder auch „positive therapeutische Settings“ selbstverantwortlich ausgewählt und unterstützt. Kurzum, das *Prinzip* und die *Techniken* der Positiven Psychologie, wie von Csikszentmihalyi und Seligman begründet (Übersicht 7), wollen Lebensfreude, Flow, Gelassenheit, Zufriedenheit, aber auch Genuss und Belohnung – gar „Ekstase“ oder „Kick“ – unter therapeutischen Gesichtspunkten vermitteln und in die Gegenwart hineinholen. Dazu kommen, mit dem Blick nach vorn gerichtet, Zuversicht, Hoffnung, Glaube, Selbstbewusstsein und Optimismus. Auch Vertrauen, Mut und Zutrauen können hierzu gehören, schließlich noch Kohärenz und Spiritualität, was immer Sie ganz persönlich darunter verstehen. Es geht um das selbstwirksame Erschaffen eines erfüllten und produktiven Lebens, auf *eigene Kosten*, in *Einklang* mit den Mitmenschen und der Natur, prosozial und kooperativ, ja, gelegentlich gar *altruistisch* und *tugendhaft*. Am Ende sitzen wir dann wieder *selbst* am Steuer unseres Lebensfahrzeugs, haben die Kontrolle und folgen einer Ethik, die darin begründet ist, anderen zu helfen und möglichst keinen Schaden anzurichten. Das klingt reichlich utopisch, kann aber großes Glück und tiefe Zufriedenheit bedingen. Das steht übrigens alles schon im *Eid des Hippokrates*. Also im Grunde genommen „alter Wein in neuen Schläuchen“? Genau! Aber manchmal bedarf es offenbar einer Frischzellenkur …

Übersicht 7:
Positive Psychologie sollte (nach Martin Seligman)

- sich mindestens so sehr um die *Stärken* und positiven Eigenschaften kümmern wie um die Schwächen,
- mindestens so ein Interesse für das Erschaffen und Fördern der *besten Dinge* im Leben haben wie für das Reparieren der schlechtesten,
- sich mindestens so sehr darum kümmern, das Leben normaler und gesunder Leute zur *Erfüllung* zu bringen, wie darum, Pathologien zu heilen oder zu beseitigen,
- Interventionen entwickeln, die *Wohlgefühl* und Wohlsein vermehren, und nicht nur solche, die Leid und Elend mindern,
- sich mindestens so sehr um das *Erreichen* von Zielen kümmern wie um das Begründen und Analysieren von verpassten Gelegenheiten,
- das Finden von Sinn und Bestimmung in den Mittelpunkt der Arbeit stellen.

Die Positive Psychologie fußt – biologisch gesehen – u.a. auf der Neurobiologe von Motivation und Belohnung und darauf, dass ein Problem immer auch einen Erlebenden voraussetzt, der etwas als ein Problem definiert: Die Bedeutungszuweisung wird erst möglich durch eine Realitätskonstruktion (bzw. eine entsprechende Konstruktionsleistung), die im Gehirn ihren Ausgang nimmt: Semiotik meets Neurobiologie. Das Gehirn nimmt auch mithilfe seiner Sinnesorgane und Inputs einen Abgleich vor zwischen erhofften (bzw. erwarteten) Sollwerten und den Istwerten, d.h. der

Realität. Bei positivem Evaluationsergebnis erfolgt Belohnung in Richtung Zufriedenheit, bei Diskrepanz evtl. ein Aussenden von Ansporn und Wachstumsimpulsen, im Sinne von „Stress“ und Lösung oder von Anpassungsreaktionen und Bewegung, was dann wieder zu Glücksgefühlen und einer Optimierung der Einpassung führen *kann*. Aus diesem ständigen „Kommen und Gehen“ (vgl. Allostase) erwachsen große Potenziale der Veränderung und einer positiven Gestaltung der eigenen Lebensrealität, was sich die Positive Psychologie wiederum aktiv zunutze macht.

Es geht also auch um Ausdruck, Kreativität und Gestaltung, ja, sogar um eine „operante“ Fantasie, in jedem Fall aber um das Tun und die Exposition, wie beim klassischen Verhaltenstraining (oder auch beim operanten Lernen), jetzt mit dem Ziel, nicht etwas „Falsches“ zu beseitigen, sondern etwas „Richtiges“ zu erlernen. Das liegt nahe beieinander, keine Frage, aber die *Intention* ist jeweils eine andere. Es handelt sich gewissermaßen um ein Geschwister oder „Familienmitglied“ des Verhaltenstrainings – für viele von uns heute schon selbstverständlich.

Leiden aus Sicht der Positiven Psychologie ist ein Zustand, bei dem die „Tatsache“ vorherrscht, dass Ziele gesetzt wurden, die eigenverantwortlich und selbstwirksam offenbar nicht erreicht werden können. So wird dann Hilflosigkeit oder Inkompetenz erlebt, obwohl es sich hier – radikal gesehen – um ein Konstruktionsproblem handelt, das aber sehr real ist (und niemand würde bestreiten, dass *Leid* real ist: Wenn ich lebensgefährlich verletzt worden bin oder eine terminale Erkrankung habe, aber überleben will, dann ist Leid geradezu obligatorisch!). Das Problem könnte aber auch zugleich die Therapie sein: Durch eine gezielte Fokussierung der Aufmerksamkeit können Potenziale und Möglichkeiten *im Moment* erkannt werden (oder eben nicht – dann bleibt evtl. nur das *Akzeptieren*), der *Möglichkeitsraum* bzw. das *Konstrukt* wird ausgeleuchtet und wahrgenommen und kann positiv umgedeutet bzw. vom Subjekt ganz eingenommen werden. Frei werdende „Energie“ wird wieder dem Heilungsprozess zugeführt, wie in einer chemischen Reaktion, die sich nach der Initialzündung selbst unterhält. So organisiert sich das Individuum evtl. neu, passt sich an die geänderten Verhältnisse an, achtungsvoll und neugierig, autonom und prozessgesteuert, weniger ergebnisorientiert. Es bekommt und gibt Rückmeldungen, bestätigt und bestärkt sich und andere, schätzt wert – „Learning by doing“. Auf diese Weise können auch Gemeinschaftlichkeit und ein *Gemeinsinn* entstehen, der Unterschiedlichkeiten anerkennt und dennoch Synergien freisetzt, weswegen er auch nicht abwertend agieren würde – weil es keinen *Sinn* macht und einem selbst nichts nützt, ganz im Gegenteil.

Das *leidende Ich* dagegen definiert das, was ist, als unangenehm, als etwas, das *weggemacht* gehört. So wird die Realität *nicht angenommen*, was aber auf längere Sicht eine wichtige Voraussetzung zur *Gestaltung* von Wirklichkeit wäre. Im anderen Fall aber ist Flucht und Kampf die Folge, d. h. ein *Nicht-einverstanden-Sein*, was physiologisch entweder Stress bedeutet (auch wenn der mitunter sehr sinnvoll sein kann, zumindest kurzfristig) oder, bei längerem Fortbestehen, auf eine Überforderung oder gar Selbstaufgabe hinauslaufen kann, mit all den dazugehörenden Symptomen und Krankheitsbildern. Alles rein theoretisch, wohlgemerkt, und dennoch:

Fokussieren wir doch immer wieder einmal auf die Kompetenzen im Hier und Jetzt und das Wertvolle an und in den Mitmenschen und uns selbst. Das kann am Ende nicht wirklich schlecht sein.

Im Zentrum der praktischen Positiven Psychologie stehen also Techniken der Gestaltung und des Ausdrucks (z. B. das *Tagebuchschreiben;* s. unten) sowie *Dankbarkeits- und Vergebungsübungen*. Hinzu kommen *Achtsamkeits- und Meditationsübungen* sowie weitere Techniken, die den oben beschriebenen Zielen dienen oder auch einer allgemeineren Gesunderhaltung als Voraussetzung für eine geistig-körperliche Beweglichkeit und das *Ankommen* bei uns selbst.

Ich werde Ihnen jetzt eine Reihe solcher Übungen für die *eigene* Praxis vorstellen. Diese Übungen können aber auch mit dem Patienten durchgeführt werden oder ihm empfohlen werden – ganz wie Sie meinen.

► **Dankbarkeit ausdrücken** Wann haben Sie zuletzt einmal jemandem aufrichtig gedankt, vielleicht auch für die kleinen Dinge, die *eigentlich selbstverständlich* sind oder scheinen, gerade im beruflichen Kontext? Kollegen an der Harvard Medical School haben genau zu diesem Zweck kürzlich die Initiative „Gratitude at Work" („Dankbarkeit bei der Arbeit") gegründet. Stuart A. Rosenberg und Kollegen fragen einander – und sie fordern die ganze medizinische Community dazu auf, sich aktiv daran zu beteiligen –, was einem das Gefühl der Dankbarkeit im Beruf vermittelt: Dankbarkeit beispielsweise, wenn man an die Klinik denkt, in der man arbeitet, oder der Dank dafür, Teil von „etwas" zu sein. Die Kollegen werden so animiert, inspiriert und eingeladen, eine konkrete „Spende" zu machen für einen anderen Kollegen oder Mitarbeiter, für jemanden, dem man „danke" sagen möchte, jenseits von Zielvereinbarung, Zielerfüllung, Bonuszahlungen oder Incentives. Ein einfacher Dank, mehr nicht, als Geste, ohne Gegenleistung, oder besser: als Anerkennung einer altruistischen oder prosozialen Leistung, die schon erbracht wurde, ohne darum im Vorfeld unbedingt gebeten zu haben – oder auch nur *einfach so*, gewissermaßen als Ehrerbietung. Das schafft Verbundenheit, Hingabe, Fürsorge und das Gefühl, dass man nicht allein ist und dass die Arbeit mehr ist als nur Broterwerb. In Europa sind uns solche Rituale eher fremd und zuweilen suspekt. Das ist völlig in Ordnung. Aber viel leicht können wir uns das wohltuende, stressreduzierende und auch gesundheitsförderliche Potenzial der *Dankbarkeit* zumindest mittels einiger Übungen (Übersicht 8) erschließen und selbst erfahren, dass es schlicht guttut, sich „schön" anfühlt und entlastet, einmal (und immer wieder einmal) *von ganzem Herzen zu danken* und diese Dankbarkeit auch in ganz konkreten Worten auszudrücken. Nach Sonja Lyubomirsky ist das eine *machtvolle Metastrategie zum Glücklichsein!*

Übersicht 8:
Beispiele für Dankbarkeitsübungen

- „Counting your Blessings" (Ereignisse oder Momente der Dankbarkeit): Führen Sie ein Tagebuch oder einen Kalender, in den Sie jeden Tag 5 große oder kleine Dinge eintragen, für die Sie an *diesem Tag* dankbar sind – z. B. in den Kategorien a) Arbeit, b) Familie oder Freunde, c) Natur, d) Hochmomente bzw. schöne Momente, e) materielle Dinge oder Erleichterungen im Alltag. Eine kürzere Variante dieser Übung wäre, dass Sie am Abend für einen kurzen Moment *eine* Sache identifizieren, für die Sie an *diesem* Tag dankbar waren bzw. sind, etwas Positives, das Ihnen passiert ist; seien Sie dabei möglichst konkret (wer, was, wo, mit wem, wofür *genau* dankbar usw.) und beschreiben Sie mit „inneren Worten" (oder indem Sie es real aufschreiben) Ihr Ereignis (verbalisieren Sie es!) – oder erzählen Sie es gleich einer anderen Person, ggf. im gegenseitigen Wechsel (der Name dieser Übung ist daher auch „Gratitude Exchange"); Teil 2 bzw. die nächste Erweiterung (oder der „Auftrag" für den nächsten Abend) wäre nun, dass Sie *eine* Sache identifizieren, für die Sie „dankbar im Leben" sind, also mit einer zeitlich breiteren, „größeren" Perspektive; auch diese Erweiterung können Sie wieder im Austausch mit einer anderen Person sich gegenseitig erzählen (pro Ereignis und Person maximal 2–5 min).
- Neues und Gutes: Merken Sie sich jeden Tag etwas, das Ihnen passiert und das sich gut anfühlt bzw. *neu und gut* war bzw. ist; teilen Sie Ihrem Tagebuch oder einem anderen Menschen jenes Gemerkte am Abend (oder am nächsten Morgen) mit – machen Sie daraus ein Ritual und tauschen Sie sich darüber aus, z. B. beim Abendbrot bzw. Frühstück.
- Fokussieren Sie hin und wieder auf Dinge, die Sie gut können oder die Sie erreicht haben bzw. die Sie gut an Ihrem Partner, Wohnort, Beruf usw. finden (evtl. gar *bewundern*), und danken Sie sich oder Ihrem Umfeld in Gedanken oder auch ganz real dafür – auch für Hilfe, die Sie erfahren, und dafür, dass andere sich um Sie sorgen.
- Identifizieren Sie jeden Tag *eine* Sache, die Ihnen hilft oder die *gut* ist, die Sie aber für gewöhnlich als gegeben hinnehmen und im Alltag wenig wertschätzen.
- Zeigen Sie Freunden, Besuchern usw. die Dinge und Orte usw., die Sie mögen; versuchen Sie dabei auch, die gewöhnlichen (und schönen) Dinge in Ihrem Leben *mit den Augen eines anderen* zu sehen – wie beim *ersten Mal.*
- Drücken Sie Ihre Dankbarkeit *direkt* gegenüber jemandem aus, dem Sie dankbar sind – per Telefon, Brief, Mail, von Angesicht zu Angesicht usw.; Studien zeigen, dass man einen solchen Brief o. Ä. nicht unbedingt real übergeben oder abschicken muss, um eine positive Wirkung zu erfahren, aber machen Sie es in jedem Fall *ernsthaft*, d. h. *als ob:* Schreiben Sie z. B. einmal pro Woche (über 8 Wochen und jeweils für 15 min) einen oder mehrere *Dankbarkeitsbriefe* an Menschen, die in den letzten Jahren besonders freundlich zu Ihnen gewesen sind; oder denken Sie alternativ an eine Person, die Ihnen einmal im Leben geholfen hat, ohne dass Sie ihr dafür angemessen gedankt haben – schreiben Sie an jene Person einmalig ein Zeugnis oder „Testimonial" (bestehend aus ca. 300

Übersicht 8 (Fortsetzung):
Beispiele für Dankbarkeitsübungen

Wörtern), in dem Sie beschreiben, a) was die Person getan oder gesagt hat (so genau wie möglich), b) wie Sie seinerzeit reagiert haben und c) wo Sie heute im Leben stehen als Resultat des Damaligen; Sie können den Inhalt Ihres Briefes oder Testimonials auch einem Dritten berichten.

- Zählen Sie 44 Dinge (oder Erlebnisse) auf, für die Sie Ihren *Eltern* dankbar sind.
- Versuchen Sie *aktiv*, wenn möglich, ein Gefühl der Wertschätzung gegenüber Lehrern, Kollegen, Mitarbeitern usw. zu beschreiben – was war oder ist *vorbildhaft* für Sie?

► **Vergeben können** Vergebung ist ein besonders kraftvolles therapeutisches Instrument, aber wohl auch ein besonders schwieriges. Irgendetwas hält uns davon ab zu vergeben oder gibt uns das Gefühl, dass wir doch *im Recht* sind und dass das Vergeben einem Nachgeben, gar einem Aufgeben und Eingestehen gleichkommt: Das kann doch nicht richtig sein!? Wenn uns Unrecht getan wurde, haben wir dann nicht sogar die *Pflicht*, den Schuldigen ausfindig und verantwortlich zu machen, ihn möglichst *vor Gericht* zu stellen oder stellen zu lassen? Und dass wir nicht eher ruhen, bevor das nicht geschehen und die Schuld eingestanden und beglichen sei? „Auge um Auge, Zahn um Zahn" – mindestens? Und jetzt soll man einfach sagen „Ich vergebe Dir" und gut? Und der „Täter" kommt ungeschoren oder zumindest nicht berührt durch meine (seine) Strafe davon?

Was aber nun, wenn der Schuldige nicht zu finden ist, wenn er nach *meinem Empfinden* nicht „adäquat" bestraft wird oder das Gericht mein Leid und Unrecht nicht angemessen würdigt? Was, wenn ein ganzes *System* Unrecht tut oder ich für eine *kollektive Schuld* mitverantwortlich gemacht werden soll oder man mich selbst ungerechterweise mit in etwas hineinzieht? Was, wenn statt Sühne und Gerechtigkeit die Ohnmacht und Ungerechtigkeit noch weiter anwachsen und mich schier zur Verzweiflung bringen? Im Deutschen gibt es dazu eine passende Redensart, die da lautet: „Der Klügere gibt nach." Oder im Englischen: „I'd rather be happy than right." („Ich würde lieber glücklich als im Recht sein.") Und die psychologische Wissenschaft zu Hardiness, Resilienz, Kohärenz und Salutogenese sagt klar: Menschen, die schweren Traumata ausgesetzt waren, gar Folter und Terror, denen aber keine „kompensierende Gerechtigkeit" widerfahren ist oder jene – aus welchen Gründen auch immer – nicht geschehen *kann*, laufen große Gefahr, durch anhaltende innere Rebellion und Aufruhr das Trauma nur noch weiter am Leben zu erhalten und durch den daran gekoppelten Stress und die immer neue Erinnerung (die es für das Aufrechterhalten der „Rachegelüste" braucht) schwere zusätzliche Schäden zu erleiden. Das mag *recht sein*, aber nicht immer richtig.

So viel zur Theorie. Aus der Geschichte 2 Beispiele zur Erläuterung (und wir wählen diesmal nicht die Holocaust-Forschung bzw. psychologische Studien zum Langzeitbefinden von KZ-Überlebenden aus, obwohl dort im Grunde genommen die

„Sinn"-Forschung und die Wissenschaft der therapeutischen Wirkungen einer *Vergebungspraxis* ihre Wurzeln hatten). Nelson Mandela hatte als politischer Häftling und Kämpfer gegen die Apartheid 27 Jahre seines Lebens auf der südafrikanischen Gefängnisinsel Robben Island verbracht. Am Tage seiner bedingungslosen Freilassung am 11. Februar 1990 rief Mandela vor einer Menschenmasse in Soweto öffentlich zur *Aussöhnung* auf und lud alle ein, an einem neuen und geeinten Südafrika *gemeinsam* mitzuarbeiten. Der ehemalige US-Präsident Clinton, so wird berichtet, fragte einmal Nelson Mandela, wie es ihm denn gelungen sei, den Gefängniswärtern zu vergeben. Darauf antwortete der: „Als ich aus dem Gefängnistor hinauslief, wusste ich, dass ich – wenn ich diese Leute weiter hassen würde – mich weiterhin im Gefängnis befinden würde." Ein anderer Fall: Als ein Fernsehjournalist eine tibetisch-buddhistische Nonne – in hohem Alter und mit unzähligen Wetter- und Lachfalten im Gesicht – fragte, wie es ihr denn gelungen sei, nach all den schlimmen Erlebnissen, den Vergewaltigungen, der Folter und dem Terror, die sie noch in Tibet und dann auf der Flucht ins indische Exil in den 1950er-Jahren erlebt hatte, weiterzuleben, antwortete die Frau milde, mit einem herzlichen Lächeln (das den fast zahnlosen Mund preisgab), dass „ich doch schon längst tot wäre, wenn ich nicht gelernt hätte zu vergeben".

Die Positive Psychologie als medizinisch-psychologische Therapierichtung ist natürlicherweise unpolitisch. Aber sie kann und will Ungerechtigkeiten nicht einfach negieren oder ausblenden. Ebenso hat sie gelernt, wie beschrieben, dass auch die *Umwelten* oder *Systeme*, in denen wir leben, *positiv* sein müssen, damit echtes „Erblühen" möglich wird – nachhaltig, tief und partizipativ. Das glückliche Gedeihen von Einzelnen oder Gruppen, gar von ganzen Gesellschaften und Nationen, hängt eben auch von den Verhältnissen ab, in denen wir existieren. Dazu bedarf es oftmals mehr als „nur" eines Bestärkens der individuellen Ressourcen und Potenziale. *Aber:* Die Glücksforschung sagt auch, dass Glück subjektiv ist und dass das Äußere nicht in einem linearen Zusammenhang mit dem Inneren steht. Passend dazu belegt eine aktuelle Unicef-Studie, dass bei Jugendlichen selbst bei deutlicher Verbesserung der „objektiven" Bedingungen die Lebenszufriedenheit (relativ gesehen) absinken kann.[43] Selbst die *soziale Lage*, die tatsächlich einen nahezu linearen Bezug (innerhalb bestimmter Grenzen) zu solchen Gesundheitsparametern wie der Lebenserwartung aufweist, ist keinesfalls nur „äußerlich". Die Potenziale (und das Gehirn) des Einzelnen stehen am Anfang – bzw. am Ende – und gehören in einem wirklich *ganzheitlichen* und *integrativen* Therapiekonzept keinesfalls ausgeblendet oder vernachlässigt: Es geht hier nicht um *Entweder-oder*. Und auch ist es immer der *Einzelne*, der am Ende erkrankt, leidet oder unglücklich ist.

So soll die Positive Psychologie, insbesondere die Vergebungspraxis als Teil von ihr, kein *Reparaturbetrieb einer kranken Gesellschaft* sein (ein gelegentlicher Vorwurf), sondern, neben der auch weiterhin wichtigen Sicht auf die pathogenetischen Aspekte und Risikofaktoren *im Kleinen und Großen* (und deren Beseitigung), die Akzeptanz und Förderung der salutogenen und gesundheitsförderlichen Anteile in den Mittelpunkt stellen. Eine derartige Praxis der Positiven Psychologie kann unter Umständen auch darin bestehen, einem evtl. in der Vergangenheit erlittenen

Unrecht nicht mit Rache, Wut oder Zorn nachzuhängen und dabei vielleicht in Stress, Leid und Kummer zu vergehen, sondern – soweit vorstellbar – damit abzuschließen, es *gehen zu lassen* und so positiv wie möglich in die *Zukunft* zu schauen. Das ist sicher sehr schwer. Aber genau dabei kann das *aktive Vergeben* (Übersicht 9) eine wichtige Hilfe sein.

Übersicht 9:
Beispiele für Vergebungsübungen

- Würdigen Sie, dass man *Ihnen* vergibt (was bestimmt schon einmal der Fall war?!).
- Stellen Sie sich Vergebung vor, imaginieren Sie *Verzeihung* als Vorgang oder inneres Bild: dass Ihnen vergeben wird oder dass Sie vergeben oder jemand anders usw.
- Schreiben Sie einen konkreten *Vergebungsbrief* („Ich vergebe ihm/ihr [Name] für ...“; vgl. *Dankbarkeitsbrief*, s. Übersicht 8).
- Schreiben Sie sich selbst einen Entschuldigungs- oder Antwortbrief als *Reaktion* auf Ihr Vergeben oder Ihren Vergebungsbrief (fiktiv vom „Aggressor“ stammend); stellen Sie sich vor, *Sie* wären der Täter gewesen: Was hätten *Sie* sich geantwortet?
- Praktizieren Sie *aktiv* Empathie und Mitgefühl (s. Übersicht 6); versuchen Sie dabei ganz bewusst, andere Menschen zu verstehen – emotional und rational; das gilt gerade auch gegenüber Menschen, die Ihnen nicht wohlgesonnen waren oder sind (wie Sie meinen); Tipp: Entschuldigungen (hüben wie drüben) fördern die Empathiefähigkeit.
- Praktizieren Sie eine Mitgefühls- bzw. „Loving-Kindness“-Meditation: Versuchen Sie, innerhalb einer Übungsperiode von wenigen Minuten und möglichst unter Einbezug einer ruhigen und tiefen Atmung (in der folgenden Reihenfolge) Mitgefühl zu empfinden bzw. zu „kultivieren“ für a) sich selbst, b) einen lieben Angehörigen (nicht unbedingt einen Sexualpartner), c) einen Freund oder Bekannten, d) einen Fremden oder eine „neutrale Person“ (jemand, der Ihnen „zufällig“ über den Weg gelaufen ist und den Sie nicht näher kennen bzw. den Sie zwar kennen, der in Ihnen aber keine bestimmten Emotionen auslöst), d) eine „schwierige“ Person oder einen „Feind“ und schließlich e) alle Wesen bzw. das ganze „Universum“; *wünschen* und *senden* Sie all jenen gedanklich *Glück, liebevolle Güte* und *Wohlergehen* (s. Übersicht 6).
- Entschuldigen Sie sich tatsächlich bei Leuten, denen Sie Unrecht oder wehgetan haben (und vielleicht auch bei solchen, wo die Rechts- bzw. Schuldfrage unklar ist).
- Spenden Sie, tun Sie „Gutes“, agieren Sie prosozial und altruistisch – nicht als „Wiedergutmachung“ (für was auch immer) oder aus einem „schlechten Gewissen“ heraus, sondern als Geste der Großzügigkeit und aus einer generellen Bereitschaft zu vergeben; erwarten Sie dabei keine Gegenleistung – außer vielleicht *Vergebung*, die Sie sich selbst schenken.
- *REACH out* (nach Everett Worthington und Martin Seligman): *R* = *Recall* – die Verletzung erinnern (dabei auch einen Perspektivenwechsel versuchen, d. h. die

Übersicht 9 (Fortsetzung): Beispiele für Vergebungsübungen

Rolle des anderen einnehmen); *E = Empathy/empathize* – in den Täter einfühlen; *A = Altruistic Gift* – altruistisches Geschenk (geben Sie das Geschenk der Vergebung und des Ab- bzw. Loslassens weiter); *C = Commit* – verschriftlichen oder kommunizieren Sie Ihre Verzeihung bzw. Vergebung; *H = Hold* – halten Sie an den Gründen fest, warum Sie sich dafür entschieden haben, dem „Täter" zu vergeben.

Die Vergebungspraxis darf nicht verwechselt werden mit einer „Verbrüderung" mit Tätern oder Unrecht. Auch geht es nicht um das Entschuldigen oder Erklären bzw. Rechtfertigen oder gar Negieren von Tat und Schuld. Vielmehr geht es um eine Emanzipation gegenüber dem Täter, um eine Befreiung (auch aus dem *Opfer-Sein*) und um das Wiedererlangen von Unabhängigkeit und Kontrolle. Vergebung kann dabei sehr wohl heißen, die eigene Verletzung wahrzunehmen, zu benennen und darüber zu reflektieren. Auch *kann* die Ursachenklärung hilfreich sein, sofern sie dem eigenen Glück und Wohl nicht im Wege steht. Es ist aber immer zu bedenken, dass andauernde und unaufgelöste Wut und Zorn für sich – und unabhängig von der konkreten Tat – ebenso krank und hilflos machen können und eine Opferrolle verstärken: Man wird durch Rache- oder Vermeidungsverhalten zum Verlierer, man reagiert nur noch, anstatt das eigene Leben wieder zu gestalten und in die Hände zu nehmen. Positives Wachstum und das Realisieren der *eigenen* Potenziale kann dadurch deutlich erschwert sein. Vergebung dagegen reduziert Stress und Angst, Feindseligkeit und eine Tendenz zur Selbstverletzung.

▸ **Tugenden stärken** Warum soll man sich nicht einmal *ganz bewusst* seiner *guten* Eigenschaften und Stärken besinnen? Und sei es, dass man sich die eigenen *Potenziale* und *Möglichkeiten* konkret vor Augen führt, um *das Beste* aus sich selbst herauszuholen bzw. jene Stärken wachzurufen, zu *revitalisieren* und evtl. sogar weiterzuentwickeln? Dabei konstatiert die Positive Psychologie – basierend auf den Untersuchungen u.a. von Christopher Peterson und Martin Seligman – 6 zentrale Tugenden und „Charakterstärken", die im Übrigen sehr den in unserer Kultur bekannten christlichen Kardinaltugenden gleichen. Vielleicht lässt sich daraus ableiten, dass es sich hier im Wesentlichen um universelle bzw. kulturübergreifende Potenziale der Selbstverwirklichung handelt, die eine situationsüberdauernde Wirkung auf Glück, Gesundheit und Wohlergehen haben. Übersicht 10 listet die vorgeschlagenen Tugenden und die dazugehörenden Stärken und Eigenschaften bzw. Verhaltensweisen auf, mit denen Sie die Tugenden vermeintlich entwickeln und fördern können (d.h. Wege oder Instrumente).

Übersicht 10:
Zentrale Tugenden und Eigenschaften, die diese Tugenden befördern

1. *Weisheit:* Wird gefördert oder charakterisiert durch Wissen bzw. Wissenserwerb, rationale Intelligenz, Lernbegierde, Kreativität, Neugier, „Lebensklugheit", geistige Beweglichkeit, Vorbildhaftigkeit, Flexibilität und Offenheit sowie die Fähigkeit, Perspektiven wechseln zu können, d.h. andere Sichtweisen aktiv einnehmen zu können.
2. *Tapferkeit:* Wird gefördert oder charakterisiert durch Zivilcourage, Integrität und Authentizität, Aufrichtigkeit, Durchhaltevermögen und Vitalität, Mut bzw. Mutigkeit, Klarheit und Zielstrebigkeit (*keine* Wankelmütigkeit).
3. *Humanität:* Wird gefördert oder charakterisiert durch Empathie und Mitgefühl, Altruismus, soziale und emotionale Intelligenz, Liebe und Liebesfähigkeit, Zugewandtheit, Fürsorge, Freundlichkeit, prosoziales Verhalten.
4. *Gerechtigkeit:* Wird gefördert oder charakterisiert durch Solidarität, Ausgleich, Teamfähigkeit bzw. Teamwork, Loyalität, Verantwortungsbewusstsein, Fairness, Verlässlichkeit, Wertschätzung, Führung bzw. Leadership, gute Beziehungen (z.B. zwischen Gruppenmitgliedern – d.h. die aktive Beförderung derselben), Ermutigung (z.B. einer Gruppe – Zutrauen und Befähigung, etwas *gemeinsam* erreichen zu können).
5. *Mäßigung:* Wird gefördert oder charakterisiert durch Demut, Bescheidenheit, Gnade, Vergebung, jemandem eine „2. Chance" geben, *Anti*arroganz, sich nicht in den Vordergrund spielen bzw. nicht „künstlich" mehr aus sich machen oder sich „aufblasen", Besonnenheit und Umsicht, Selbstkontrolle und Disziplin (Selbstkontrolle hält im Übrigen auch die Impulsivität in Schach); **Hinweis:** Nicht durch Selbstdisziplin das Mitgefühl gegenüber sich selbst ersticken!
6. *Transzendenz:* Wird gefördert oder charakterisiert durch Dankbarkeit, Spiritualität bzw. Verbindung zu etwas „Größerem", Inspiration, Hoffnung, Optimismus, Humor, Schönheit und Wertschätzung, Begabungen und „Können" (und das Anerkennen all dessen).

Es wird nun empfohlen, zur Übung und zum Trainieren jener Potenziale die eigenen Tugenden und Stärken konkret zu definieren, also zu reflektieren und aufzuschreiben. In einem 2. Schritt wäre dann gefordert, die Potenziale wieder bewusst in den Alltag zu bringen, sie mit Freude weiterzuentwickeln und zu „leben". Vielleicht beginnen Sie einfach damit, dass Sie jeden Abend für 1 Woche 3 Dinge niederschreiben, die Ihnen gut gelungen sind, und *warum*. Mit dieser einfachen Methode konnten Seligman und Kollegen nachweisen, dass sich über einen längeren Zeitraum (6 Monate) z.B. die Depressivität von Probanden verringerte und die allgemeine Lebenszufriedenheit (Glück bzw. Happiness) anstieg. Auch hier lautet mein Tipp: ausprobieren!

▸ **Optimismus kultivieren und Zukunft gestalten** Das klingt wie ein Parteitagsmotto? Richtig. Hier sind Selbstbestätigung und Aufforderung gleichermaßen enthalten, und dieses Motto wendet sich in seiner Blickrichtung genauso nach vorn. Das muss ja auch nicht unbedingt falsch sein, ganz und gar nicht, solange es mit *Inhalten* gefüllt wird. Machen Sie aus Glück und Optimismus eine *Gewohnheit*. Glück ist vielleicht der Weg, weniger das Ziel. *Ritualisieren* Sie Optimismus und Zuversicht, auch indem Sie Ihre eigenen – zuweilen negativen (?) – automatischen Gedanken wieder positiv „aufladen" (s. unten), sich jene evtl. sogar *bewusst* machen, auch um die Wirkung und die Kraft der Gedanken überhaupt zu spüren. Versuchen Sie aktiv, mit sich und anderen im Alltag nett und fair umzugehen, sich um sie (und sich selbst) wirklich zu sorgen. Kümmern Sie sich dabei auch einmal mehr um das *Wohlergehen* als um die Krankheiten bzw. das „Kranke" und das Unwohlsein (auch wenn das Ihr Beruf ist) – Ihr eigenes Wohlergehen oder das Ihres Umfelds eingeschlossen, nicht nur das der Patienten. Seien Sie humorvoll oder tun Sie bewusst einmal wieder Dinge, die Sie zum Lachen bringen. *Genießen* Sie auch wieder einmal; das ist gesund und tut Ihnen gut! Nur zur Wiederholung: Es darf und soll Ihnen gut gehen – das ist eine schlichte Notwendigkeit! Haben Sie dafür *Sinn* und eine *Bestimmung* und seien Sie voller *Zuversicht*, *Zutrauen* und *Hoffnung*. Glauben Sie an *etwas*. In Übersicht 11 finden Sie dazu noch einige weitere Anregungen und Hilfen.

Übersicht 11:
Beispiele für Zuversichts- und Optimismusübungen

- Versuchen Sie, die Dinge, die Ihnen im Leben widerfahren, für sich einzuordnen und zu erklären (das stärkt den Kohärenzsinn und das Gefühl der Kontrolle, mindert Ohnmacht und Hilflosigkeit); Plausibilität ist dabei weniger entscheidend – das bestimmen allein Sie selbst! Schauen Sie dabei insbesondere auf die *positiven* Ab- und Herleitungen.
- Fokussieren bzw. konzentrieren Sie sich auf das, was klappt, d. h. auf das Positive in Ihrem Leben, und weniger auf das, was nicht gelingt; dazu gehört ebenfalls, selbst im Angesicht von Leid und Krankheit *auch* auf das Gesunde zu schauen, also auf das, was noch geht (Jon Kabat-Zinn sagt dazu: „Solange Du noch atmen kannst, ist an Dir mehr gesund als krank!" bzw. „richtig" statt „falsch").
- Schreiben Sie (z. B. auf einem Zettel) über einen Moment in Ihrem Leben, wo ein an sich negatives Ereignis zu unvorhergesehenen positiven Effekten (Konsequenzen, Auswirkungen) führte.
- Schreiben Sie 3 lustige (die „3 lustigsten") Dinge auf, die Ihnen widerfahren sind – die Sie erlebt oder die Sie getan haben; schreiben Sie auch eine mögliche Erklärung auf, warum diese Dinge (Ihnen) passiert sind (bzw. sein könnten).
- Machen Sie eine Einstimmungs- oder Achtsamkeitsmeditation, bei der Sie sich ganz bewusst darum bemühen, Ihre Gedanken wahrzunehmen: Sind jene eher positiv, neutral oder negativ „gefärbt"? Versuchen Sie durch kurze Sätze, die Sie sich mit innerer Stimme sagen (bzw. die Sie vor oder nach der Meditationsübung aufschreiben), Ihre „Färbung" in ein positives oder angenehmes Licht zu rücken, indem Sie sich z. B. Ihrer Stärken und Ziele durch positive Gedanken (sog. *Affirmationen*) bewusst werden – „Ich kann ...", „Ich bin ...", „Ich werde ..." usw.
- Schreiben Sie ein *Optimismustagebuch*: Visualisieren und beschreiben Sie Ihre bestmöglichen zukünftigen „Selbste" (Selbstbilder); nehmen Sie sich dafür initial

Übersicht 11 (Fortsetzung): Beispiele für Zuversichts- und Optimismusübungen

20 min Zeit und führen Sie dieses Tagebuch bzw. diese „Best-possible-Selves"-Übung täglich (für 4 Wochen) fort, solange es für Sie passt; es geht dabei um die Beschreibung des für Sie *im Moment* bestmöglichen und vorstellbaren Zustands bzw. Bildes Ihrer selbst und den sukzessiven Verlauf über die nächsten Wochen, d. h. die (positive) Entwicklung und Fortführung Ihres Selbstbilds; Sie können alternativ auch zeichnen oder malen.

- Genießen Sie und identifizieren Sie sich mit dem, was Sie gerade tun (nach dem Motto: „Auch wenn Sie nicht tun, was Sie lieben, versuchen Sie dennoch zu lieben, was Sie tun!").
- Genießen Sie die Vorstellung (ggf. Visualisierung), zukünftige Ziele zu erreichen.
- Lassen Sie bewusst positives Denken zu und probieren es einfach aus – und nehmen Sie auch eine Erleichterung und innere Belohnung wahr, wenn positive Dinge bzw. Ziele eintreten.
- Schreiben Sie jeweils 3 Wörter oder Begriffe auf, die beschreiben, was Sie sich für Ihre Kinder, den Partner bzw. die nächsten Angehörigen für die Zukunft wünschen; was sollen z. B. Ihre Kinder lernen, was davon können und wollen *Sie* Ihnen mitgeben?
- Wunschzettel: Schreiben Sie sich selbst – nach einer kurzen Phase der inneren Einkehr und Besinnung – 2 Wunschzettel („Was ich mir wünsche ..."): den ersten für *die nächste Woche* (oder den nächsten Monat) und den anderen für einen Zeitpunkt *in 5 Jahren* (oder in 10); geben Sie Ihrem Wunschzettel die folgenden Kategorien vor: a) Arbeit, Karriere oder Ausbildung, b) Beziehungen und Sozialleben (Familie, Freunde, Partnerschaft), c) Kreativität und Kunst, d) Spaß und Spiel, e) Gesundheit, f) materielle Dinge, g) Spiritualität und Glaube, h) Hilfe für andere bzw. Ehrenamt; legen Sie die Zettel weg! Sie können sie auch in einen Umschlag stecken und an einen „sicheren Ort" legen – oder jemanden bitten, Ihnen diesen Umschlag per Post in einem halben Jahr o. Ä. zuzusenden.

▶ **Hilflosigkeit vermeiden und Kontrolle behalten** Man könnte über diesen Abschnitt auch noch ganz andere Überschriften setzen, z. B. „Den Strom der negativen Gedanken stoppen" o. Ä., mit ähnlicher Bedeutung: Setzen Sie Ihre Energien effektiv ein, engagieren Sie sich dort, wo es sich lohnt, aber zermartern Sie sich nicht den Kopf über Dinge, die Sie nicht ändern können oder wollen oder die sowieso nur in Ihrer Gedankenwelt existieren. Lernen Sie Ihre automatischen Gedanken kennen und kommen Sie immer wieder einmal aus dem *Autopilotmodus* bzw. aus festgefahrenen Mustern heraus. Übernehmen Sie Verantwortung und Kontrolle. Lassen Sie gehen, was gehen kann, und klären Sie, was noch geklärt werden muss. Ziehen Sie keine voreiligen Schlussfolgerungen, denken Sie nicht immer *schwarz-weiß*, übertreiben (aber auch untertreiben) Sie nicht, bleiben Sie immer „schön hübsch auf dem Teppich" – und *im Moment*, d. h. im Hier und Jetzt. *Stressen Sie sich einfach nicht selbst!* Machen Sie die Dinge nicht schlimmer, als sie sind. Vergleichen Sie sich dazu nicht ständig mit irgendjemandem oder irgendetwas (es gibt immer jemanden, der besser ist bzw. dem es vermeintlich besser geht usw.), sagen Sie auch einmal „Stopp" oder „Nein" und werden Sie sich Ihrer *eigenen* Potenziale und Möglichkeiten gewahr. Alles kommt *zu seiner Zeit* (sagte schon Heraklit): Leben Sie *Ihr* Leben, und das möglichst bewusst.

Wie sagte vor einigen Jahren Ralf Schumacher, der wie sein älterer und höchst erfolgreicher Bruder Michael Rennfahrer ist, auf die Frage, wieso er denn trotz all der ausgefeilten Technik und der enormen PS-Stärke seines Wagens nicht immer ganz vorn im Renngeschehen dabei sei: „Power is nothing without control!" Was nützen all die Kraft und das ganze Potenzial, wenn man sie nicht selbst kontrollieren kann? Dazu schrieb passend (ca. 70 Jahre vorher) der deutsch-amerikanische Theologe und Philosoph Reinhold Niebuhr, dem das berühmte „Serenity Prayer" („Gelassenheitsgebet") zugeschrieben wird:

> *Herr, gib mir die Gelassenheit*
> (oder auch: *die Gnade der Gelassenheit),*
> *Dinge hinzunehmen, die ich nicht ändern kann,*
> *den Mut,*
> *Dinge zu ändern, die ich ändern kann,*
> *und die Weisheit,*
> *das eine vom anderen zu unterscheiden.*

Allzu oft geraten wir in gedankliche Fallen hinein, unsere eigenen Fallen, die wir uns selbst gestellt haben. Wir denken und grübeln zu viel, bekommen „gedankliche Verstopfung" (Cognitive Constipation; s. Kap. 12) und kommen auf diese Art letztlich einer echten und nachhaltigen Problemlösung oder dem tiefen Glück selten wirklich und entscheidend näher. Dabei kommt es manchmal nur darauf an, dass wir uns *entscheiden*, dass wir *wählen* und dann nach vorn schauen (zumindest nicht immer wieder zurück): „Say no to too many choices" (Seligman 2010[44]). Und wir sollten wohl auch nicht immer „100 %" als Gegenleistung für unsere teure (wertvolle?) Entscheidung erwarten; machen wir das nicht zu einer unausweichlichen Grundbedingung für uns selbst und für andere. Dann wird es nämlich manchmal schwer im Leben. Wer soll unseren Ansprüchen genügen? Erwarten wir auch nicht immer den absoluten Peak oder Mastery Moment (Hochmoment), sondern seien wir auch einmal zufrieden, einfach so, mit dem, was ist, mitunter vielleicht auch mit weniger. *Optimieren* wir lieber einmal, als alles zu *maximieren*. Warum? Weil das Optimum sich an den gegebenen Möglichkeiten orientiert, an unseren Potenzialen und Ressourcen. Und dann bekäme einer der größten Stressoren in unserem Leben weniger Nahrung und würde schließlich ersticken oder zumindest nur noch *auf kleiner Flamme* brennen. In den Übersichten 12 und 13 finden Sie dazu weitere konkrete Anleitungen und Tipps.

Übersicht 12:
Algorithmus zum Umgang mit negativen bzw. automatischen Gedanken

1. Haben Sie eine regelmäßige *Entspannungs- oder Meditationspraxis* (s. Kap. 13.1) – das „imprägniert" gegen Stress und macht insgesamt gelassener und weniger anfällig für *Grübeleien.*
2. Machen Sie regelmäßig im Alltag *Minis*, d.h. Kurzentspannungsübungen, bei denen Sie z. B. 3 tiefe Atemzüge in den Bauch machen (Zwerchfellatmung) oder 4 abgezählte, bewusste bzw. achtsame Atemzüge; basteln Sie sich *Eselsohren* oder *Cues* zur Erinnerung in Ihrem Alltag oder machen Sie ein festes Ritual daraus, z. B. immer bevor Sie eine SMS lesen, ans Telefon gehen o. Ä., solche Minis zu praktizieren.
3. Ihnen begegnet im Alltag ein Problem, ein Stressor oder etwas, das Sie aufregt? Mit etwas mehr Achtsamkeit, Bewusstheit bzw. Aufmerksamkeit und Training werden Sie das zunehmend bemerken; ziehen Sie jetzt gedanklich ein Stoppschild heraus und nehmen Sie einen tiefen Atemzug, nutzen Sie die dadurch gewonnene Zeit: Wie wollen Sie jetzt reagieren? Sie haben meistens eine Wahl! *Wählen* Sie: „Stopp – atme – reflektiere – wähle!", kurz: S-A-R-W.
4. Drücken Sie sich aus: Schreiben Sie Tagebuch oder reden Sie mit Freunden regelmäßig über Dinge des Alltags sowie über Dinge, die Sie ggf. belasten; schreiben Sie wieder einmal einen Brief an jemanden, den Sie mögen (oder Sie können auch an sich selbst einen Brief oder eine Postkarte schreiben, wie an einen guten Freund – was Sie sich selbst immer schon einmal Positives sagen wollten ...; adressieren und frankieren Sie den Brief und bitten Sie jemanden, ihn irgendwann für Sie einzustecken); hören Sie auch anderen wieder aktiv und achtsam zu, lassen Sie sich positiv *beeindrucken*; werden Sie kreativ, malen Sie, schreiben Sie oder „basteln" Sie Gedichte oder lesen Sie inspirierende Texte und hören Sie Musik, über die Sie dann reflektieren, resonieren – warum nicht auch wieder in Ihrem Tagebuch? Schreiben Sie sich die *Dinge von der Leber* oder drücken Sie auf anderen Wegen aus, was nicht in Worte zu fassen ist oder nicht gefasst werden will; machen Sie eine formale Schreibübung nach James Pennebaker: Schreiben Sie an 4 aufeinanderfolgenden Tagen für jeweils genau 20 min (Wecker!) über ein spontanes Thema oder etwas, das Sie bedrückt; wenn Sie einmal begonnen haben (Tag 1), setzen Sie den Stift für die 20 min nicht wieder ab und lesen Sie niemals das Geschriebene (bis auf den jeweils letzten Satz) noch einmal durch; wenn Ihnen nichts weiter einfällt, dann wiederholen Sie einfach den letzten Satz oder das letzte Wort; am jeweils nächsten Tag lesen Sie ebenfalls nur den letzten Satz vom Vortag und schreiben spontan und ohne weiteres Nachdenken weiter; am Ende des 4. Tages legen Sie die Zettel weg und lesen Sie den Text nicht noch einmal durch!
5. Sie haben ein schwerwiegendes Problem, eine starke Belastung, einen echten *Aufreger*? Machen Sie es nicht noch schlimmer:
   - **Praktizieren Sie Minis** – wie z. B. S-A-R-W (s. oben).
   - Suchen Sie Ihr Problem **systematisch** nach folgenden Anteilen ab: a) Was daran ist *lösbar*? Lösen Sie! b) Was müssen Sie *akzeptieren*? Akzeptieren Sie!

Übersicht 12 (Fortsetzung):
Algorithmus zum Umgang mit negativen bzw. automatischen Gedanken

c) Löst sich ggf. etwas von bzw. an dem Problem *von allein* wieder auf, z. B. durch „Aussitzen"? Dann räumen Sie eine konkrete Frist ein (Kalender!), die Sie dem Problem geben wollen, um sich darin von allein *aufzulösen* (oder zumindest kleiner zu werden) – warten Sie bis dahin ab, ohne sich weiter mit dem Problem zu beschäftigen, und konsultieren Sie es erst wieder nach Ablauf der Frist; d) vielleicht müssen Sie das Problem aber auch aktiv „sezieren" und in einen anderen Rahmen stellen (Reframe) bzw. aktiv restrukturieren (Cognitive Restructuring);

- Dazu stellen Sie sich die folgenden **3 Fragen**: a) Ist das *wirklich* so? Habe ich *Beweise* (für meine Annahmen über das, was ist bzw. sein soll bzw. eintreten wird)? b) Kann man das auch *anders sehen?* Gibt es vielleicht eine andere Sichtweise, z. B. die der bzw. einer anderen Person? c) *Hilft mir das? Tut mir das gut?* Zur Unterstützung können Sie auch die „A-B-C-D-Übung" machen (s. Übersicht 13).

▸ **In gute Beziehungen investieren** Gute Beziehungen beginnen immer bei uns selbst. Sind wir bereit, hier zu investieren, in *Vorleistung* zu gehen? Am Anfang steht eine positive bzw. gesunde Art zu kommunizieren. Machen Sie vielleicht einmal die *folgende* Übung: Setzen Sie sich zu zweit einander gegenüber, mit jemandem, den Sie kennen, der Ihnen aber nicht unbedingt besonders nahestehen muss. In jedem Fall sollte es nicht eine Person sein, vor der Sie Angst haben oder bei der Sie Schwierigkeiten hätten, offen und authentisch zu sein. Und der Lebenspartner – auf der anderen Seite – steht einem möglicherweise schon wieder zu nahe? Probieren Sie es aus. Berichten Sie nacheinander von einem Ereignis, das positiv für Sie verlaufen ist, etwas, das Sie gemacht oder erreicht haben. Die zuhörende Person reagiert bewusst und *aktiv konstruktiv*, d. h., sie wertschätzt mit ihrer Körpersprache und den Kommentaren (sowie evtl. mit einem kleinen „Fazit" zur geschilderten Situation) den Part des Gegenübers. Nach ca. 5 min insgesamt wechseln Sie die Rollen bzw. Perspektiven, d. h., die andere Person erzählt ihr Ereignis. Sie werden immer etwas Positives, Anerkennenswertes und „Lobenswertes" finden! Geben Sie sich Mühe, aber bleiben Sie authentisch und aufrichtig. Fühlen Sie in *sich* hinein!

Übersicht 13:
Die A-B-C-D-Regel der kognitiven Restrukturierung (Umdeutung)

- **A**: Notieren Sie ein belastendes Ereignis bzw. die stressige *Ausgangssituation* (Aversity); diese kann in der Vergangenheit liegen oder aktuell sein.
- **B**: Schreiben Sie Ihre (damaligen) *Bewertungen* bzw. die persönliche, subjektive *Bedeutung* des Ereignisses für Sie auf (Believe about).
- **C**: Erinnern Sie sich an bzw. vergegenwärtigen Sie sich die konkreten *Konsequenzen* (Consequences), die real eingetreten sind – auch aufgrund Ihrer Reaktion – oder die Sie antizipieren; notieren Sie sie.

Übersicht 13 (Fortsetzung):
Die A-B-C-D-Regel der kognitiven Restrukturierung (Umdeutung)

- **D**: *Diskutieren* Sie (Dispute) mit einer anderen Person – oder mit sich selbst, schriftlich – Ihre (ursprünglichen) Überzeugungen in Bezug auf das stressige Ereignis; stellen Sie jetzt wieder die 3 Fragen aus Übersicht 12):
  a) Ist bzw. war das *wirklich* so? Habe bzw. hatte ich *Beweise*?
  b) Kann bzw. konnte man das auch *anders sehen?*
  c) *Tut bzw. tat mir das gut?*
  Was wäre ein alternatives „bestmögliches" Szenario (gewesen)? Wie sähe dagegen das Ihrer Meinung nach „schlimmste vorstellbare" Ergebnis aus (oder wie hätte es ausgesehen)? Bringen Sie die Dinge und das reale Ereignis bzw. Ergebnis so in eine vernünftige Relation. Diskutieren Sie mögliche Alternativen!
- Versuchen Sie, mit diesen Fragen und der oben geschilderten Herangehensweise neue und vermeintlich gesündere bzw. weniger stressige (und damit möglicherweise geeignetere) Wege für Ihren persönlichen Umgang mit Stress ausfindig zu machen: Setzen Sie belastende Situationen auf diese Weise in einen anderen Rahmen bzw. in ein anderes Licht und fordern Sie Ihre eigenen eingespielten (automatischen) Reaktionsmuster und gedanklichen Strukturen und Verzerrungen heraus! Übernehmen Sie Verantwortung und Kontrolle für die Dinge, die Ihnen passieren – insbesondere für den Ausgang, den Sie mitverantworten, weil Sie Teil davon sind!
- Beispiel: Wenn Sie zu Ihrem Ereignis (A) annehmen (B), dass es permanent, unveränderbar und eingreifend ist, dann ist die natürliche Konsequenz (C) Traurigkeit, Verzweiflung und Depression; ist A für Sie dagegen vergänglich, lokal und beeinflussbar (B), dann werden Sie es besser bewältigen und eher einen Ausweg finden (C)!
- Ein solches „Reframing" ist auch ein wirksames Resilienztraining – probieren Sie es einmal aus! Nehmen Sie zu dieser Übung auch die Übersicht 12 hinzu!
- Eine Kurzform oder Abkürzung könnte (nach Martin Seligman) auch so aussehen: Stellen Sie sich Sachen oder Situationen (z. B. auf der Arbeit) vor, die Sie *nicht* mögen; wenden Sie nun – erst gedanklich, dann ganz real – alle Ihre Stärken auf und engagieren Sie sich voll (Commitment), um aus den unangenehmen Dingen etwas Positives (ein „Fest") zu machen, etwas zum Wachsen, eine Herausforderung, eine Aufgabe, etwas Sinnvolles, zum Lernen, auch zur Anwendung von Flow und Achtsamkeit usw. – verschreiben Sie sich ganz den eigenen Stärken und dem „erfolgreichen Wenden des Blattes" *zum Guten!*

Nehmen Sie Kontakt auf zu Ihrer Umwelt und den Menschen darin, „echten", bewussten Kontakt – wenn Sie es für *richtig* halten. Nähren und pflegen Sie insbesondere Ihre engeren sozialen Beziehungen und Bindungen. Rufen Sie Ihre Freunde an, wenn Sie an sie gedacht haben. Seien Sie anwesend und auch einmal wieder selbst erreichbar. Oder schreiben Sie eine *kurze* Mail bzw. SMS (etc.): Wie viele Nachrichten an Fremde oder Ihnen wenig bedeutende Menschen oder Institutionen versenden Sie am Tag und wie viele an Menschen, die Ihnen wirklich wichtig sind? Nehmen Sie sich einfach die Zeit!

Geben Sie soziale Unterstützung und „fordern“ Sie eine solche auch selbst ein, wenn sie gebraucht wird. Das ist völlig in Ordnung, denn dafür sind Freunde und Familie auch da – wenn wir welche haben bzw. es so wollen und uns das soziale Netz entsprechend erhalten. Dazu müssen wir aber wirklich bereit sein, denn wir müssen hier etwas *investieren*, immer wieder einmal, am besten kontinuierlich. Zeigen wir unserem sozialen Umfeld unsere *aufrichtige Anteilnahme*, reden wir darüber, teilen wir uns mit (Share), seien wir verbunden und „connected“. In Übersicht 14 finden Sie zusätzliche Ideen und Anregungen. Dazu auch noch Tipps für ein kommunikatives bzw. kognitives „Konfliktmanagement“ (s. die Übersichten 6, 12, 13 und 14): Unterschätzen Sie nicht Ihre eigene Rolle und Ihren Einfluss! *Finden* Sie häufiger, schon vor der eigenen Tür, ja, sogar in der eigenen Wohnung, in Ihren unmittelbaren Mitmenschen, als immer (woanders) zu *suchen*. Seien Sie bereit für das Wertvolle und Positive in jedem Menschen, auch in *Ihrem* Umfeld – direkt hier! Finden Sie z. B. *Liebe*, erwarten Sie sie aber nicht oder setzen sie jene gar voraus. Liebe kann sehr flüchtig sein. Nehmen Sie es nicht immer persönlich, wenn sie fehlt. Und suchen Sie nicht die Liebe in Strukturen, in denen sie nicht enthalten ist (z. B. in Verwaltungen, Organisationen, Ämtern usw.), denn die Liebe steckt in den Menschen und Beziehungen, in liebevollen Begegnungen. Seien Sie dafür bereit – wenn Sie wollen. Und testen Sie den Unterschied mittels einer kleinen Übung: Vergleichen Sie einmal bewusst eine Aktivität, die „nur“ Spaß macht (schreiben Sie Ihre Erfahrungen auf), mit einer, die Sie aus Liebe oder Altruismus heraus unternehmen (ebenfalls notieren): Was hält länger an? Was macht *Sinn?*

Übersicht 14:
Das soziale Netz pflegen – Beispiele für Übungen

- *Gesunde Kommunikation* ist wichtig: Man kann z. B. 4 unterschiedliche *Typen* (Stile) der Kommunikation differenzieren – 1. „Ich zähle, Du zählst nicht“ (aggressiver bzw. aversiver Typ), 2. „Du zählst, ich zähle nicht“ (passiver Typ), 3. „Ich zähle, Du zählst nicht, aber das sage ich Dir nicht“ (passiv-aggressiver Typ) oder 4. „Ich zähle, Du zählst“ (assertiver bzw. appetitiver Typ). Die ersten 3 Formen sind, wenngleich manchmal nur versteckt oder indirekt ableitbar, ungesund bzw. *nicht wirklich positiv*, ja, sie können sogar mit einem erhöhten Erkrankungsrisiko einhergehen, z. B. für Herz-Kreislauf- bzw. Stresserkrankungen, u. a. weil sie nicht ausgeglichen und konstruktiv sind, nicht wertschätzend gegenüber anderen (bzw. einem selbst), dagegen *abwehrend* oder *feindselig!* Probieren Sie doch selbst einmal aus, über die Sprache Stress zu reduzieren, z. B. indem Sie ganz bewusst und gezielt in einer Kommunikation bzw. in einem Gespräch konstruktiv agieren, ausgeglichen, empathisch, zuhörend, aber nicht passiv usw. Wie fühlt sich das an? Für *Sie?* Beobachten Sie dabei auch aufmerksam Ihr Gegenüber (s. Übersicht 6), achten Sie auf Tempo der Unterredung, Körpersprache, Sprachmelodie, eingesetzte Wörter usw. Wie würden Sie die Unterredung hinterher (und evtl. im Vergleich zu sonstigen bzw. vorherigen) charakterisieren? Machen Sie sich durchaus einmal nach einer solchen Unterhaltung ein paar Notizen, die Ihnen vor Augen führen, was da „eben“ – neben dem Austausch von Inhalten oder Informationen – passiert ist!

Übersicht 14 (Fortsetzung):
Das soziale Netz pflegen – Beispiele für Übungen

- Praktizieren Sie wieder einmal *Akte der Nächstenliebe*, Gesten der Freundlichkeit: Haben Sie ein Ehrenamt? Wann haben Sie zuletzt einmal etwas *freiwillig* für jemanden anderen oder die Gesellschaft o. Ä. getan? Wann haben Sie zuletzt jemandem geholfen oder etwas gespendet usw.? Wann haben Sie zuletzt jemandem Ihre Anerkennung oder gar Bewunderung mitgeteilt, wann jemandem gesagt (und gezeigt), dass Sie ihn lieben, in der Partnerschaft oder in der Familie, aber auch außerhalb? Seien Sie eine Quelle der Freude und der Unterstützung für Ihre Mitmenschen, nehmen Sie Leute in den Arm (nicht *auf*), loben Sie aufrichtig und „klopfen" Sie auch einmal „auf die Schulter", seien Sie zuverlässig und loyal, setzen Sie Prioritäten für Menschen, die Ihnen etwas bedeuten, aber kümmern Sie sich auch um das Umfeld „drumherum"! Immer wieder einmal ... („jeden Tag eine gute Tat"). Als formale Übung können Sie damit beginnen, *Akte der Freundlichkeit* (der Nächstenliebe, der Freundlichkeit oder des Mitgefühls; s. oben) zu zählen und aufzuschreiben bzw. jemand anderem zu berichten – Aktivitäten, die *Sie* unternommen haben; diese Übung könnten Sie z. B. für 1 Woche jeden Tag einmal durchführen; eine andere Variante dieser Übung wäre, dass Sie innerhalb 1 Woche bewusst 3 „Zeitgeschenke" vergeben, indem Sie 3 Personen treffen oder kontaktieren (wenn es jenen passt), die Ihnen etwas bedeuten bzw. um die Sie sich sorgen.
- Seien Sie kein „Stressverstärker": Rüsten Sie verbal ab (s. oben und die Übersichten 12 und 13), betreiben Sie ein einfaches „Stressmanagement" (s. Abb. 11.2 und Abb. 11.3).
- Übung *Kraftquellen* bzw. *Schutzquellen*: Gehen Sie kurz in sich, kommen Sie zur Ruhe, atmen Sie bewusst, stellen Sie sich nun die folgende Frage: „Wer oder was gibt mir Kraft?" Welche Person (lebend oder verstorben, aber noch *im Herzen*), welches Vorbild, welches Tier, welche Sache usw. inspiriert Sie, gibt Ihnen Kraft und hilft Ihnen, allein schon durch ihre Existenz? Wer bzw. was motiviert Sie, auch in schweren Zeiten, jeden Morgen aufzustehen und den Tag anzugehen? Schreiben Sie die Dinge auf! Ein anderes Mal, wenn es Ihnen gut geht und Sie sich beschützt und *sicher* fühlen, stellen Sie sich die Frage: „Wer oder was schützt mich, passt auf mich auf? Wer oder was beschützt mein verletzbares Selbst?" (weiter wie oben).
- Übung *Soziales Atom* bzw. *Soziales Universum*: Malen Sie ein „Atom" oder eine „Sonne" auf ein Blatt (das sind *Sie*) und dazu, in den Umlauf- oder Elektronenbahnen darum, die Elektronen oder Planeten (das sind die Elemente Ihres sozialen Netzes), die um Sie herum schwirren – ganz nah die besonders engen und wichtigen, weiter weg die Personen, die noch dazugehören, aber schon auch einmal verloren gehen (können).

► **Anwesend sein, bei Sinnen und im Fluss sein** Über die Achtsamkeitspraxis als Teil der Positiven Psychologie bzw. Mind-Body-Medizin haben wir ja schon ausführlich geschrieben (s. Übersicht 5 und Abb. 11.3). Und auch die positiven oder Glück und Belohnung vermittelnden neurobiologischen Eigenschaften der Einstimmung bzw. Achtsamkeit sowie des Flow-Erlebens sind uns inzwischen gut bekannt. Bleibt noch, ein paar beispielhafte Übungen oder „Zutaten“ zu beschreiben, mit denen wir das eine oder das andere davon aktiv auslösen können. Halten wir aber zunächst noch einmal fest, dass Flow und Achtsamkeit kein Selbstzweck sind, sondern u.a. einer effektiven Stressreduktion und einem *Selbstmanagement* dienen können.

Seien wir also mehr anwesend, und der Stress, den wir uns im Kopf vorstellen, d.h. aus der Vergangenheit tradieren bzw. vervielfältigen, oder den wir in die Zukunft projizieren, wird *ganz von allein* weniger. Seien wir einfach mehr *da*, wenn wir schon da sind. Und das sind wir nun einmal, so oder so. Genuss und Sinnlichkeit sind in diesem Zusammenhang auch nicht nur „schön“ und stressreduzierend; sie steigern dazu – im wörtlichen Sinn – das *Selbstbewusstsein*. Und wenn wir mehr anwesend sind, mehr *jetzt* sind, bekommen wir auch mit, wenn der Stress oder ein tatsächlich belastendes Ereignis *zu Ende* ist, wann eine stressige Zeit vorbei ist, die herausfordernde Aufgabe gelöst, geschafft oder verschwunden, wir also – auch gedanklich – *loslassen* und *abschließen* können. So erlangen wir wieder mehr Kontrolle, können besser *abschalten* („an – aus“), nehmen auch Erfolge war, können sie innerlich feiern – und kleben nicht an etwas aus der Vergangenheit fest. Wir können uns weiterentwickeln und voranschreiten. Das Leben wird voller, lebendiger und evtl. leichter!

Sammeln wir wieder *gute Nachrichten*, haben wir Freude, erhalten wir uns das Lachen, den Humor, das Spielen, die Lockerheit, und nehmen wir uns selbst nicht immer so ernst. Freunde, Familie – aber auch Fremde – können, von jenen bemerkt oder auch unbemerkt, unsere „Spielpartner“ werden, wobei wir aufpassen müssen, dass wir Spaß und Lachen nicht mit Zynismus und Schadenfreude verwechseln. Seien wir in jedem Fall auch wieder offen für Exzellenz und Schönheit, für die Besonderheiten des Alltags, das Begeisternde auch in den kleinen und gewöhnlichen Dingen. Seien wir Teil und *darin* – und planen oder grübeln wir nicht zu viel über Vergangenheit und Zukunft. Leben wir ganz im Moment, wann immer möglich, im Beruf, in der Freizeit, beim Sprechen, Essen, E-Mail-Schreiben, bei den Hochmomenten (da ist es nicht schwer), aber auch bei Erfüllung von „lästigen“ Routineaufgaben am Arbeitsplatz oder zu Hause (Wäsche waschen, Geschirr abtrocknen usw.). Frei nach John Lennon ist das „Leben das, was stattfindet, während wir Pläne schmieden“. Wir sollten es nicht verpassen!

Sicher hat niemand etwas dagegen, zumindest kein „Positiver Psychologe“ oder „Mind-Body-Mediziner“, wenn wir ab und zu auch etwas Neues, Aufregendes, „Prickelndes“ oder Abenteuerliches machen – d.h. etwas *Nichtalltägliches*. Da hat es der *Flow* dann nämlich besonders leicht, ganz natürlich, gerade wenn wir es mit anderen Menschen zusammen machen. So eine kleine (oder große) Ekstase im Alltag oder auch jenseits davon – das hat etwas und kann *auch* gesund sein. Das lehrt uns die Neurobiologie. So können wir u.a. geistig wachsen oder unsere Motivationsphysiologie einmal richtig „durchpusten“. Und daher ist der fast schon fatalistisch anmutende Satz vom Leben „als wenn es kein Morgen mehr gibt“ oder das berühmte „Carpe diem!“ aus Sicht von Flow und Achtsamkeit gar nicht so ganz verkehrt. Denn im

Grunde genommen geht es ja genau darum, irgendwie. Aber diese Haltung ist dann keine „Egal-Haltung" (und vor allem sollte sie keinesfalls *auf Kosten anderer* realisiert werden) und mündet auch nicht in einer Vernachlässigung von Pflichten und Aufgaben, sondern sie führt zu einer höheren Effektivität und Problemlösungskompetenz und einem *Mehr*, nicht Weniger; unter der Voraussetzung allerdings, wir handeln respektvoll und wertschätzend, eben *achtsam* (und auch in gewisser Weise empathisch und bescheiden) und beachten dabei die Grundregel der Achtsamkeit: *voll bewusst bei Sinnen, konzentriert anwesend im gegenwärtigen Moment, jede Erfahrung und jeden Eindruck wahrnehmend, annehmend und akzeptierend, dabei nicht wertend oder anheftend.*

Bei der Achtsamkeit – und auch im Flow – (er-)leben wir also im Moment, aber mit dem Gesicht nach vorn: *Dorthin* führt uns auch das Wachstum, dort vorn kommen wir an, erblühen wir in Glück und Zufriedenheit, dort strahlen wir als Sonne in unserem Universum – für uns selbst, aber insbesondere auch für die *anderen* Planeten und Himmelskörper, für die unsere Existenz und unser Strahlen bedeutet, dass jeden Morgen *die Sonne aufgeht*. Das ist aber keine Selbstverständlichkeit, und es wird *von uns* abhängen, ob das gelingt. Wir können es trainieren, dieses Potenzial, es wieder in uns wach- und abrufen. Werden wir *sinnlich*, strahlen wir wieder und fangen wir mit dem Training an – jetzt, jeden Tag (Übersicht 15).

Übersicht 15:
Einfache Vorgaben und Übungen zur Erfahrung von Achtsamkeit und Flow

- Haben Sie am besten eine *tägliche Entspannungs-* oder *Meditationspraxis* (s. Übersicht 12 bzw. Kap. 13.1) und machen Sie dazu regelmäßig *Minis* im Alltag (s. Übersicht 12).
- Die formalen Techniken der *Achtsamkeitsmeditation* (allen voran der *Body-Scan* oder auch der Prototyp einer Atem- bzw. Fokusmeditation, die sog. *Benson-Methode* – s. Kap. „Weiterführende und ergänzende Literatur (Bücher)", S. 255 und Kap. „Mind-Body-Medizin und Achtsamkeit", S. 259) dienen dazu, unsere Aufmerksamkeit ganz im Moment zu binden und störende oder uns aus dem Moment wegführende Gedanken zu ignorieren bzw. zu lernen, jene Ablenkungen sanft wegzuschieben und so den Strom der Gedanken und das „Rauschen" in unserem Kopf aktiv zu unterbrechen; so erlangen wir wieder die Kontrolle und „Hoheit" über unser Gehirn bzw. die Inhalte und den Rhythmus unserer Gedanken und erfahren *Selbstwirksamkeit* – dazu stellt sich, in der Folge, auch noch eine angenehme *endogene Belohnung* ein.
- Neben den formalen und wiederkehrenden *Achtsamkeitsritualen* und -techniken empfiehlt es sich, insbesondere bei den *Alltagsaktivitäten anwesend* zu sein und die erhaltenen Sinneseindrücke *ganz bewusst* wahrzunehmen: beim Gehen oder Laufen (Sport), beim Sprechen oder Zuhören (oder auch beim Therapieren), auch beim Sex oder bei Berührungen – besonders beim Tasten, Riechen und Schmecken (weil da besonders viele Sinnes- und Nervenzellen beteiligt sind); wir können eine ganze Mahlzeit achtsam verbringen, was jedoch einige Zeit beansprucht,

Übersicht 15 (Fortsetzung):
Einfache Vorgaben und Übungen zur Erfahrung von Achtsamkeit und Flow

oder auch *pro Mahl* nur 2–3 Gabeln oder Löffel (d. h. die Nahrung darauf) besonders intensiv und aufmerksam vom Teller zum Mund und *im Mund* verfolgen, bis zum Schluckvorgang; oder nehmen Sie sich doch einmal eine einzelne Rosine oder Erdnuss zur Hand – wie sieht sie aus? Wie sind die Farben, wie sind Beschaffenheit, Oberfläche, Konsistenz? Wie riecht sie? Wie fühlt es sich an, wenn Sie sie z. B. an den Lippen entlangführen? Wie fühlt sie sich auf der Zunge an, wie schmeckt sie? Wie kaut sie sich? Was verändert sich in Ihrem Mund während des Kauvorgangs und danach? Was bleibt? Das ganze Orchester der Sinne wird hier aktiviert und bewusst wahrgenommen – und auch erfahren wir so, ganz nebenbei, eine zentrale Erkenntnis der Achtsamkeitspraxis: Nichts bleibt, wie es ist; alles fließt bzw. verändert sich!

- Neben den „profanen" Dingen des Alltags (oder einer kleinen innerlichen Belohnung) sollten Sie sich hin und wieder auch einmal etwas Neues gönnen: warum nicht eine *achtsame* äußere Belohnung, gerade in stressigen oder „schlechten" Zeiten, d. h., wenn Sie es *nötig* haben? Kino, essen gehen oder schöne Kleider usw. kaufen – *Retail Therapy* nennen das die Amerikaner. Kleiner Tipp: Halten Sie, wann immer möglich, die *guten Momente* in Ihrem Leben fest – in Wort, Bild oder Ton … und natürlich im Gedächtnis; werden Sie nostalgisch!
- Und *Flow?* Flow steckt schon in der Achtsamkeit – und umgekehrt; Flow stellt sich ein, wenn Sie etwas tun, das Ihre volle Aufmerksamkeit bindet, das herausfordernd, aber nicht erschlagend ist, auf der anderen Seite aber auch nicht unterfordernd, sondern *gerade richtig* (vgl. Kap. „Vom Flow-Erleben und von dem beglückenden Gefühl des Dazugehörens und des Ankommens", S. 148 sowie Abb. 8.**9** und Abb. 8.**10**); laut Mihaly Csikszentmihalyi braucht es folgende „Zutaten" oder begünstigende Faktoren zum Flow-Erleben:
  - klare Ziele,
  - Kontrolle und unmittelbares Feedback (weswegen man beim Musizieren, Malen, Tanzen oder allgemein beim Sport so gut in den Flow-Zustand gerät),
  - bleiben Sie in Ihrem persönlichen „Kompetenzkorridor",
  - seien Sie voll fokussiert, absorbiert, konzentriert (d. h. voll anwesend und *da*),
  - seien Sie auch geistig und gedanklich voll im Moment und bei der Sache,
  - seien Sie bereit und engagiert, geben Sie sich Ihrer gegenwärtigen Tätigkeit oder Erfahrung hin,
  - transformieren Sie die Zeit, d. h., finden Sie Ihr eigenes Tempo, Ihren eigenen Rhythmus bzw. in Gruppen (oder bei Mannschaftssportarten) das *gemeinsame* Schritttempo, den *Takt*, in den Sie sich dann *fallen lassen* können (vgl. *Kairos* statt *Chronos* – als die gefühlte *innere* Zeit: Ihre eigene oder gemeinsame Zeit, der Augenblick, das innere Tempo, nicht die draußen tickende Uhr!); halten Sie Schritt!

▸ **Ziele haben** Das haben wir schon beim Flow gehört: Es scheint wichtig zu sein! „Committing to your goals" – sich gar leidenschaftlich den eigenen Zielen verschreiben und „hingeben". Das liest man immer wieder, nicht nur in Ratgebern zur allgemeinen Lebensführung, sondern auch in wissenschaftlichen Betrachtungen zur Positiven Psychologie. *Besitze* Deine Ziele – mit *Passion*. Schön und gut. Aber eine wichtige Voraussetzung dafür ist ja wohl, dass wir überhaupt Ziele haben und dass wir uns ihrer bewusst sind. Fangen wir also von dem Punkt aus an mit unserer *Zielestrategie* – und machen dann einfach weiter (Übersicht 16).

Übersicht 16:
Ziele setzen, Ziele haben, Ziele erreichen – praktische Aspekte

- Beginnen Sie damit, dass Sie nach einer kurzen Phase der *inneren Einkehr* (z.B. durch bewusstes Atmen oder *Minis*, s. Übersicht 12) oder gar nach einer kurzen *Kontemplation* (achtsames Gewahrsein der Gedanken und offene, ungeleitete Reflexion über ein Thema – hier: die möglichen *Ziele*) Ihre *8 wichtigsten Ziele* spontan bzw. „in einem Rutsch" und ohne Grübeleien oder ein aktives Suchen notieren – und den Zettel dann einfach wieder ad acta legen.
- Alternativ können Sie auch selbst kreierte „Prophezeiungen" (Self-fulfilling Prophecies) niederschreiben, ganz im Sinne von *Affirmationen* (s. Übersicht 11), wobei es hier wichtig wäre, dass die *von Ihnen* aktiv und mit Bedacht definierten Ziele aus kleinen Schritten bestehen, d.h. grundsätzlich vorstellbar und erreichbar scheinen – zur „Not" zerlegen Sie ein großes Ziel dafür in mehrere kleine!
- Welche Charakteristiken von Zielen scheinen besonders hilfreich für das Erreichen zu sein bzw. sind besonders *gesund* im Sinne der Positiven Psychologie? Ziele sollten
  - von innen kommen bzw. innerlich kontrollierbar sein (intrinsisch),
  - erreichbar und prinzipiell vorstellbar sein,
  - authentisch sein und zu Ihnen passen (*eigene* Ziele),
  - motivierend sein (d.h. Wachstum und Bewegung anstoßen *oder* Glückseligkeit und Zufriedenheit, d.h. das *Ankommen* ermöglichen – vgl. sog. „Harmonieziele"),
  - angemessen und flexibel sein, d.h. innerhalb gewisser Grenzen anpassbar, und
  - in erster Linie solche sein, die es Ihnen ermöglichen, auf dem Weg zum Erreichen *selbst* aktiv zu werden, etwas zu *tun* (das muss nicht unbedingt achtsam oder bewusst geschehen, aber die Ziele sollten so angelegt sein, dass man nicht „ohnmächtig" auf das Eintreten oder Nichteintreten warten muss, sondern teilhaben kann, das Ziel also prinzipiell *herstellbar* erscheint).
- Wie beim Flow und auch sonst in Medizin und Gesundheitsförderung gilt auch bei den Zielen und ihrem Erreichen: „Es gibt nichts Gutes, außer man tut es!" Das heißt für uns: Wir müssen aktiv werden, beweglich, dürfen nicht im Suchen, Nachdenken oder Grübeln hängenbleiben bzw. auf der kognitiven Ebene verweilen – *dort* werden wir das Glück kaum dauerhaft finden! Frisch ans Werk: Lieber auch mal einen Fehler riskieren oder einen Umweg (gar Rückschlag) in Kauf nehmen – *aus Erfahrung wird man klug!*

Übersicht 16 (Fortsetzung):
Ziele setzen, Ziele haben, Ziele erreichen – praktische Aspekte

- Unser Handeln sollte geprägt sein von Zielstrebigkeit, d. h. „Absichtlichkeit", von Klarheit und Einfachheit, von mehr *Singletasking* statt *Multitasking* (das sagt auch die Neurowissenschaft), von Anteilnahme und Hingabe, von Gemeinsamkeit und dem Einbeziehen anderer *Mitmenschen* und deren Unterstützung, von Beschleunigung, aber vor allem auch von Verlangsamung und „Entschleunigung" an den geeigneten Stellen – *weniger ist manchmal mehr!*
- Und im *Erfolgsfall*? Bemerken, erinnern und „feiern" wir das Erreichen unserer Ziele! Und erinnern wir uns auch an die Fälle, wo wir einmal durch unser Handeln eine „Tür zugemacht" haben bzw. jemand anders sie „vor unserer Nase" verschlossen hat – und welche andere Tür dann stattdessen evtl. für uns aufgegangen ist: Hindernisse können auch Chancen sein zum Wachstum, zum Erreichen übergeordneter oder *nächster* Ziele!

▸ **Sich auch um den Körper und die Seele kümmern** Bei all der mentalen bzw. geistigen Arbeit und der ganzen *Psychologie* sollten wir keinesfalls unseren Körper vernachlässigen: Der gesunde Geist braucht einen gesunden Körper! Regelmäßige Bewegung – am besten Ausdauersport bzw. *aerobe* körperliche Aktivität – ist ohnehin Bestandteil praktisch aller einschlägigen Gesundheits- und Stressmanagementprogramme (s. Abb. 11.2). Und eine halbe Stunde täglich sollte uns der Körper doch wert sein? Mehr braucht es gar nicht, statistisch gesehen, auch nicht für eine Art *basales körperliches Glück*. Ein aktives *Work-Health-Management* baut im Übrigen ebenfalls auf der Bewegung als einer zentralen Säule auf. Und auch über die Bedeutung der Ernährung haben wir im Kontext von Achtsamkeit schon einiges gehört. Wenn wir neben dem Genuss auch noch mehr *mediterran* oder *asiatisch* essen, machen wir definitiv nichts verkehrt (s. Abb. 11.2). Und Spaß macht es obendrein: Der Internist und Pionier der Integrativen Medizin in Deutschland, Gustav Dobos, sagt dazu: „Nie war es in der Geschichte der wissenschaftlich fundierten Medizin so einfach und genussreich, sich gesund zu ernähren."

Und die *Seele?* Wir haben ja schon an verschiedenen Stellen die klinische Bedeutung einer regelmäßigen Entspannungs- oder Meditationspraxis beschrieben. Für viele Menschen ist eine solche Praxis jedoch mehr als „nur" eine medizinische Möglichkeit, um dem Stress im Alltag wirksam zu begegnen. Menschen lernen über den Weg der Meditation (oder des Gebets), mit den gewöhnlichen – und den außergewöhnlichen – Belastungen des Lebens effektiv, auch vorbeugend, besser umzugehen und schlicht *gut leben zu können*. Aber nicht selten geht es auch um mehr, um *Spiritualität* und *Sinnfindung:* Menschen kommen mit der Meditation *zur Besinnung!*

Ein kleines Gedankenexperiment: Stellen Sie sich vor, Sie würden morgen sterben. Wie würden Sie gern erinnert werden? Schreiben Sie doch mal *zur Übung* – aber ganz im Ernst – Ihren eigenen Nachruf. Was würden Sie Positives herausstellen? Was bleibt, was ist die *Essenz*, wem oder was haben Sie vielleicht „Seele eingehaucht",

d. h. *Inspiration* gegeben, wen haben Sie *glücklich* gemacht, wofür würde man Ihnen *danken*? Und ist das, was andere über Sie schreiben würden (wenn Sie sich in deren Lage versetzten), auch das, was Sie selbst schreiben würden? Und entspricht es auch dem, was Sie gern über sich *hören* würden? Was ist Ihr *Vermächtnis*? Gibt es eine Diskrepanz zwischen dem, was ist, und dem, was Ihrer Meinung nach sein *sollte*, also zwischen Ihrem (jetzigen) Vermächtnis und dem, womit Sie Ihre Zeit, Ihren Tag, den ganzen Alltag *tatsächlich* verbringen?

Versuchen Sie, Ihre wahre Bestimmung zu finden, Ihren *Sinn* und *Zweck*. Manch einer praktiziert dafür Religion und/oder Spiritualität, Gebet, Meditation – oder eben Entspannung. Manch einer findet gerade im Meditationsritual einen „heiligen Ort", andere erfahren diesen in der Kirche, in der Moschee, im Glauben, in der Natur oder beim Anblick der eigenen Kinder (oder alles zusammen). Manch einer erfährt Inspiration beim Hören eines „göttlichen Musikstücks", beim Anblick eines Kunstwerks oder Bauwerks, beim Lesen eines Buches oder Gedichts – oder auch ohne Grund, einfach so. Wo auch immer Ihnen „Heiliges" begegnet, bewahren Sie es im Herzen! Es scheint für Ihr Glück und Ihr Wohlergehen von Bedeutung zu sein. Die *Seele* ist darin!

Und so bleibt uns am Ende dieses Kapitels nur noch als Fazit, die *Positive Psychologie in der Praxis* – d. h. ihre Techniken im handlichen Überblick – mit den Worten des amerikanischen Psychologen Marshall Robinson zusammenzufassen (Übersicht 17). Vielleicht machen Sie ja etwas daraus.

Übersicht 17:
Die Techniken der Positiven Psychologie im Überblick (nach M. Robinson[45])

- **Remember** – erinnere Dich an positive, kürzlich zurückliegende Ereignisse *mit Haut und Haaren.*
- **Be mindful** – sei anwesend und achtsam.
- **Forgive** – vergib aktiv (vgl. R-E-A-C-H, s. Übersicht 9).
- **Flow** – Flow-Erleben: „Engage completely!", sei voll darin und nicht daneben.
- **Acknowledge** – erkenne Deine „Segnungen" und die positiven Dinge in Deinem Leben, nimm Dein Glück ganz bewusst wahr, schreibe gar ein *Glückstagebuch;* sei für all das dankbar!
- **Trade off** – finde und *verhandle* gemeinsame Ziele (z. B. in Beziehungen), die alle Beteiligten glücklich(-er) machen; wäge ab, sei kompromissbereit; verhandle auch mit Dir selbst geeignete Ziele!
- **Prioritize** – setze Prioritäten: Was ist *wirklich* wichtig in Deinem Leben, in Deinem Alltag? Mache einen Stundenplan oder zeichne eine „Zeittorte" für Dich (Istsituation, danach die Wunsch- bzw. Sollsituation) und führe Dir so vor Augen, womit Du Deinen Tag verbringst; sind die wichtigsten Dinge in ausreichendem Maße enthalten? Sorge dafür! Betreibe ein aktives Zeitmanagement! Führe eine „Hitliste": Was macht Dich glücklich?

12 Anwendungsbeispiele für ausgewählte Indikationen

▸ **Was tun bei ...?** Unter diesem Motto wollen wir zum Abschluss noch einige Beispiele hilfreicher Übungen aus der Positiven Psychologie zum Einsatz bei bestimmten Indikationen vorstellen: Diagnosen, Symptomenkomplexe und Krankheitszustände von besonderer medizinischer und klinischer Relevanz. Es sei jedoch darauf hingewiesen, dass sich die wissenschaftliche Evidenz zur Positiven Psychologie – im engeren Sinn – vor allem auf psychiatrische bzw. psychosomatische Diagnosen und Symptomenkomplexe bezieht, Erkrankungen also, die primär (oder komplementär) auf dem psychologischen Weg therapiert werden können. Das ist verständlich. Aber wenn man den Begriff der Positiven Psychologie etwas weiter fasst, eher *integrativ*, und ihn insbesondere als Mittel zur *Potenzialentwicklung* bzw. *-freisetzung* beschreibt, so, wie es in der Mind-Body-Medizin geschieht oder auch in der Integrativen Medizin bzw. der Integrativen Gesundheitsförderung (s. Abb. 5.**1**, Abb. 11.**3** und Übersicht 17), dann bieten sich ihr ungemein vielfältige Einsatzmöglichkeiten innerhalb eines viel breiteren und auch „somatischeren" Themenfelds. Da aber die zugrunde liegenden neurobiologischen (Wirk-)Mechanismen offenbar ähnlich sind, wie beschrieben, ist eine allzu strenge Trennung und das „Aufdröseln" der Positiven Psychologie für konkrete Diagnosen und Indikationen eher etwas Künstliches oder Akademisches bzw. nicht gerade etwas „Systemisches" (d. h. *Ganzheitliches*) – und es ist daher vielleicht kein Wunder, dass Sie bei meiner kleinen Auswahl an Indikationen und dazu passenden Instrumenten der Positiven Psychologie immer wieder auf Überschneidungen und eher allgemeinere Tipps stoßen werden.

Ebenfalls will ich nicht verheimlichen, dass die Evidenz der *einzelnen* Verfahren und Instrumente der Positiven Psychologie insgesamt noch eher schwach ausgeprägt bzw. kaum vorhanden ist oder auch nur sehr verstreut aufzufinden, d. h., sie wird weniger indikations- als vielmehr anwendungsbezogen kommuniziert und veröffentlicht. Nicht zuletzt aus diesem Grund macht es Sinn, zumindest aus meiner Sicht, den Weg zu geeigneten Indikationen auch über die schon breiter evidenzbasierte und sich derzeit auch bei uns universitär etablierende Integrative Medizin bzw. die Mind-Body-Medizin zu gehen. Und schließlich kommt noch hinzu, dass bei einer Reihe von Erkrankungen und Zuständen, bei denen sich die Positive Psychologie als hilfreich erwiesen hat (vgl. Burn-out, ADS [Aufmerksamkeitsdefizitsyndrom] oder ADHS [Aufmerksamkeitsdefizit-/Hyperaktivitätssyndrom], stressassoziierte Syndrome, Ängste, Depressionen, Suchterkrankungen usw.), die Ätiologie entweder noch unklar ist oder aber ein komplexes, multifaktorielles Geschehen angenommen wird, sodass eine eindeutige oder allzu mechanistische Beschreibung der Wirkung und der Wirk*mechanismen* hinter erfolgreichen psychologischen Therapieansätzen (die oftmals eher einer „Black Box“ gleichen) nicht immer leicht bzw. mitunter gar unmöglich ist. Nicht zuletzt auch aus diesem Grund habe ich in diesem Buch den Zugang über die Neurobiologie und die endogenen Belohnungsmechanismen gewählt.

Bedenkt man nun, dass neurobiologisch, aber auch psychologisch, in der Positiven Psychologie ein starker Placeboeffekt angenommen werden kann (es geht hier ja gerade um eine selbstwirksame und *positive Interaktion* sowie eine positive Therapie*erwartung*), so wird deutlich, dass man jene Verfahren nicht immer genauso wie eine „Pille“ einsetzen und bewerten kann, zumindest nicht bei allen Erkrankungen, bei denen die Positive Psychologie sinnvollerweise und richtigerweise zum Einsatz kommt. Sobald man sich jedoch – wie z. B. im Falle der Herz-Kreislauf-Erkrankungen – im Bereich von Indikationen bewegt, bei denen die Ätiopathogenese durchaus „mechanistische“ Anteile hat, die zum Teil auch schon eindeutig identifiziert sind, kann es leichterfallen, den komplementären Einsatz der Positiven Psychologie zu begründen – oder abzulehnen. Und so wollen wir mit der folgenden kurzen Auflistung von konkreten Indikationen und Anwendungsmöglichkeiten der Positiven Psychologie keinesfalls den Eindruck einer „Alternativmedizin“ erwecken oder gar alternativer, geschlossener und „vollständiger“ Therapieregimes, sondern einen bewusst (und unvermeidlich) unvollständigen *Eindruck* erzeugen, wie sich die im Buch besprochenen Techniken und Aspekte mit konkreten Diagnosen *beispielhaft und praktisch* in Verbindung bringen lassen – unvollständig, überlappend und eher allgemein gehalten. Dabei stützen sich die Angaben dennoch auf wissenschaftliche Erkenntnisse und aktuelle medizinische Referenzen und Empfehlungen und sind als solche sicher mehr als nur *nett gemeinte Schmeicheleien!*

Man kann es drehen und wenden, wie man will: Hingabe, Engagement, das *Da-Sein*, Flow-Erleben und Achtsamkeit/Achtsamkeitsmeditation, aber auch Sinnfindung und Genuss – sie alle befördern auf ihre Weise Glück oder Zufriedenheit, Stressresilienz und Hardiness und beziehen dafür endogene Belohnungs- und Motivationsmechanismen mit ein. Das fühlt sich nicht nur gut an, sondern ist auch gesund. Psychotherapie, medizinische Behandlungen in Kuration und Palliation, aber auch die Gesundheitsförderung und Prävention können davon letztlich nur profitieren! Und dem Kliniker oder Therapeuten macht es evtl. auch noch Freude …

▸ **Depression und Burn-out** Schaut man sich die wissenschaftlichen Belege und Anwendungsempfehlungen für die Positive Psychologie und ihre Instrumente im Einzelnen – oder auch im Überblick – an, so stellt man fest, dass die Behandlung depressiver Zustände und Episoden und deren Prophylaxe ganz oben auf der „Hitliste der beliebtesten Indikationen" steht: Die (ggf. komplementäre oder supportive) Therapie der *Depression* ist sicher die wichtigste Domäne der Positiven Psychologie, weswegen wir sie hier auch herausstellen wollen. Dazu ist dann in den letzten Jahren noch verstärkt das *Burn-out-Syndrom* gestoßen.

Die Depressionsbehandlung besteht heute im Wesentlichen aus 2 verschiedenen Säulen, der medikamentösen Therapie und der nicht-medikamentösen, wobei zur Letzteren neben den körperlichen Verfahren – insbesondere Bewegung und Sport sind von herausragender Bedeutung – auch die achtsamkeitsbasierten Verfahren gehören und natürlich die Psychotherapie. Dabei muss man als wirksamste Säule der Psychotherapie, zumindest aus Sicht einer *evidenzbasierten Psychotherapie*, wohl die kognitive Verhaltenstherapie zählen. Und was steckt im Einzelnen dahinter? Genau: Nichts anderes als die schon geschilderten Instrumente der Mind-Body-Medizin bzw. der Positiven Psychologie. Kein Wunder übrigens, dass sowohl die Positive Psychologie als auch die Mind-Body-Medizin in den USA – ob zu Recht, sei dahingestellt – regelmäßig den Gebieten der Komplementärmedizin einerseits oder aber der Verhaltensmedizin andererseits zugeschlagen werden. Solche Aspekte einer formalen Zuordnung und Zuweisung sind allerdings immer wieder auch Anlass für Diskussionen und „Streit"; letztlich sind sie für die *praktische* Umsetzung weitgehend irrelevant.

Im Kern der kognitiven bzw. verhaltenstherapeutischen Interventionen rund um das Behandeln depressiver Symptome und Zustände steht das kognitive Restrukturieren bzw. Umdeuten (s. die Übersichten 5, 11, 12, 13, 16 und 17). Die zentrale Idee ist dabei, den Strom der negativen automatischen Gedanken und kognitiven Verzerrungen zu durchbrechen und stattdessen geeignetere bzw. positive Gedanken zu finden und jene zu substituieren. Das *negative Glaubensgebäude* bzw. die Verstrickung in negative Vorstellungen und Automatismen soll erschüttert werden, z. B. durch das Beantworten der oben geschilderten *3 Fragen* bzw. die *A-B-C-D-Übung* (s. die Übersichten 12 und 13). Natürlich geht es hier letztlich um die Minimierung von selbstgemachtem bzw. erdachtem Stress: Dieser ist ungesund, oftmals *unnötig* – und letztlich *unnatürlich* –, und er basiert auf der viel diskutierten *negativen kognitiven Triade*, bestehend aus negativen Vorstellungen und Auffassungen a) von sich selbst, b) von der Welt und c) von der Zukunft.

Neben einer allgemeinen Stressreduktion bzw. einem sinnvolleren Umgang mit Stress (z. B. nach dem *BERN-Modell* – s. z. B. Abb. 11.**2**) geht es in der kognitiven Arbeit mit Depressiven – sowie in Prophylaxe und Rückfallprävention – um die Idee, Zuversicht zu fördern (s. die Übersichten 11, 14 und 16) und die negativen Vorstellungen zu hinterfragen (Dispute) bzw. durch sinnvollere oder hilfreichere Vorstellungen, Konzepte und Gedanken zu ersetzen (s. die Übersichten 12 und 13). Auf der reinen Verhaltensebene geht es zusätzlich darum, die Fähigkeiten und Kompetenzen (Skills) zu erlernen, an denen es möglicherweise tatsächlich noch mangelt. Übungen zum Setzen und Erreichen von Zielen sowie für eine bessere Selbstkontrolle und das aktive Entwickeln von Potenzialen können hier besonders geeignet sein (s. die Übersichten 10, 11, 14 und 16). So können z. B. mithilfe des Therapeuten konkrete –

realistische! – Ziele vereinbart werden (fortlaufend, z.B. jeweils für 1 Woche, was jeweils überprüft gehört) und Verhaltens- und Belohnungsrituale besprochen werden, die einerseits das Erreichen der Ziele wahrscheinlicher machen und andererseits im *Erfolgsfall* fällig werden. So wird auch das Gefühl der Selbstwirksamkeit erhöht: Der Patient nimmt wieder das *Heft in die Hand*, wird ermutigt sowie aktiviert und entfernt sich so aus dem sonst üblichen Ohnmachts- und „Hilflosigkeitsgefängnis" (Martin Seligman). „Man kann immer etwas tun" – sagen u.a. auch George B. Stefano (Neurobiologe) und Jon Kabat-Zinn („Achtsamkeitspapst"). Wichtig dabei ist, dass die Ziele in kleinen Schritten angegangen werden, damit sie realistisch und *realisierbar* bleiben (s. Übersicht 16), und auch, dass die Belohnungen ziemlich unmittelbar *auf dem Fuße* folgen, selbst wenn sie dadurch vermeintlich kleiner ausfallen. Das macht nichts – und ist wiederum ganz *realistisch*.

Über einen solchen Weg – sicher manchmal mühsam und evtl. auch langsamer als der rein pharmazeutische, dafür aber vielleicht nachhaltiger – kann der Patient eingeladen, ermutigt und inspiriert werden, aus seinem „Schneckenhaus" der Involution und Depression wieder langsam herauszukriechen und in der Welt neue, frische und positive Erfahrungen zu machen, entlang seiner Stärken. Und auch der Therapeut kann selbst manchmal das Glück erleben, das dem solcherart motivierten (d.h. *bewegten*) Patienten widerfährt. Dabei sollten nicht nur die negativen Eindrücke, sondern gerade auch die positiven Erfahrungen kommuniziert und ausgedrückt werden, weswegen dem therapeutischen Schreiben oder den kreativen Prozessen eine große Bedeutung im Behandlungsverlauf zukommen kann (s. die Übersichten 8, 11 und 12). Nicht nur die Selbstgespräche und Gedanken, sondern auch die Kommunikation mit anderen sollten möglichst positiv und gesund gehalten werden. Auch das kann man trainieren (s. die Übersichten 6, 12, 13 und 14).

Und schließlich ist es auch für Depressive keine „Zumutung", etwas Zerstreuung und Ablenkung von all den negativen Gedanken zuzulassen: Das Grübeln und „Zuviel-Denken" kann eine eigene Krankheitsdynamik entfalten, die für den Gesundungsprozess und eine Rückfallprophylaxe hinderlich sein kann. Jenseits der Worte – z.B. mittels Musik, Entspannung, Berührung, Massage, Wellness usw. – warten viele positive Erfahrungen und vor allem *positive Emotionen*, die erlebt, zugelassen und wertgeschätzt werden wollen, d.h., unter Einsatz der *Sinne*, Vergnügen, Genuss und auch Glück vermitteln können. Hierfür braucht der in seiner Wahrnehmung oftmals „abgestumpfte" oder „verschreckte" Depressive häufig eine behutsame Hilfe von außen, Sicherheit und Zutrauen. Und manchmal müssen es echte Hochmomente oder eben ein *Sense of Mastery* sein (d.h. ein herausragendes Glücksgefühl, Glückserleben), die dem Patienten wieder sein eigenes *Potenzial* zum Glücksempfinden verdeutlichen. Wie sagt die amerikanische Schriftstellerin Elizabeth McCracken so schön: „The cure for unhappiness is happiness" („Die Therapie für Unglück ist Glück")!

Und *Burn-out*? Wir wollen in diesem Buch, wie schon gesagt, gar keine akademische Diskussion zur Ätiologie und Verortung des Burn-out-Syndroms führen. Aber fraglos gilt, dass ein Übermaß an realem oder gefühltem Stress – und als Folge eine tiefe Erschöpfung und schließlich ggf. „Ohnmacht" – eine besondere Rolle spielen. Kontrollverlust und die schlichte Unfähigkeit, den Alltag noch zu gestalten, stellen sich fast zwangsläufig ein. Früher nannte man das z. B. einen „Nervenzusammenbruch". Dahinter standen oftmals echte *Sinn-* und *Lebenskrisen*, die durch Arbeit und Leistung eine Zeit lang (über-)kompensiert wurden, bis das „System" zusammenbrach. Depressionen spielen beim Burn-out eine große Rolle, keine Frage, wobei höchst strittig ist, welche *Form* der Depression es denn sein könnte: Neben den biologischen und den „environmentalen" Faktoren, auch den genetischen, spielen wohl auch lebensgeschichtliche, persönliche und sogar *zufällige* Faktoren eine Rolle. Interessant ist auch, dass bei der Depression und wohl auch beim Burn-out, möglicherweise getriggert über chronischen oder exzessiven Stress, *Entzündungsreaktionen* in Körper und Gehirn beteiligt zu sein scheinen: Antientzündliche Medikamente sind oftmals wirksam, was wiederum ein gewisses „Suchtpotenzial" und eine Verlagerung oder gar Verschleierung des Krankheitsgeschehens zur Folge haben kann. Hier könnte aber ebenso die Ursache begründet sein, warum die nachweislich antientzündlich wirkenden Verfahren der Achtsamkeit und Meditation, z. B. über die vermutete Ausschüttung von endogenen Opiaten, Azetylcholin und NO (s. Kap. „Die Motivationssysteme und ihre Bedeutung für ein ‚gesundes Leben'", S. 126), ganz erstaunliche therapeutische Erfolge zeitigen.

► **Fazit** In Tab. 12.**1** habe ich weitere Indikationen und Verfahren für Sie zusammengestellt. Mein Vorschlag ist abermals: Machen Sie sich ein Bild, probieren Sie es einfach aus. Und überhaupt gilt ja für das gesamte Buch: Es soll mehr eine Anregung sein, keinesfalls *das letzte Wort*.

Sie sind die Experten, für *Ihr* Leben und *Ihre* Patienten. Lassen Sie sich von dem Buch einladen, inspirieren und ermutigen, selbst einmal das eine oder andere (Neue) auszuprobieren, eigene Erfahrungen mit der Positiven Psychologie oder Mind-Body-Medizin zu machen, sich *weiter* damit zu beschäftigen. Alles, was Sie hier lesen, können Sie glauben – oder auch nicht. Aber *wissen* können Sie es nur, wenn Sie es selbst erfahren. Und nur dann ist es am Ende für Sie *wahr*. Teilen Sie Ihre Erfahrungen mit anderen. Das würde mich freuen. Wir alle lernen dazu, hoffentlich immer wieder. Und ermutigen Sie evtl. auch *andere* Kollegen, Patienten, Mitmenschen, Freunde usw., ebenfalls einmal den Weg der Erfahrung und der „positiven Praxis" zu gehen. So gilt in der Positiven Psychologie wie in der Medizin insgesamt (und überhaupt im Leben), immer wieder: „Es gibt nichts Gutes, außer man tut es!" (nach Erich Kästner).

Tabelle 12.1 Ausgewählte Indikationen und Techniken der Positiven Psychologie.

Indikationen	Besonders geeignete Übungen (Auswahl)	Im Buch beschrieben in/im (praktische Anleitungen)	Anmerkungen/möglicher Wirkmechanismus
Depression, Burn-out, Angsterkrankungen, Life Events	Glaube, Spiritualität, Sinn	Übersicht 11; Kap. 11; Anhang	dies sind die herausragenden Indikationen für Techniken der Positiven Psychologie (zumindest in der vorherrschenden wissenschaftlichen Literatur) (!); die Idee ist im Wesentlichen, die Aufmerksamkeit wieder ins Hier und Jetzt zu bekommen und stärker auf die positiven Anteile und Potenziale zu fokussieren; dazu sollen die Sinne und die Genussfähigkeit geschult werden; neurobiologisch spielt die Reduktion von Ängsten eine Rolle, die sich auch strukturell z. B. in einer sich verkleinernden Amygdala äußert; Anti-Stress und antiinflammatorische Mechanismen sind wohl ebenfalls beteiligt (z. B. über Oxytozin-, Opiat-, Azetylcholin- und angekoppelte NO-Ausschüttungen) sowie Hoch- und Glücksmomente (z. B. über Dopamin)
	Achtsamkeit/Meditation	Übersichten 8, 11, 12, 15; Anhang	
	soziales Netz/positive Kommunikation	Übersicht 14	
	Stressabbau/BERN; Bewegung	Abb. 11.**2**; Übersichten 12, 13, 14	
	Dankbarkeit	Übersicht 8	
	Vergebung	Übersicht 9	
	Tugenden und Stärken	Übersicht 10	
	Zuversicht/Optimismus	Übersichten 11, 14, 16	
	Genuss, Flow, Hingabe; Belohnung (äußerlich – innerlich)	Abb. 8.**9**, Abb. 8.**10**; Übersichten 11, 15, 16, 17	
	Ziele, Wünsche, Gestalten, Ausdruck, Kreativität	Übersichten 8, 11, 12, 14, 16	
	kognitives Restrukturieren (Reframing); Kontrolle, Distanzierung vom Leid; Problem lösen, Coping	Übersichten 5, 11, 12, 13, 16, 17	
Übergewicht, Adipositas, Diabetes, metabolisches Syndrom	Stressabbau/BERN; Bewegung, Ernährung	Abb. 11.**2**; Übersichten 12, 13, 14	im Mittelpunkt stehen positive Selbst- und Körpererfahrungen; auch die Genussfähigkeit soll wieder vielseitiger und kontrollierter erlebt werden; grundsätzlich gilt auch ein besserer (gerade kognitiver) Umgang mit Stress als bedeutsam und sollte mit einem achtsamen Erleben der verschiedenen Sinneseindrücke kombiniert werden; Meditation dient einem besseren Kontrollerleben; Beobachtung und Distanzierung
	Empathie und Mitgefühl	Übersichten 6, 9, 14	
	Optimismus	Übersichten 11, 14, 16	
	Tugenden und Stärken	Übersicht 10	
	Genuss und Flow; Ziele; Achtsamkeit/Meditation; Entspannung, Traumreise	Abb. 8.**9**, Abb. 8.**10**; Übersichten 11, 12, 14, 15, 16, 17; Anhang	

Tabelle 12.**1** (Fortsetzung).

Indikationen	**Besonders geeignete Übungen (Auswahl)**	**Im Buch beschrieben in/im (praktische Anleitungen)**	**Anmerkungen/möglicher Wirkmechanismus**
	Ausdruck, Kreativität	Übersichten 8, 11, 12	
	kognitives Restrukturieren (= Konzepte überdenken); Kontrolle, Selbstwert	Übersichten 5, 11, 12, 13, 16, 17	
entzündliche Erkrankungen, rheumatoide Arthritis, chronisch-entzündliche Darmerkrankungen; Schmerzerkrankungen/Kopfschmerzen, Rückenschmerzen usw.; Fibromyalgie (Weichteilrheumatismus)	Optimismus, soziales Netz	Übersichten 11, 14, 16	besonders wichtig scheinen die Akzeptanz und Wahrnehmung des „Kommens und Gehens“ von Schmerz zu sein, d. h. seine prinzipielle Veränderbarkeit; Ohnmacht und Hilflosigkeit werden durch neue Konzepte vom Schmerz und ein verbessertes Kontrollerleben ersetzt bzw. gemildert; der „Sinn des Lebens“ hängt nicht allein von der Schmerzfreiheit ab – Schmerz und Leid sind nicht identisch; dazu: Antiinflammation durch Meditation und Stressreduktion; Beobachtung, Distanzierung, Ermutigung, Verbalisierung; realistische Ziele haben
	Dankbarkeit	Übersicht 8	
	Tugenden und Stärken; Selbstwirksamkeit	Übersicht 10	
	Achtsamkeit/Meditation; Entspannung, Traumreise	Übersichten 5, 11, 12, 15; Anhang	
	Ziele; Selbstkontrolle/Distanzierung vom Schmerz: kognitives Restrukturieren; Coping	Übersichten 5, 11, 12, 13, 14, 16, 17	
	Ausdruck, Kreativität, Fantasie; Genuss	Übersichten 8, 11, 12, 15, 16	
	Angst- und Stressabbau/BERN; Schlaf; Bewegung	Abb. 11.**2**; Übersichten 12, 13, 14	
	Glaube, Sinn, Spiritualität; Hoffnung	Kap. 11	
Infektionskrankheiten, grippaler Infekt	Stressabbau/BERN, Meditation/Entspannung, Schlaf (Schlafeffizienz)	Abb. 11.**2**; Übersichten 12, 13, 14; Anhang	Stressabbau, Meditation/Entspannung führen nachweislich zu einer experimentell abnehmenden „Ansteckbarkeit“ und schnelleren Erholung

Tabelle 12.**1** (Fortsetzung).

Indikationen	Besonders geeignete Übungen (Auswahl)	Im Buch beschrieben in/im (praktische Anleitungen)	Anmerkungen/möglicher Wirkmechanismus
Stress/stressassoziierte Erkrankungen, Herz-Kreislauf-Erkrankungen, Bluthochdruck, koronare Herzerkrankung; Insomnie/Schlafprobleme, Konzentrationsprobleme; Leistungseinschränkungen; Libidoverlust/sexuelle Funktionsstörungen	Stressabbau/BERN, Meditation/Entspannung, Achtsamkeit, Traumreise, Atmung (Übungen – z. B. Zwerchfellatmung); Bewegung; Ernährung; ggf. Bewegung und Entspannung in Kombination (Yoga, Qigong, Tai-Chi usw.)	Abb. 11.**2**; Übersichten 5, 11, 12, 13, 14, 15; Anhang	Stresserleben und Stressabbau stehen im Vordergrund – körperlich, aber auch mental/psychosozial; das kognitive Arbeiten (z. B. das Überprüfen der gedanklichen Konzepte/Muster und des Selbstbilds sowie ein Abbau von Feindseligkeit und Zynismus) ist genauso bedeutsam wie das aktive Bewegen, eine gesunde/mediterrane Ernährung und das aktive Entspannen; dazu: Sinn, Spiritualität und insbesondere ein intaktes soziales Netzwerk sowie eine „gesunde“ Kommunikation; neurobiologisch und physiologisch spielen evtl. Opiate und vor allem NO eine Rolle, dazu Oxytozin/Azetylcholin (+) und (Nor-)Adrenalin (–), ggf. Kortisol (–)
	kognitives Restrukturieren (Konzepte überdenken); Coping	Übersichten 5, 11, 12, 13, 16, 17	
	Optimismus, Abbau von Feindseligkeit; soziales Netz, positive Kommunikation; Dankbarkeit und Vergebung; Altruismus, Empathie, Mitgefühl, Liebe	Übersichten 6, 8, 9, 11, 14, 16; Abb. 10.1	
	Ausdruck, Kreativität	Übersichten 8, 11, 12	
	Glaube, Sinn, Spiritualität	Kap. 11	
Lungenerkrankungen, chronische Bronchitis, Asthma bronchiale	Angst- und Stressabbau/BERN; Atemmeditation/Achtsamkeit, Traumreise; körperliches Training	Abb. 11.**2**; Übersichten 5, 11, 12, 13, 14, 15; Anhang	neben (möglichst) dem Beenden des Rauchens bzw. der Inhalation von exogenen Noxen scheint die Distanzierung und Kontrolle eine wesentliche Rolle zu spielen; aktive Atemarbeit und Entspannung/Meditation; Abbau von mentalem Stress bzw. von falschen/wenig hilfreichen Konzepten oder negativen automatischen Gedanken; Sinn, Glaube und Hoffnung scheinen hilfreich zu sein sowie die Achtsamkeit als Weg für ein besseres Körperverständnis/Körpergewahrsein
	kognitives Restrukturieren (Konzepte überdenken)	Übersichten 5, 11, 12, 13, 16, 17	
	Zuversicht, Optimismus	Übersichten 11, 14, 16	
	Ausdruck, Kreativität	Übersichten 8, 11, 12	
	Tugenden und Stärken	Übersicht 10	

Tabelle 12.**1** (Fortsetzung).

Indikationen	Besonders geeignete Übungen (Auswahl)	Im Buch beschrieben in/im (praktische Anleitungen)	Anmerkungen/möglicher Wirkmechanismus
	Vergebung	Übersicht 9	
	soziales Netz, positive Kommunikation	Übersicht 14	
	Glaube, Sinn, Spiritualität	Kap. 11	
Hauterkrankungen, Schuppenflechte, Allergien	Achtsamkeit/Meditation, Entspannung, Traumreise	Übersichten 5, 11, 12, 15; Anhang	man versucht zu lernen, mit der Disposition besser umzugehen – Akzeptanz; auch mit einer evtl. „entstellenden“ Hautveränderung kann das Leben „schön“ und erfüllend sein; Distanzierung und Selbstkontrolle sowie ein positives Selbstbild; Stress als Trigger sollte erkannt und weitgehend „beherrscht“ werden; positive Vorstellungen von dem, was geht (und weniger von dem, was evtl. nicht geht), sollten gestärkt werden; antientzündliche Prozesse über Meditation/Entspannung (ggf. Flow usw.) schließen die Ausschüttung evtl. von Opiaten, Azetylcholin und NO ein (ggf. indirekt über einen „Umweg“ vom Dopamin)
	Stressabbau/BERN; Bewegung; Ernährung	Abb. 11.**2**; Übersichten 12, 13, 14	
	soziales Netz, positive Kommunikation	Übersicht 14	
	kognitives Restrukturieren (Konzepte überdenken)	Übersichten 5, 11, 12, 13, 16, 17	
	Ausdruck, Kreativität	Übersichten 8, 11, 12	
	Tugenden und Stärken, Selbstwert; Optimismus	Übersichten 10, 11, 14, 16	
	Genuss, Flow, Hingabe	Abb. 8.**9**, Abb. 8.**10**; Übersichten 11, 15, 16, 17	
Suchterkrankungen, Nikotinabusus, Alkoholabusus	Genuss, Flow, Hingabe	Abb. 8.**9**, Abb. 8.**10**; Übersichten 11, 15, 16, 17	der Körper und das Körpererleben sind von besonderer Bedeutung, d. h. auch ein positives Selbstbild und eine positive Selbsterfahrung z. B. über ein aktives Stressmanagement; Ziele/Zielearbeit; Selbstwert, Kontrolle, Ermutigung; Genusserleben und Achtsamkeit, „Sinnlichkeit“
	Zuversicht, Optimismus, Ziele, Wünsche, Gestalten	Übersichten 11, 14, 16	
	Dankbarkeit, Vergebung	Übersichten 8, 9	

Tabelle 12.1 (Fortsetzung).

Indikationen	Besonders geeignete Übungen (Auswahl)	Im Buch beschrieben in/im (praktische Anleitungen)	Anmerkungen/möglicher Wirkmechanismus
	Empathie, Mitgefühl, Altruismus	Abb. 10.1; Übersichten 6, 9, 14	und endogene Belohnung; von großer Bedeutung sind auch die kognitiven Konzepte und die gedanklichen „Verzerrungen", die möglichst umgedeutet gehören; über die Meditation oder Entspannung – wie auch über Flow – wird u. a. Dopamin mobilisiert und so (über Zwischenstufen) evtl. endogenes Opiat/Morphium gebildet, d. h., der Bedarf an exogenen „Drogen" sinkt möglicherweise – zur Besinnung kommen! Der geschilderte „dopaminerge" Mechanismus der Meditation und eine generelle Einbindung des endogenen Belohnungssystems könnten insbesondere für die Rückfallprophylaxe bedeutsam sein; Achtsamkeit stärkt generell die Emotions- und Aufmerksamkeitskontrolle sowie Körper- und „Selbstgewahrsein", was hier ebenfalls eine besondere Bedeutung haben könnte.
	soziales Netz, positive Kommunikation	Übersicht 14	
	Ausdruck, Kreativität	Übersichten 8, 11, 12	
	Tugenden und Stärken, Selbstwert, Kontrolle	Übersichten 10, 11, 14, 16	
	Stressabbau/BERN; Bewegung	Abb. 11.2; Übersichten 12, 13, 14	
	Meditation/Entspannung, Achtsamkeit, Traumreise	Übersichten 5, 11, 12, 15; Anhang	
	kognitives Restrukturieren (Konzepte überdenken)	Übersichten 5, 11, 12, 13, 16, 17	
	Glaube, Sinn, Spiritualität	Kap. 11	

13 Anhang

13.1 Praktische Meditationsanleitung

- Suchen Sie einen „sicheren“ und möglichst ungestörten Ort auf.
- Sorgen Sie im Vorfeld dafür, dass Sie nicht abgelenkt werden durch Telefon oder Besucher usw. – schalten Sie z. B. das Handy aus und kündigen Sie potenziellen „Störern“ an, dass Sie für einen Moment nicht zu erreichen sein werden (z. B. mit einer mündlichen Mitteilung oder einem Schild an der Tür usw. – seien Sie dabei möglichst konkret).
- Machen Sie es sich bequem, lockern Sie ggf. etwas die Kleidung, aber schlafen Sie möglichst nicht ein („aufrechte Haltung“) – es empfiehlt sich eine sitzende Haltung.
- Überlegen Sie sich ein Wort, Bild, Geräusch, eine Zahl, eine kurze Phrase usw. (= Fokus), das für Sie eine neutrale oder positive (ggf. auch religiöse oder spirituelle) Bedeutung hat.
- Schließen Sie, wenn Sie mögen, die Augen.
- Atmen Sie ruhig ein und aus, aber erzwingen Sie keinen bestimmten Atemrhythmus.
- Achten Sie auf Ihren Atem, das Ein- und Ausströmen der Luft (z. B. an den Nasenlöchern oder den Lippen) oder das Heben und Senken des Bauches.
- Sagen Sie zu sich selbst still beim Ausatmen – oder am Ende der Ausatmung – jedes Mal Ihr Wort, Ihre Phrase usw. (oder stellen Sie sich Ihr gewähltes Bild, Ihr Geräusch usw. mit innerer Stimme, inneren Augen, inneren Ohren usw. vor).
- In immer wiederkehrender Wiederholung dieses Vorgangs – *Einatmung, Ausatmung, Fokus* – und möglichst ohne körperliche bzw. geistige Anstrengung oder Aufregung verbleiben Sie für 10–20 min.

- Wenn Sie mögen, dann legen Sie sich eine Uhr bereit oder stellen Sie einen Wecker auf die maximal zur Verfügung stehende Zeit, sodass Sie im Falle des Einschlafens nicht ungewollt Zeit „verlieren" – natürlich können Sie auch eine kürzere Dauer meditieren; es sollte keinen „Zwang" darstellen, 10–20 min erreichen zu *müssen* (gerade zu Beginn einer Meditationspraxis können 10 min recht lang sein); es ist besser, man tut es überhaupt und schafft eine gewisse Zeit der inneren Ruhe, der Fokussiertheit und Klarheit (Entspannung *und* Wachheit im Geist), als „krampfhaft" an der Zeitvorgabe zu „kleben".
- Störende oder ablenkende Gedanken werden, wenn wahrgenommen, passiv ignoriert.
- Nach Ablenkungen kehren Sie immer wieder zu Ihrem Atem und Ihrem Fokus zurück.
- Nach Möglichkeit machen Sie aus dieser Übung eine Art Ritual – d. h., Sie meditieren immer zur gleichen Tageszeit (die *Sie* auswählen), am gleichen Ort usw.; das hilft nicht nur Ihnen selbst, sondern auch Ihrem Umfeld dabei, sich auf Ihre Meditationspraxis einzustellen.
- Genießen Sie, dass Sie sich selbst etwas Gutes tun und einen Moment der inneren Einkehr schenken; machen Sie sich keinen Vorwurf, z. B. egoistisch zu handeln, weil Sie Zeit von Ihren Patienten, Mitarbeitern, Angehörigen „wegnehmen" und für sich selbst verwenden – am Ende kommt jene Zeit allen Beteiligten indirekt zugute!

13.2 Stressmanagement

Stressmanagement

• **B**	ehavior	– **positiv** denken und handeln!
• **E**	xercise	– **30 min** körperlich aktiv (tgl.)!
• **R**	elaxation	– **20 min** „innere Einkehr" (tgl.)!
• **N**	utrition	– **mediterrane** Kost!

Abb. 13.**1** Angewandte Gesundheitsförderung. Das BERN-Konzept als „Essenz" der Mind-Body-medizinischen Stressreduktion (MBMSR).

13.3 Quellennachweise

1 aus Davidson RJ. Change your brain by transforming your mind. Vortrag auf der Wissenschaftskonferenz „Meditation und Wissenschaft", Berlin: 2012

2 Weltgesundheitsorganisation. Charta der 1. Internationalen Konferenz für Gesundheitsförderung. Ottawa: 1986. In: Franzkowiak P, Sabo P. Dokumente der Gesundheitsförderung. Internationale und nationale Dokumente und Grundlagentexte zur Entwicklung der Gesundheitsförderung im Wortlaut und mit Kommentierung. Mainz: Sabo; 1993

3 aus Heintze C. Adipositas und Public Health: Rahmenbedingungen, interdisziplinäre Zugänge und Perspektiven für erfolgreiche Präventionsstrategien. Weinheim: Juventa; 2010: 128

4 aus Konrad K, Firk C, Uhlhaas PJ. Hirnentwicklung in der Adoleszenz. DtschArztebl Int 2013; 110(25): 425–431

5 aus Kahle W, Frotscher M. Taschenatlas Anatomie – Nervensystem und Sinnesorgane. 10. Aufl. Stuttgart: Thieme; 2009: 217

6 aus Schünke M, Schulte E, Schumacher U. Prometheus – Kopf, Hals, Neuroanatomie. 3. Aufl. Stuttgart: Thieme; 2012: 328

7 aus Siegel DJ. The mindful Brain. Reflection and attunement in the cultivation of well-being. New York: W. W. Norton & Company; 2007

8 aus Schünke M, Schulte E, Schumacher U. Prometheus – Kopf, Hals, Neuroanatomie. 3. Aufl. Stuttgart: Thieme; 2012: 482

9 aus Schünke M, Schulte E, Schumacher U. Prometheus – Kopf, Hals, Neuroanatomie. 3. Aufl. Stuttgart: Thieme; 2012: 485

10 Zhou X, Wildschut T, Sedikides C et al. Heartwarming memories: Nostalgia maintains physiological comfort. Emotion 2012; 12 (4): 678–684

11 aus Hüther G, Michels A. Gehirnforschung für Kinder – Felix und Feline entdecken das Gehirn. München: Kösel-Verlag, in der Verlagsgruppe Random House GmbH; 2009: 45

12 Rand DG, Greene JD, Nowak MA. Spontaneous giving and calculated greed. Nature 2012; 489 (7416): 427–430

13 Lupien SJ, McEwen BS, Gunnar MR et al. Effects of stress throughout the lifespan on the brain, behaviour and cognition. Nat Rev Neurosci 2009; 10: 434–445

14 aus Pollmann N, Pollmann A. Nachruf auf Dr. Volker Rausch. Dt Ztschr Akup 2013; 56: 39

15 Kabat-Zinn J. Wherever You Go, There You Are: Mindfulness Meditation in Everyday Life. New York: Hyperion; 2005

16 vgl. Esch T. Die neuronale Basis von Meditation und Achtsamkeit. Sucht 2013; im Druck

17 aus Esch T, Guarna M, Bianchi E et al. Commonalities in the central nervous system's involvement with complementary medical therapies: limbic morphinergic processes. Med Sci Monit 2004; 10 (6): MS6–MS17

18 Zeidan F, Gordon NS, Merchant J, Goolkasian P. The effects of brief mindfulness meditation training on experimentally induced pain. J Pain 2010; 11 (3): 199–209

19 Kornfield J. After the ecstasy, the laundry. New York: Bantam Books; 2000

[20] Esch T, Stefano GB. The neurobiology of stress management. Neuro Endocrinol Lett 2010; 31: 19–39

[21] Helmut Schmidt im Interview mit dem Deutschen Bahnmagazin „mobil“ 2010; 9: 11

[22] Walcott D. Collected poems 1948–1984. New York: Farrar Straus Giroux; 1987

[23] aus Esch T, Michalsen A, Stefano GB. Endocannabinoide als molekulare Instrumente der Gesundheitsförderung. Med Monatsschr Pharm 2006; 29: 397–403

[24] vgl. Esch T. The Neurobiology of Meditation and Mindfulness. In: Schmidt S, Walach H, Hrsg. Meditation – Neuroscientific Approaches and Philosophical Implications. Series: Studies in Neuroscience, Consciousness and Spirituality (Vol. 2). Heidelberg: Springer; 2013, im Druck

[25] s. u. a. Vaillant GE. The neuroendocrine system and stress, emotions, thoughts and feelings. Mens Sana Monographs 2011; 9 (1): 113–128

[26] aus GfK Marktforschung Nürnberg. Umfrage zu Glücksmomenten. In: Wort und Bild – Apotheken Umschau; 13.02.2012

[27] Giltay EJ, Geleijnse JM, Zitman FG et al. Dispositional optimism and all-cause and cardiovascular mortality in a prospective cohort of elderly dutch men and women. Arch Gen Psychiatry 2004; 61: 1126–1135

[28] Danner DD, Snowdon DA, Friesen WV. Positive emotions in early life and longevity: findings from the nun study. J Pers Soc Psychol 2001; 80: 804–813

[29] Veenhoven R. Healthy happiness: effects of happiness on physical health and the consequences for preventive health care. J Happiness Stud 2008; 9: 449–469

[30] Holt-Lunstad J, Smith TB, Layton JB. Social relationships and mortality risk: a meta-analytic review. PLoS Med. 2010; 7 (7): e1000316

[31] Sin NL, Lyubomirsky S. Enhancing well-being and alleviating depressive symptoms with positive psychology interventions: a practice-friendly meta-analysis. J Clin Psychol 2009; 65: 467–487

[32] Esch T, Sonntag U, Esch SM et al. Stress management and mind-body medicine: a randomized controlled longitudinal evaluation of students' health and effects of a behavioral group intervention at a middle-size german university (SM-MESH). Forsch Komplementmed 2013. doi: 10.1016/j.ctcp.2009.01.003

[33] Verfassung der Weltgesundheitsorganisation von 1946, aktuelle Übersetzung z. B. unter http://www.admin.ch/ch/d/sr/0_810_1/index.html (Stand: 07.04.2013) sowie Ottawa-Charta von 1986. In: Franzkowiak P, Sabo P. Dokumente der Gesundheitsförderung. Internationale und nationale Dokumente und Grundlagentexte zur Entwicklung der Gesundheitsförderung im Wortlaut und mit Kommentierung. Mainz: Sabo; 1993

[34] vgl. ESENER (European Survey of Enterprises on New and Emerging Risks) 2009–2010; EU-OSHA (Europäische Agentur für Sicherheit und Gesundheitsschutz am Arbeitsplatz)

[35] Buxel H. Arbeitsplatz Krankenhaus: Was Ärzte zufriedener macht. Dtsch Arztebl 2013; 110 (11): C440–C443

[36] Dalai Lama. Vortrag auf Mind & Life XX. Altruism and Compassion in Economic Systems. Zürich; 2010

37 Surtees P, Wainwright N, Luben R et al. Sense of coherence and mortality in men and women in the EPIC-Norfolk United Kingdom prospective cohort study. Am J Epidemiol 2003; 158 (12): 1202–1209
38 Nolte SH. Empathie statt Aktionismus. Dtsch Ärztebl 2010; 107 (31–32): C1322–C1324
39 Moynihan R, Heath I, Henry D. Selling sickness: the pharmaceutical industry and disease mongering. BMJ 2002; 324 (7342): 886–891
40 Knesebeck O. v. d., Blum K, Grosse Frie K et al. Arbeitsbedingungen und Patientenversorgung im Krankenhaus – eine Befragung von Chirurgen und Gynäkologen. Arzt und Krankenhaus 2009; 7: 210–213
41 Pfaff H, Hammer A, Ernstmann N et al. Arbeitsbelastung in Krankenhäusern: Die Sicht ärztlicher Direktoren. Dtsch Ärztebl 2010; 107 (16): A752–A753
42 Fleischer W. Arbeitszufriedenheit von Klinikärzten: Wege aus dem Jammertal. Dtsch Ärztebl 2010; 107 (22): C983–C984
43 UNICEF Office of Research. Child well-being in rich countries. A comparative overview. Florenz: Innocenti Research Centre; 2013
44 Seligman M. Konferenz zur Positiven Psychologie. Berlin, Freie Universität; 2010
45 Robinson M, Präsident der Rhode Island Psychological Association (USA). In: Rhode Island Monthly 2010 (January)

13.4 Literatur

Weiterführende und ergänzende Literatur (Bücher)

Altenmüller E. Vom Neandertal in die Philharmonie. Gehirn, Musik und Evolution. Heidelberg: Spektrum Akademischer Verlag; 2010

Altner N. Achtsamkeit und Gesundheit. Auf dem Weg zu einer achtsamen Pädagogik. Immenhausen: Prolog; 2006

Beck AT, Rush AJ, Shaw BF, Emery G. Kognitive Therapie der Depression. 2. Aufl. Weinheim: Beltz; 2001

Benson H. The relaxation response. New York: HarperTorch; 1976

Benson H. Timeless healing. New York: Fireside; 1997

Benson H, Stuart EM. The wellness book. The comprehensive guide to maintaining health and treating stress-related illness. New York: Fireside; 1993

Bergner TMH. Burnout bei Ärzten. Arztsein zwischen Lebensaufgabe und Lebens-Aufgabe. Stuttgart: Schattauer; 2007

Binswanger M. Die Tretmühlen des Glücks. Wir haben immer mehr und werden nicht glücklicher. Was können wir tun? 5. Aufl. Freiburg: Herder; 2006

Büssing A, Kohls N. Spiritualität transdisziplinär. Wissenschaftliche Grundlagen im Zusammenhang mit Gesundheit und Krankheit. Berlin: Springer; 2011

Burkhard A. Achtsamkeit. 2. Aufl. München: Cip-Medien; 2007

Burns DD. Feeling good: Depressionen überwinden, Selbstachtung gewinnen. Sich wieder wohlfühlen lernen ohne Medikamente. 2. Aufl. Paderborn: Junfermann; 2006

Carson S. Your creative brain. Seven steps to maximize imagination, productivity, and innovation in your life. 1st ed. San Francisco, CA: Jossey-Bass; 2010

Caspary R. Lernen und Gehirn. Der Weg zu einer neuen Pädagogik. 7. Aufl. Freiburg: Herder; 2006

Csikszentmihalyi M. Flow im Beruf. Das Geheimnis des Glücks am Arbeitsplatz. 2. Aufl. Stuttgart: Klett-Cotta; 2004

Csikszentmihalyi M. Flow. Das Geheimnis des Glücks. 13. Aufl. Stuttgart: Klett-Cotta; 2007

Dalai Lama. The universe in a single atom. The convergence of science and spirituality. New York: Morgan Road Books; 2005

Diener E, Biswas-Diener R. Happiness. Unlocking the mysteries of psychological wealth. Hoboken, NJ: John Wiley & Sons; 2008

Dobos G, Paul A. Mind-Body-Medizin. Die moderne Ordnungstherapie in Therapie und Praxis. München: Urban & Fischer; 2011

Ekman P. Gefühle lesen. Wie Sie Emotionen erkennen und richtig interpretieren. Heidelberg: Spektrum Akademischer Verlag; 2004

Esch T, Esch SM. Stressbewältigung mithilfe der Mind-Body-Medizin. Trainingsmanual zur Integrativen Gesundheitsförderung. Berlin: Medizinisch Wissenschaftliche Verlagsgesellschaft; 2013

Fehr E. Psychologische Grundlagen der Ökonomie. Zürich: Neue Zürcher Zeitung; 2002

Fredrickson B. Positivity. Top-notch research reveals the 3 to 1 ratio that will change your life. New York: Three Rivers Press; 2009

Frey BS, Frey Marti C. Glück. Die Sicht der Ökonomie. Glarus: Rüegger; 2010

George WW. Authentic leadership. Rediscovering the secrets to creating lasting value. San Francisco, CA: Jossey-Bass; 2003

Goleman D. Soziale Intelligenz. Wer auf andere zugehen kann, hat mehr vom Leben. München: Droemer Knaur; 2006

Haidt J. Die Glückshypothese. 2. Aufl. Kirchzarten: Vak; 2009

Hanson R, Mendius R. Buddha's brain. The practical neuroscience of happiness, love, and wisdom. Oakland, CA: New Harbinger Publications; 2009

Hanson R, Mendius R, Sadler C. Das Gehirn eines Buddha. Die angewandte Neurowissenschaft von Glück, Liebe und Weisheit. Freiburg: Arbor; 2010

Heidenreich T, Michalak J. Achtsamkeit und Akzeptanz in der Psychotherapie. 2. Aufl. Tübingen: dgvt; 2006

Heuser UJ. Humanomics. Die Entdeckung des Menschen in der Wirtschaft. Frankfurt: Campus; 2008

Hüther G. Die Evolution der Liebe. Was Darwin bereits ahnte und die Darwinisten nicht wahrhaben wollen. 6. Aufl. Göttingen: Vandenhoeck & Ruprecht; 2010a

Hüther G. Bedienungsanleitung für ein menschliches Gehirn. 10. Aufl. Göttingen: Vandenhoeck & Ruprecht; 2010b

Hüther G. Biologie der Angst. Wie aus Stress Gefühle werden. 10. Aufl. Göttingen: Vandenhoeck & Ruprecht; 2011a

Hüther G. Was wir sind und was wir sein könnten: Ein neurobiologischer Mutmacher. 2. Aufl. Frankfurt: Fischer; 2011b

Jork K, Peseschkian N. Salutogenese und Positive Psychotherapie. Bern: Huber; 2003

Kabat-Zinn J. Stressbewältigung durch die Praxis der Achtsamkeit. Freiburg: Arbor; 1999

Kabat-Zinn J. Gesund durch Meditation. 11. Aufl. München: Barth; 2001

Kahnemann D, Diener E, Schwarz N, Hrsg. Well-being. The foundations of hedonic psychology. New York: Russell Sage Found; 2003

Kettner D. Born to be good: The science of a meaningful life. New York: W. W. Norton & Company; 2009

Keysers C. Unser empathisches Gehirn. Warum wir verstehen, was andere fühlen. München: C. Bertelsmann; 2013

Kobasa S, Maddi S. The hardy executive. Health under stress. 2nd ed. Chicago: Irwin Professional Pub; 1984

Korte M. Wie Kinder heute lernen. Was die Wissenschaft über das kindliche Gehirn weiß. München: Goldmann; 2011

Layard R. Die glückliche Gesellschaft. 2. Aufl. Frankfurt: Campus; 2009

Lyubomirsky S. The how of happiness. A scientific approach to getting the life you want. New York: Penguin Press; 2007

Lyubomirsky S. Glücklich sein. Frankfurt: Campus; 2008

Malinowski P. Flourishing. Welches Glück hätten Sie gern? München: Irisiana; 2010

Meichenbaum D. Cognitive behavior modification. An integrative approach. New York: Plenum Press; 1977

Metzinger T. Der EGO Tunnel. Berlin: BvT; 2010

Neff K. Self-compassion. Stop beating yourself up and leave unsecurity behind. New York: Harper Collins; 2011

Ott U. Meditation für Skeptiker. Ein Neurowissenschaftler erklärt den Weg zum Selbst. München: Barth; 2010

Pennebaker JW. Heilung durch Schreiben. Ein Arbeitsbuch zur Selbshilfe. Bern: Huber; 2009

Porges SW. Die Polyvagal-Theorie. Neurophysiologische Grundlagen der Therapie. Paderborn: Junfermann; 2010

Rossano MJ. Evolutionary psychology. The science of human behavior and evolution. Hoboken, NJ: John Wiley & Sons; 2002

Roth G. Das Gehirn und seine Wirklichkeit. Kognitive Neurobiologie und ihre philosophischen Konsequenzen. 10. Aufl. Frankfurt: Suhrkamp; 1996

Roth G. Aus Sicht des Gehirns. Neuaufl. Frankfurt: Suhrkamp; 2009

Roth G. Bildung braucht Persönlichkeit. Wie Lernen gelingt. Stuttgart: Klett-Cotta; 2011

Rüegg JC. Mind & Body. Wie unser Gehirn die Gesundheit beeinflusst. Stuttgart: Schattauer; 2010

Santorelli S. Zerbrochen und doch ganz. Freiburg: Arbor; 2000

Seligman MEP. Learned optimism. How to change your mind and your life. New York: Pocket Books; 1998

Seligman MEP. Erlernte Hilflosigkeit. 2. Aufl. Weinheim: Beltz; 2000

Seligman MEP. Der Glücks-Faktor. Warum Optimisten länger leben. 7. Aufl. Köln: Bastei Lübbe; 2010

Seligman MEP. Flourish. A visionary new understanding of happiness and well-being. New York: Free Press; 2011

Seligman M. Flourish – Wie Menschen aufblühen: Die Positive Psychologie des gelingenden Lebens. München: Kösel; 2012

Siegel DJ. The mindful brain. Reflection and attunement in the cultivation of well-being. New York: W. W. Norton & Company; 2007

Siegel DJ, Weber U. Das achtsame Gehirn. Freiburg: Arbor; 2007

Sigl C, Offenbächer M. Salutogenese. Gesund bleiben trotz chronischer Krankheit. München: Pflaum; 2010

Singer W, Ricard M, Warmuth S. Hirnforschung und Meditation. Ein Dialog. 6. Aufl. Frankfurt: Suhrkamp; 2008

Spitzer M. Musik im Kopf. Hören, Musizieren, Verstehen und Erleben im neuronalen Netzwerk. Stuttgart: Schattauer; 2005

Spitzer M. Geist im Netz. Modelle für Lernen, Denken und Handeln. Heidelberg: Spektrum Akademischer Verlag; 2008

Spitzer M. Dopamin und Käsekuchen. Hirnforschung à la carte. Stuttgart: Schattauer; 2010

Stefano GB, Bernstein S, Kim M, Hrsg. Musical healing. New York: Medical Science International; 2003

Stefano GB, Benson H, Fricchione GL, Esch T, Hrsg. The stress response. Always good and when it is bad. New York: International Scientific Literature Inc.; 2005

Taylor SE. Health psychology. 4th ed. New York: McGraw-Hill; 1998

Und auch ...

Ben-Shahar T. Glücklicher. München: Goldmann; 2010

Faulstich J. Das Geheimnis der Heilung. Wie altes Wissen die Medizin verändert. München: Knaur MensSana; 2010

Fritz-Schubert E. Glück kann man lernen. Was Kinder stark fürs Leben macht. Berlin: Ullstein Hardcover; 2010

Gilbert D. Ins Glück stolpern. München: Goldmann; 2008

Goette S. Die Heilkraft des inneren Arztes: Wie jeder seine Selbstheilungskräfte wecken kann. München: Knaur; 2013

Herbert S. Überleben Glückssache. 4. Aufl. Frankfurt: Scherz; 2005. Anmerkung T. Esch: Dieses Buch schildert eindrücklich die Schwierigkeiten in der Kommunikation zwischen Ärzten und Patienten und die Bedeutung des Zuhörens und des Verstehens, auch des Verstandenwerdens; die Journalistin Sybille Herbert verarbeitete ihre Erfahrungen als Patientin – im Juni 2011 erlag sie ihrem Krebsleiden

von Hirschhausen E. Glück kommt selten allein ... Audio-CD. Frankfurt: Eichborn; 2009

von Hirschhausen E. Glück kommt selten allein ... DVD. München: Sony; 2009

von Hirschhausen E. Glück kommt selten allein ... Reinbek: rororo; 2011

Horbach W. 77 Wege zum Glück. München: Gräfe und Unzer; 2008

Kerckhoff A. Warum krank? Wie heilen? Konzepte einer anderen Medizin. Stuttgart: Hirzel; 2009

Klein S. Die Glücksformel. 17. Aufl. Reinbek: rororo; 2003

Langenscheidt F, Quandt-Langenscheidt G. Wörterbuch des Optimisten. München: Heyne; 2008

Lelord F. Hectors Reise oder die Suche nach dem Glück. 42. Aufl. München: Piper; 2004

Lütz M. Lebenslust. Wider die Diät-Sadisten, den Gesundheitswahn und den Fitness-Kult. München: Knaur; 2005

Schmid W. Glück. Alles, was Sie darüber wissen müssen und warum es nicht das Wichtigste im Leben ist. Frankfurt: Insel; 2007

Schnabel U. Muße: Vom Glück des Nichtstuns. München: Blessing; 2010

Schwartz B. Anleitung zur Unzufriedenheit. Berlin: Ullstein; 2006

Watzlawick P. Anleitung zum Unglücklichsein. 15. Aufl. München: Piper; 2009

13.5 Adressen und Links

(Stand: 09.04.2013)

Mind-Body-Medizin und Achtsamkeit

▸ **http://www.mind-body-medizin.org**
Institut für Mind-Body-Medizin
Brandenburger Straße 34
14467 Potsdam
Erstes wissenschaftlich-anwendungsorientiertes Institut für Mind-Body-Medizin im deutschsprachigen Raum mit Fokus auf den ambulanten und präventiven bzw. gesundheitsförderlichen Bereich; Prof. Dr. Tobias Esch sitzt dem wissenschaftlichen Beirat vor

▸ **http://www.massgeneral.org/bhi**
Benson-Henry Institute for Mind Body Medicine – *aus dem Mind/Body Medical Institute an der Harvard Medical School hervorgegangenes „Flaggschiff" der Mind-Body-Medizin, gegründet von Prof. Dr. Herbert Benson, Professor für Medizin und Kardiologe an der Harvard Medical School*

▸ **http://www.pmri.org**
Preventive Medicine Research Institute – *von Prof. Dr. Dean Ornish (University of California, San Francisco Medical School) gegründetes Institut zur Durchführung und Evaluation von „ganzheitlichen" Präventionsprogrammen, angewandte Mind-Body-Medizin*

▸ **http://www.umassmed.edu/cfm**
Center for Mindfulness in Medicine, Health Care, and Society – *von Prof. Dr. Jon Kabat-Zinn an der University of Massachusetts Medical School gegründetes „Pionier"-Institut zur Erforschung und Anwendung der Achtsamkeit in der Medizin*

▸ **http://www.mbsr-freiburg.de**
MBSR Institut Freiburg – *von Ulrike Kesper-Grossman und Dr. Paul Grossman gegründetes Institut zur Ausbildung und Erforschung der Achtsamkeit im Gesundheits- und Sozialwesen*

Positive Psychologie und angewandte „Glückswissenschaften"

▸ **http://www.seligmaneurope.com**
Seligman Europe – Positive Psychology – *Europäisches Netzwerk der Positiven Psychologie um Prof. Dr. Martin Seligman*

▸ **http://www.ppc.sas.upenn.edu**
Positive Psychology Center – *„Heimatinstitut" von Prof. Dr. Martin Seligman an der University of Pennsylvania*

▸ **qlrc.cgu.edu/about.htm**
Quality of Life Research Center – *„Heimatinstitut" von Prof. Dr. Mihaly Csikszentmihalyi an der Claremont Graduate University*

▸ **http://www.cambridgewellbeing.org**
University of Cambridge – The Well-being Institute – *anwendungsbezogene Forschung zur Positiven Psychologie unter der Leitung von Prof. Dr. Felicia A. Huppert an der Cambridge University*

▸ **http://www.sonjalyubomirsky.com/positive-psychology-laboratory**
Positive Psychology Laboratory – *„Heimatinstitut" von Prof. Dr. Sonja Lyubomirsky an der University of California, Riverside*

▸ **http://www.unc.edu/peplab/barb_fredrickson_page.html**
Positive Emotions and Psychophysiology Lab – *„Heimatinstitut" von Prof. Dr. Barbara Fredrickson an der University of North Carolina*

▸ **http://www.eur.nl/fsw/research/happiness**
World Data Base of Happiness – *Prof. Dr. Ruut Veenhoven, Erasmus Universität Rotterdam (vgl. auch **http:**//www.oecdbetterlifeindex.org bzw. **http:**//www.happyplanetindex.org)*

▸ **http://www.princeton.edu/~kahneman**
Woodrow Wilson School of Public and International Affairs – *Webseite von Prof. Dr. Daniel Kahneman, Princeton University*

▸ **http://www.pmalinowski.de**
persönliche Webseite von Dr. Peter Malinowski, Liverpool John Moores University

▸ **http://internal.psychology.illinois.edu/~ediener**
University of Illinois, Psychology Department – *Webseite von Prof. Dr. Ed Diener, „Professor Happy"*

▸ **http://www.ippanetwork.org**
International Positive Psychology Association – *internationales Netzwerk, Forschung und Praxis der Positiven Psychologie*

Neurowissenschaft/Neurobiologie

▸ **http://www.gerald-huether.de**
Zentralstelle für Neurobiologische Präventionsforschung
Universität Göttingen und Mannheim Institute of Public Health
(Universität Heidelberg, Med. Fak. Mannheim)
Psychiatrische Klinik
Von-Siebold-Straße 5
37075 Göttingen
offizielle Webseite von Prof. Dr. Gerald Hüther

▸ **http://www.sunynri.org**
Neuroscience Research Institute
State University of New York
Campus Old Westbury
P.O. Box 210
Old Westbury, NY 11568 (USA)
offizielle Institutswebseite, Affiliation Prof. Dr. Tobias Esch

▸ **http://www.investigatinghealthyminds.com**
Center for Investigating Healthy Minds – *Webseite des von Prof. Dr. Richard Davidson geleiteten Zentrums an der Universität von Wisconsin (USA), das sich zum Auftrag gemacht hat, die Erkenntnisse zur Plastizität und Trainierbarkeit des Gehirns in konkrete Interventionen zu übertragen, wobei die neurowissenschaftliche Basis zu Phänomenen wie Mitgefühl, Altruismus, Wohlbefinden oder Achtsamkeit im Mittelpunkt steht*

▸ **http://www.cbs.mpg.de/singer**
Max-Planck-Institut für Kognitions- und Neurowissenschaften
Stephanstraße 1A
04103 Leipzig
Webseite von Prof. Dr. Tania Singer, Direktorin der Abteilung für Soziale Neurowissenschaft

▸ **http://www.cbs.mpg.de/staff/haynes-10438 bzw. https://sites.google.com/site/hayneslab**
Max-Planck-Fellow-Gruppe „Aufmerksamkeit und Bewusstsein"
Max-Planck-Institut für Kognitions- und Neurowissenschaften
Stephanstraße 1A
04103 Leipzig

bzw.
hayneslab
Charité – Universitätsmedizin Berlin
Bernstein Center for Computational Neuroscience
Philippstraße 13, Haus 6
10117 Berlin
Webseiten von Prof. Dr. John-Dylan Haynes, Leiter der Max-Planck-Fellow-Gruppe „Aufmerksamkeit und Bewusstsein" bzw. Leiter des hayneslab

▸ **http://www.sns.uzh.ch**
Laboratory for Social and Neural Systems Research – *an der Universität Zürich u.a. von Prof. Dr. Ernst Fehr (im Internet:* http://www.econ.uzh.ch/faculty/fehr.html) *gegründetes interdisziplinäres Wissenschaftszentrum zur Erforschung menschlichen Verhaltens; Prof. Dr. Ernst Fehr ist auch Direktor des Instituts für Volkswirtschaftslehre an der Universität Zürich, in dem u.a. auch Prof. Dr. Dr. Bruno S. Frey über Glück und Motivation forscht und lehrt (im Internet:* http://www.bsfrey.ch *bzw.* http://www.econ.uzh.ch/faculty/frey.html)

▸ **http://www.ifh.uni-bremen.de**
Institut für Hirnforschung – *an der Universität Bremen gegründetes Forschungsinstitut mit neurobiologischem Schwerpunkt, u.a. mit dem Bereich Verhaltensphysiologie und Entwicklungsneurobiologie, vormals geleitet von Prof. Dr. Dr. Gerhard Roth*

▸ **http://www.uni-giessen.de/cms/fbz/fb06/psychologie/weitere-inst/bion**
Bender Institute of Neuroimaging – *an der Justus-Liebig Universität Gießen ansässiges und von Prof. Dr. Dieter Vaitl geleitetes Forschungsinstitut zur bildgebenden Darstellung von emotionalen Prozessen, Phänomenen veränderter Bewusstseinszustände sowie Lern- und Aufmerksamkeitsprozessen; wissenschaftliche Mitarbeit u.a. Dr. Ulrich Ott, Dr. Britta Hölzel*

▸ **http://www.znl-ulm.de**
Transferzentrum für Neurowissenschaften und Lernen – *von Prof. Dr. Manfred Spitzer an der Universitätsklinik Ulm gegründetes Zentrum für die Übertragung von Erkenntnissen der theoretischen Neurowissenschaften in die gelebte (Lern-)Praxis*

▸ **http://www.mindandlife.org bzw. http://www.mindandlife.org/research-initiatives/sri**
Mind & Life Institute – *internationales Netzwerk zur Erforschung von Geist und Bewusstsein unter Einsatz modernster neuro- und kontemplationswissenschaftlicher Methodik*

Ausbildung, Fort- und Weiterbildung (Beispiele im deutschsprachigen Raum)

► **http://www.hs-coburg.de/igf bzw. http://www.hs-coburg.de/esch**
Bereich Integrative Gesundheitsförderung
Hochschule Coburg
Friedrich-Streib-Straße 2
96450 Coburg
Offizielle Webseite des Bereichs Integrative Gesundheitsförderung bzw. von Prof. Dr. Tobias Esch

► **http://www.mindbodysummerschool.de**
Mind/Body Medicine Summer School – *Summer School und postgraduales Weiterbildungsangebot für Ärzte, Psychologen, Gesundheitswissenschaftler in Essen (Klinik für Integrative Medizin, Universität Duisburg-Essen, Leitung Prof. Dr. Gustav Dobos)*

► **http://www.kmkh.de**
Masterstudiengang Kulturwissenschaften – Komplementäre Medizin – *postgraduales Weiterbildungsangebot an der Europa-Universität Viadrina Frankfurt (Oder), Leitung Prof. Dr. Harald Walach*

► **http://www.meihei.de**
Milton-Erickson-Institut Heidelberg – *postgraduale Weiterbildungsangebote für Ärzte und Psychologen unter der Leitung von Dr. Gunter Schmidt*

► **http://www.viktorfrankl.org**
Viktor Frankl Institut Wien – *Institut für die Erforschung und Lehre der Logotherapie, geht auf den Neurologen und Psychiater Prof. Dr. Viktor Frankl zurück; postgraduale Weiterbildungsangebote*

► **http://www.medizinundmenschlichkeit.de**
Initiative „Medizin und Menschlichkeit" – *Gruppe von Medizinstudierenden und Ärzten aus München, die die Vision einer liebevolleren Medizin schon im Medizinstudium (und danach) umsetzen helfen möchte*

► **http://www.mediga.de**
Mediziner-Initiative für gesundes Arbeiten – *Initiative bzw. Netzwerk von Berliner Medizinstudierenden, die sich fragen (nach eigener Darstellung), ob man als Arzt/Ärztin in Deutschland „glücklich" werden kann*

Sonstige

► **http://www.dialogforum-pluralismusindermedizin.de**
Dialogforum Pluralismus in der Medizin – *u. a. vom ehemaligen Präsidenten der Bundesärztekammer, Prof. Dr. Dr. Jörg-Dietrich Hoppe, initiiertes Forum zur vorurteilsfreien und zugleich konstruktiv-kritischen Auseinandersetzung mit „komplementären Therapien" in der Medizin*

► **http://www.meditation-wissenschaft.org**
Meditation & Wissenschaft – *interdisziplinäre Plattform und Kongress zur Meditations- und Bewusstseinsforschung*

► **http://www.sinn-stiftung.eu**
Sinn-Stiftung – *Stiftung für die Förderung von persönlichem Wachstum, Potenzialen und Bedeutsamkeit, unter der Präsidentschaft von Prof. Dr. Gerald Hüther*

► **http://www.actionforhappiness.org**
„Bündnis für Glück" – *wissenschaftsorientierte Bewegung für eine „glücklichere" Gesellschaft, gegründet u. a. von Lord Richard Layard in England*

► **ineteconomics.org**
Institute for New Economic Thinking (INET) – *von George Soros 2009 mitbegründetes Institut, das neue Denkansätze für die Wirtschaft entwickelt und diskutiert*

► **compassioninsociety.org**
Empathy and Compassion in Society – *Konferenz und Plattform zur Kultivierung von Mitgefühl im Arbeitsleben*

► **http://www.neweconomics.org/programmes/well-being**
New Economics Foundation – *wissenschaftsorientiertes Netzwerk für Glück und ökonomisches Wohlbefinden mit Sitz in England*

► **http://www.menschlichere-wirtschaft.de**
„Manifest"/Für „Menschlichere Wirtschaft" – *von Prof. Dr. Karlheinz Ruckriegel und Dominik Dallwitz-Wegner in Deutschland entwickeltes Programm bzw. Plattform für eine „glücksfördernde" Wirtschaft*

► **http://www.schoemberg.de**
Gemeinde Schömberg (Schwarzwald) – *erste offizielle „Glücksgemeinde" Deutschlands*

► **http://www.glueck-kommt-selten-allein.de**
Glücksportal – *Netzwerk und Trainingsangebot mit Übungen aus der Positiven Psychologie von Dr. Eckart von Hirschhausen*

► **http://www.humorhilftheilen.de**
Stiftung „Humor hilft heilen" – *von Dr. Eckart von Hirschhausen gegründete Stiftung mit dem Ziel, vermehrt Clowns in Krankenhäuser zu bringen; angewandte Positive Psychologie*

► **http://www.cnvc.org**
The Center for Nonviolent Communication – *von Dr. Marshall B. Rosenberg in New Mexico gegründetes Zentrum für achtsamkeitsorientierte „Gewaltfreie Kommunikation" mit dem Ziel, aggressive Kommunikation zu mindern und Glück zu mehren*

► **http://www.grp.hwz.uni-muenchen.de/task**
Transdisziplinäre Arbeitsgruppe Spiritualität und Krankheit – *auf Einladung u. a. von Prof. Dr. Ernst Pöppel, ehemaliger Direktor des Instituts für Medizinische Psychologie an der Ludwig-Maximilians-Universität München, gegründetes Forschungsnetzwerk zur Erforschung der Spiritualität im Kontext von Gesundheit und Krankheit*

► **http://www.fritz-schubert-institut.de**
Fritz-Schubert-Institut Heidelberg – *Namensgeber und Mitgründer ist Fritz Schubert, „Erfinder" des Schulfachs Glück, unterstützt von Dominik Dallwitz-Wegner (im Internet:* http://www.gluecksakademie.de *bzw.* http://www.positive-intelligence.com)

► **http://www.intentionalhappiness.com**
Positive Acorn/Positive Psychology Coaching & Consulting – *Forschung und Training in Positiver Psychologie; Team um Dr. Robert Biswas-Diener, Oregon*

► **http://www.gluecksnetz.de**
Glücksnetz – Glück ist lernbar – *Webseite mit Trainingsangeboten zum „Glücklichwerden und Glücklichsein" von Wolff Horbach*

► **http://www.burnout-bei-aerzten.de**
Chances for Changes/Burnout bei Ärzten – Webseite von Dr. med. Thomas Bergner – *Seminare und Coaching speziell für betroffene Ärzte*

Auch für Ärzte, Psychologen, Therapeuten, Seelsorger und Pädagogen gilt:

Glück ist kein Luxus. Man kann sich Glück und Zufriedenheit *nicht verdienen, nicht kaufen*; d. h., es bedarf – sind die Grundbedürfnisse einmal gestillt – prinzipiell auch keines materiellen Wohlstands, um glücklich zu sein. Genau genommen gibt es noch nicht einmal einen Weg zum Glücklichsein.

Glück selbst ist der Weg!

13.6 Sach- und Personenregister

B

C

D

H

M

N

T

U

V

W

Y

Z